VIVA A VAGINA

Nina Brochmann e
Ellen Støkken Dahl

VIVA A VAGINA

TUDO O QUE VOCÊ

SEMPRE QUIS

SABER

TRADUÇÃO
KRISTIN GARRUBO

ILUSTRAÇÕES
TEGNEHANNE

parela

Copyright © 2017 by H. Aschehoug & Co. (W. Nygaard) AS

Publicado em acordo com Oslo Literary Agency e
Vikings of Brazil Agência Literária e de Tradução, Ltda.

A Editora Paralela é uma divisão da Editora Schwarcz S.A.

Grafia atualizada segundo o Acordo Ortográfico da Língua Portuguesa de 1990, que entrou em vigor no Brasil em 2009.

TÍTULO ORIGINAL Gleden med skjeden: Alt du trenger å vite om underlivet

CAPA Alceu Chiesorin Nunes

PREPARAÇÃO Lígia Azevedo

REVISÃO Adriana Bairrada e Jane Pessoa

Dados Internacionais de Catalogação na Publicação (CIP)
(Câmara Brasileira do Livro, SP, Brasil)

Brochmann, Nina
  Viva a vagina : tudo o que você sempre quis saber / Nina Brochmann, Ellen Støkken Dahl ; tradução Kristin Garrubo. — 1ª ed. — São Paulo : Paralela, 2017.

  Título original: Gleden med skjeden : Alt du trenger å vite om underlivet.
  ISBN 978-85-8439-092-2

  1. Aparelho genital feminino – Doenças – Diagnóstico 2. Mulheres – Anatomia e fisiologia 3. Mulheres – Saúde e higiene 4. Vagina 5. Vagina – Doenças I. Dahl, Ellen Støkken. II. Título.

17-07315   CDD-613.04244

Índice para catálogo sistemático:

1. Mulheres : Saúde : Promoção : Ciências médicas 613.04244

[2017]
Todos os direitos desta edição reservados à
EDITORA SCHWARCZ S.A.
Rua Bandeira Paulista, 702, cj. 32
04532-002 — São Paulo — SP
Telefone: (11) 3707-3500
www.editoraparalela.com.br
atendimentoaoleitor@editoraparalela.com.br
facebook.com/editoraparalela
instagram.com/editoraparalela
twitter.com/editoraparalela

Sumário

Apresentação 7

O APARELHO GENITAL 13
    Vulva: a parte externa 14
    Viva a vagina 17
    O clitóris: um iceberg 20
    Virgindade sangrenta 23
    Aquele outro buraco 29
    Dicas cabeludas 30
    Os órgãos genitais internos: tesouros escondidos 34
    Sexo feminino, sexo masculino e outras variantes 38

SECREÇÃO VAGINAL, MENSTRUAÇÃO E OUTRAS MELECAS 49
    Xoxotas limpinhas ou baladeiras 49
    A menstruação: como sangrar sem morrer 54
    Favor não sujar o sofá! Sobre absorventes e coletores menstruais 61
    TPM: tensão, problemas e mal-estar 64
    A roda eterna: os hormônios e o ciclo menstrual 67
    Quando se pode engravidar? 73

SEXO 79
    A primeira vez 80
    Uma vida sexual totalmente normal 92
    A falta de desejo 98
    O orgasmo 108

CONTRACEPÇÃO 121
   Contraceptivos hormonais 123
   Contraceptivos sem hormônios 133
   Contraceptivos de emergência: na hora do pânico 139
   Certos contraceptivos são melhores que outros? 144
   Menstruação e contraceptivos hormonais 150
   Como não menstruar 154
   Como usar a pílula da melhor forma possível 155
   Contraceptivos hormonais são perigosos? 157
   Efeitos colaterais comuns da contracepção hormonal ... 162
   Efeitos colaterais raros 166
   Efeitos colaterais que nos deixam em dúvida 172
   Hora de fazer um detox dos hormônios? 180
   Uma apologia à contracepção hormonal 182
   Aborto 188

PROBLEMAS NAS PARTES ÍNTIMAS 195
   Distúrbios menstruais 196
   Endometriose: migração sangrenta 204
   Síndrome do ovário policístico: a doença invisível ... 208
   Miomas: tumores bonzinhos 212
   Vulva dolorida 214
   Clamídia, gonorreia e afins 222
   Herpes: sua vida sexual acabou? 229
   Coceira intensa e cheiro: queixas ginecológicas que você certamente conhece 235
   Quando dói para fazer xixi 241
   Torneirinha vazando: tudo sobre incontinência urinária ... 243
   Hemorroidas e fissuras 247
   Câncer do colo do útero e como evitá-lo 249
   Aborto espontâneo: do Facebook à realidade 258
   O tempo está passando: quanto se pode adiar os filhos? ... 263
   Mutilação genital feminina 266
   Por que submetemos a vulva à faca? 268

Posfácio 273
Notas 275
Referências bibliográficas 293

Apresentação

No início de 2015, lançamos o blog Underlivet [Partes Íntimas], sem saber ao certo se fazia sentido difundir mais textos sobre saúde sexual, corpo feminino e sexo. Para o bem ou para o mal, temos mais acesso do que nunca a material sobre o assunto. Hoje, todos usam a internet desde bem cedo. Se você tiver alguma dúvida, é só consultar o dr. Google. E, com a educação sexual na escola, será que as pessoas já não estão versadas no assunto?

Também estávamos em dúvida sobre que tipo de perfil adotar. Mais uma coluna sobre sexo? Mais duas estudantes de medicina ingênuas tranquilizando todo mundo quanto à sua normalidade e saúde?

Na semana em que lançamos o blog, demos pulos de alegria porque setecentas pessoas o visitaram. Com certeza, a maioria eram amigos e parentes. Hoje, quase dois anos depois, podemos afirmar que atendemos uma lacuna que até então não havia sido preenchida. Recebemos feedback positivo de conhecidos e desconhecidos, e nossas postagens foram lidas mais de 1,4 milhão de vezes.

Por muito tempo pensamos que o blog seria para adolescentes, mas descobrimos que nosso público era bem mais amplo. Todo dia recebemos um grande número de perguntas de ambos os sexos e de todas as faixas etárias. Muitas vezes as dúvidas dizem respeito a questões bastante elementares que achávamos que faziam parte do currículo do segundo ciclo do ensino fundamental. Outras vezes fica evidente que os leitores mais que tudo procuram uma confirmação de que sua experiência é "normal" e satisfatória. As mulheres são maioria nessa categoria.

Escrevemos este livro para todas aquelas que se sentem inseguras e querem saber se funcionam do jeito certo, se sentem a coisa certa. Torcemos para que o livro possa dar a vocês a segurança de que necessitam. Também escrevemos para aquelas que se sentem satisfeitas e orgulhosas, mas querem aprender mais sobre essa coisa incrível que têm entre as pernas. É um assunto interessante, e acreditamos que a chave para a boa saúde sexual é o conhecimento sobre como o corpo funciona.

No início do ano letivo de 2016, vimos reportagens nos jornais sobre trotes altamente sexualizados para calouros no ensino médio norueguês.[1] Uma pressão social implacável para fazer parte da turma e ser popular levou meninas de dezesseis anos a se sentir forçadas a desrespeitar seus próprios limites sexuais, em alguns casos de forma tão grosseira que era difícil acreditar no que se lia. O fato de que alguns rapazes de dezoito anos se acham no direito de usar sua posição para mandar calouras chuparem dez meninos em fila é simplesmente horripilante. Como o jornal *VG* comentou na ocasião, existe uma cultura "em que a distinção entre o sexo consensual e o abuso se tornou perigosamente tênue".[2] Nos últimos anos, vimos uma crescente sexualização da cultura jovem, sobretudo feminina. Tornar-se adulta num ambiente assim não é fácil. Infelizmente, para muitas, crescer significa ter experiências sexuais desagradáveis que levam a dificuldades em outras fases da vida. Não deveria ser assim.

As escolhas que as mulheres fazem com relação ao próprio corpo e à sexualidade fazem parte de um contexto maior. Forças culturais, religiosas e políticas querem pautar essas escolhas, sejam ligadas a uso de preservativos, aborto, identidade de gênero ou práticas sexuais.

Nosso desejo é de que as mulheres possam fazer escolhas independentes, levando em consideração todos os fatos, e de que as escolhas sejam feitas com base em conhecimentos médicos, não em mitos e medos. Saber como o corpo funciona ajuda as mulheres a tomar decisões com autoconfiança e segurança. Precisamos desmistificar a sexualidade e nos apropriar do nosso corpo. Esperamos contribuir para que você possa fazer escolhas sensatas e bem informadas que sejam adequadas para *você*.

Talvez você se pergunte: por que me dar ao trabalho de ler um livro escrito por duas estudantes de medicina? Elas nem terminaram a faculdade! Já fizemos essa pergunta diversas vezes a nós mesmas. Não somos médicas formadas nem especialistas. Escrevemos este livro com uma boa dose de humildade.

Giulia Enders, estudante alemã de medicina, nos deu coragem. Ela fez grande sucesso com o livro *O discreto charme do intestino*, transformando cocô num assunto discutido no horário nobre da televisão. Ela serviu de exemplo, mostrando como a medicina pode se tornar compreensível, divertida e, sobretudo, como se pode falar das partes mais íntimas do corpo sem um pingo de vergonha.

Como estudantes de medicina, temos uma vantagem que ninguém pode tirar de nós: somos curiosas, jovens e temos coragem de fazer perguntas "bobas" — muitas vezes a partir das nossas próprias dúvidas ou das dúvidas de amigas. Não temos nenhuma reputação a perder e (ainda) não vivemos tanto tempo entre médicos a ponto de esquecermos como as pessoas normais falam. Por isso, torcemos para que outros jovens colegas soltem seu lado escritor.

Durante a elaboração deste livro, muitas vezes descobrimos que estávamos completamente enganadas sobre certas coisas. Nós também fomos vítimas dos mitos que cercam a genitália feminina. E há muitos. Os que envolvem o hímen talvez sejam os mais enraizados, e continuam a colocar meninas em perigo no mundo inteiro. Mesmo assim, poucos médicos ligam para algo tão "pequeno". Alguns até aceitam verificar sua presença a pedido dos pais. Em nossa busca, deparamos com ginecologistas renomados que desprezaram nossas perguntas a respeito do hímen, julgando-as sem importância. Para nós, discutir questões como essa, que podem ter consequências sérias para a vida das mulheres, é primordial. Por isso, procuramos aqui contar a verdade sobre essa dobra de mucosa que chamamos de hímen.

Outro mito é que os anticoncepcionais hormonais são antinaturais ou perigosos. Isso leva milhares de meninas a engravidar involuntariamente porque escolhem métodos preventivos pouco seguros. Entendemos que as pessoas fiquem confusas e tenham medo dos efeitos colaterais, e estamos cansadas de ouvir profissionais da saúde descartarem suas preocupações sem oferecer boas explicações. Por isso, decidimos dedicar muito espaço aos contraceptivos. Apresentamos as pesquisas mais importantes sobre possíveis efeitos colaterais, como alterações de humor e diminuição da libido. Sempre que há incertezas, abrimos o jogo. Mas pode ficar tranquila: os efeitos colaterais graves são extremamente raros e há poucos indícios de que depressão ou diminuição da libido sejam recorrentes. Sempre há exceções, mas esperamos que, depois de ler este livro, você seja capaz de distinguir o comum do incomum.

Outros mitos não são exatamente prejudiciais, mas tornam evidente que é hora de dar um basta na hegemonia masculina na pesquisa médica. O fato de mulheres se queixarem de nunca terem conseguido um "orgasmo vaginal" mostra como a compreensão da sexualidade feminina tem sido definida pelas necessidades do homem através dos tempos. O orgasmo vaginal propriamente dito não existe. Torcemos para que as mulheres possam parar de se sentir inferiores por precisar de outras formas de estímulo que não a penetração.

Esses são apenas alguns dos assuntos abordados em *Viva a vagina*. Esperamos que você se anime com a perspectiva de nos acompanhar numa viagem pelos órgãos genitais da mulher, da vulva aos ovários. Esperamos que aprenda muita coisa, assim como aconteceu conosco ao elaborar este livro. O mais importante para nós é que, depois de ler, você pare de se preocupar. O corpo é apenas isso. Todas fomos equipadas com um, e, ao longo da vida, ele vai nos oferecer alegrias e desafios. Tenha orgulho de tudo de que seu corpo é capaz e seja paciente com os esforços dele.

Finalmente, queríamos agradecer a algumas pessoas em especial: Marius Johansen fez um trabalho fantástico ao garantir a qualidade do aspecto médico do manuscrito, além de ser uma pessoa e um profissional maravilhoso. Tomara que este não seja nosso último projeto juntos. Outros ótimos profissionais também contribuíram com seus conhecimentos especializados. Nossos agradecimentos a Kjartan Moe, Trond Diseth, Kari Ormstad, Sveinung W. Sørbye e Reidun Førde pelas conversas, pela leitura e pelos comentários. Além disso, precisamos agradecer aos médicos do curso de medicina da Universidade de Oslo, que, sem saber, nos deram as respostas que estávamos procurando durante suas aulas ou em conversas nos intervalos. Vale frisar que quaisquer erros neste livro são de nossa inteira responsabilidade.

Também gostaríamos de agradecer aos atuais colegas e ex-colegas da Organização dos Estudantes de Medicina para a Educação em Saúde Sexual de Oslo, do Centro Juvenil para a Saúde, os Relacionamentos e a Sexualidade, do Centro de Sexo e Sociedade e da Clínica Olavia por criar ambientes positivos em que a aprendizagem é incentivada. Além do mais, somos muito gratas às nossas queridas amigas e colegas que leram e discutiram tudo e nos avisaram quando nossas explicações eram incompreensíveis. Caras Thea Elnan, Kaja Voss, Emilie Nordskar e Karen Skadsheim — sem vocês, o livro seria muito mais pobre e nossas vidas, bem mais chatas.

Nossos agradecimentos a todos que leem nosso blog e àqueles que fizeram sugestões de temas ou perguntas perspicazes e nos apoiaram desde o primeiro dia. Este livro é para vocês. Nossa gratidão também a Bjørn Skomakerstuen, o primeiro responsável por nosso blog no *Nettavisen*. Ele nos acolheu e foi tão positivo em relação a tudo que escrevíamos que ficávamos quase sem graça.

Um agradecimento especial à nossa editora, Nazneen Khan-Østrem, da Aschehoug, pelo trabalho brilhante, pelo apoio tranquilizador e pelos ótimos conselhos. É uma alegria discutir qualquer coisa com você, desde menstruação até punk rock. E obrigada a Tegnehanne, também conhecida como Hanne Sigbjørnsen, que criou ilustrações melhores do que poderíamos imaginar. Ter uma enfermeira tão engraçada no time foi uma dádiva.

Por fim, não podemos deixar de mencionar nossas famílias:

Nina: Este livro foi concebido mais ou menos ao mesmo tempo que Mads nasceu. Nada disso teria sido possível sem Fredrik, o namorado mais paciente e atencioso que eu poderia desejar. Você é muito homem por metro quadrado. Mads, você é a alegria da minha vida e certamente vai ficar superenvergonhado quando ler o livro da mamãe um dia. Vou tentar não falar demais sobre as partes íntimas das mulheres na hora da janta. Mamãe, papai e Helch — vocês são a melhor família que alguém poderia pedir.

Ellen: Obrigada, mamãe, papai e Helge, a melhor família do mundo, que pacientemente ouviram meus monólogos longos e às vezes um tanto insistentes sobre hímen, dores na vulva, herpes e outras coisinhas desagradáveis — ocasionalmente em lugares públicos ou inadequados. Obrigada, vovô, por nos comparar ao pioneiro Karl Evang. Amo muito vocês! Mais que tudo, quero agradecer a Henning, por tantas coisas que nem posso escrever.

O aparelho genital

Essa talvez seja a parte mais pessoal do nosso corpo. Desde o momento em que abrimos caminho pela vagina da nossa mãe para ver a luz pela primeira vez, o aparelho genital é uma presença constante. Quando pequenos, comparamos os órgãos dos meninos com os nossos com grande fascínio. Depois chega a puberdade e, com ela, os primeiros pelos escuros. Todas lembramos a primeira menstruação, quer tenha sido um momento de orgulho, quer de pavor. Pode ser que você tenha começado a se masturbar algum tempo depois disso, descobrindo que era ca-

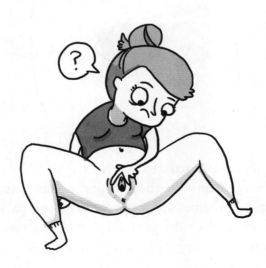

paz de fazer seu corpo estremecer de prazer. A seguir, deve ter vindo a iniciação sexual, com tudo o que ela envolve: vulnerabilidade, curiosidade, deleite. Talvez você venha a ter, ou já tenha, filhos, vivenciando assim grandes mudanças em seu aparelho genital. De qualquer modo, ele faz parte de você. Então está na hora de conhecê-lo melhor.

VULVA: A PARTE EXTERNA

Fique pelada na frente do espelho e observe a si mesma. O aparelho genital começa no baixo-ventre, com uma área rica em gordura que cobre parte do osso ilíaco. Essa região se chama *monte de Vênus*, e durante a puberdade fica coberta de pelos. Algumas mulheres têm um acúmulo de gordura um pouco maior que outras, fazendo com que o monte de Vênus se destaque, outras o têm mais achatado.

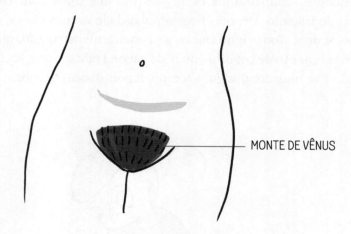

Se você olhar mais para baixo, vai chegar ao que chamamos de *vulva*, mas que também é conhecido por xoxota, perereca, periquita, boceta e assim por diante. *Vulva* talvez não seja a palavra mais usada, mas se você é mulher e olha para o que está entre suas pernas, é isso que vai encontrar.

Muitas pessoas acham que a parte visível do aparelho genital feminino é a *vagina*. Mas ela não tem pelos e não é muito fácil vê-la. Esse é o nome dado a uma parte do aparelho genital, mais precisamente ao canal musculoso que você usa quando tem relações sexuais com penetração ou por onde dá à luz, ou seja, é o canal que leva ao útero. É uma palavra que vem do latim e significa "bainha". O motivo por que nos preocupamos tanto com a terminologia é que o aparelho genital é muito mais do que a vagina, mesmo que ela certamente nos seja muito querida! A maioria das pessoas que chamam o aparelho genital de vagina se refere à vulva, e é com a vulva que vamos iniciar a descrição da maravilhosa genitália feminina.

A vulva é constituída como uma flor com duas camadas de pétalas. Sim, a metáfora da flor não é uma viagem total! Para examiná-la em detalhes, podemos começar pela borda e ir desdobrando as camadas até chegar ao centro.

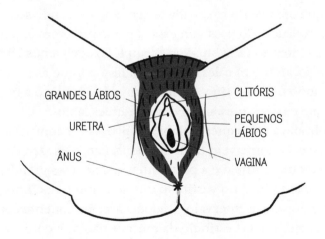

As pétalas, ou os lábios, têm como missão proteger as partes internas mais sensíveis. Os grandes lábios, que são mais grossos, são cheios de gordura e funcionam como um air bag ou amortecedor. Eles podem cobrir os pequenos lábios, mas também podem ser bem curtos. Algumas mulheres têm apenas duas saliências que emolduram o resto da vulva.

Os grandes lábios são revestidos de pele normal, repleta de glândulas sebáceas, sudoríparas e folículos pilosos. Além de pelos, que são uma coisa boa, você pode ter acne e eczema nos grandes lábios, o que não é tão agradável.

Os pequenos lábios podem ser mais compridos ou mais curtos que os grandes. Também podem ser bem enrugados e cheios de dobras, lembrando uma saia de tule. É possível que seus pequenos lábios se sobreponham aos grandes, enquanto outras mulheres precisam desdobrar os grandes para enxergar os pequenos.

Ao contrário dos grandes lábios, os pequenos são mais finos e têm muitas terminações nervosas, por isso pode ser bem gostoso tocá-los (mas não tanto quanto o clitóris, que é a parte mais sensível do corpo).

Os pequenos lábios são cobertos por uma membrana mucosa (a parte externa do globo ocular e a interna da boca são exemplos de mucosas). Isso significa que são revestidos por uma camada protetora de muco. A pele normal possui uma camada de células mortas, como se fosse um edredom, que oferece proteção. Ela se sente bem estando seca. As mucosas, por outro lado, não possuem essa camada protetora e, portanto, são menos resistentes ao desgaste. Por exemplo, os pequenos lábios ficarão irritados se roçarem em calças apertadas. Isso porque as mucosas ficam melhor quando úmidas. Mucosas não têm pelos, por isso a única área da vulva em que eles se apresentam é nos grandes lábios.

Desdobrando os pequenos lábios, você vai encontrar a área chamada *vestíbulo*. O nome vem do latim *vestibulum*, o espaço entre a porta de entrada de um edifício e a parte interna dele. Nos grandes teatros e óperas, por exemplo, é no vestíbulo que se comem docinhos e se bebe champanhe durante o intervalo. É aquela área imponente com colunas e tapetes vermelhos. O vestíbulo da mulher não tem colunas dignas de menção, mas é uma área de entrada. Aqui você encontra duas aberturas: o meato uretral e o introito vaginal. A uretra fica entre o clitóris, que está bem na frente, onde os lábios se encontram, e a vagina, situada mais próxima do ânus.

Poucas mulheres têm consciência da uretra, embora todas nós a usemos diversas vezes por dia. Por sinal, algumas acham que não há uma abertura separada para a urina, como acontece com os homens, que usam o mesmo orifício pelo qual sai o sêmen. Não fazemos xixi com a vagina, mas até quem já viu um monte de genitálias femininas pode se equivocar. A abertura da uretra pode ser bem difícil de achar, mesmo usando um espelho para procurar. O meato uretral é pequenininho, e muitas vezes há uma grande quantidade de dobras de pele em torno dele, mas está lá.

VIVA A VAGINA

Ao contrário da pequena abertura da uretra, a abertura muito maior da vagina é fácil de achar. É um canal musculoso com sete a dez centímetros de comprimento que se estende da vulva até o útero. Normalmente, o canal está comprimido, de modo que as paredes ficam próximas, protegendo seu interior.

Quando você fica excitada, a vagina, que tem grande elasticidade em todos os sentidos, se expande tanto no comprimento como na largura. Ela lembra um pouco uma saia de pregas, e é rugosa, o que pode ser sentido ao toque.

A musculatura em torno da vagina é forte, algo que você pode perceber se inserir um dedo dentro dela e depois contraí-la. Como quaisquer outros, os músculos do assoalho pélvico ficam mais fortes se forem exercitados.

A parede vaginal é revestida por uma mucosa úmida. A maior parte dessa umidade não é produzida por glândulas, mas passa do interior do corpo pela parede vaginal. Não há glândulas na parede vaginal, mas um pouco de secreção sai das glândulas do colo do útero. A vagina está sempre úmida, mas, quando você está excitada, fica ainda mais. À medida que o aparelho genital recebe mais sangue, mais líquido passa pela parede vaginal. Você percebe que a vascularização do baixo-ventre aumenta pelo inchaço do clitóris e dos pequenos lábios. O líquido que surge quando você fica excitada reduz a fricção na vagina durante a masturbação ou a relação. Menos fricção significa menor dano à parede vaginal. Depois do sexo, algumas mulheres podem ter um leve sangramento e se sentir um pouco doloridas, por causa de leves arranhões na parede vaginal. Felizmente, isso não faz mal, porque ela se regenera.

Além da umidade que passa pela parede vaginal, alguma secreção sai de duas glândulas no vestíbulo. Elas estão localizadas na parte posterior, perto da bunda, uma de cada lado da abertura vaginal. São chamadas de glândulas de Bartholin, por causa do anatomista dinamarquês Casper Bartholin, e produzem um líquido viscoso que ajuda a lubrificar a abertura da vagina. São ovais e do tamanho de ervilhas, mas capazes de causar problemas. Se o pequeno canal por onde secretam o muco entupir, pode ocorrer a formação de um cisto. Nesse caso, é possível sentir um carocinho duro de um lado da vulva. Se inflamar, pode ser dolorido, mas é possível resolver o problema com uma pequena intervenção cirúrgica. A importância das glândulas de Bartholin para a lubrificação da vagina ainda está em discussão.[1] Mulheres que passaram por um procedimento de remoção das glândulas em função de problemas com cistos e inflamações continuam tendo um aumento da umidade vaginal quando ficam excitadas.

Na parede vaginal anterior, ou seja, a que está virada para a bexiga, está o queridinho das colunas sobre sexo nas revistas femininas. Estamos falando do ponto G. A região recebeu o nome em referência ao ginecologista alemão Ernst Gräfenberg, que a descobriu. Embora os pesquisadores tenham discutido e procurado o ponto G desde a década de 1940, ele continua causando bastante polêmica. De fato, ainda não se tem certeza do que se trata, e sua existência nem sequer foi provada.

O ponto G é descrito como um ponto especialmente sensível na vagina de certas mulheres, que relatam poder atingir o orgasmo só por sua estimulação. Supostamente, fica um pouco acima na parede vaginal anterior, ou seja, virado para o abdômen, e é estimulado fazendo um movimento de "vem cá" com o dedo (como o gesto de uma bruxa da Disney chamando você). Algumas mulheres relatam que a estimulação do ponto G dá uma sensação melhor ou diferente da estimulação de outras partes da vagina. Como você talvez tenha percebido, a vagina em si não é especialmente sensível se comparada à vulva e, em particular, ao clitóris. De modo geral, você tem maior sensibilidade na abertura da vagina do que mais para dentro dela.

A mídia muitas vezes se refere ao ponto G como se fosse uma estrutura anatômica própria. Você pode ter essa impressão sobretudo se ler colunas sexuais, livros de autoajuda sobre sexo ou sobre experiências de mulheres com sexo e masturbação. Em 2012, um artigo comparativo britânico examinou as pesquisas existentes sobre o ponto G como uma região específica da vagina e concluiu que as evidências são fracas. A maior parte das pesquisas sobre o ponto G se baseia em questionários em que as próprias mulheres o descrevem. O referido artigo comparativo também mostra que muitas das mulheres que acreditam no ponto G têm dificuldade de localizá-lo. Além do mais, os cientistas relatam que estudos que se baseiam em tecnologia da imagem não conseguiram encontrar nenhum tipo de estrutura separada que possa provocar o orgasmo ou o prazer sexual na mulher, com exceção do clitóris.[2]

Por sinal, uma das hipóteses sobre o ponto G é de que não se trata de uma estrutura física própria, mas simplesmente de uma parte profunda e interna do clitóris que é estimulada durante o ato sexual *através da parede vaginal*. Em 2010, um grupo de pesquisadores publicou um estudo no qual se observou a parede vaginal anterior de uma mulher enquanto ela fazia sexo vaginal com um parceiro. Foi usado ultrassom para procurar o ponto G, em vão. Concluiu-se que as partes internas do clitóris ficam tão próximas da parede vaginal anterior que ele pode ser a solução para o enigma.[3]

Outra possibilidade é que o ponto G tenha ligação com um grupo de glândulas que ficam na parede vaginal anterior, as glândulas de Skene. São a versão feminina da próstata, que circunda parte da uretra do homem. Elas estão associadas à ejaculação feminina, também conhecida como *squirting*. Alguns estudos alegam que o ponto G é importante para atingi-la,[4] mas por enquanto se trata apenas de teorias. Enfim, sabemos que algumas mulheres ejaculam, mas não sabemos se o ponto G existe.

É curioso que algo tão acessível como a parede vaginal esteja envolto em tanto mistério, sobretudo levando em consideração a incrível quantidade de textos fúteis sobre o ponto G. Aguardamos ansiosamente mais pesquisas de qualidade sobre o corpo feminino.

O CLITÓRIS: UM ICEBERG

Talvez você tenha estranhado o fato de que acabamos de mencionar *as partes internas* do clitóris. Que partes internas? O clitóris, da maneira como estamos acostumadas a descrevê-lo, é do tamanho de uma uva-passa e se encontra na dianteira da vulva, localizado de forma segura no ponto de encontro dos pequenos lábios. Mas na verdade esse botãozinho é apenas a ponta de um iceberg! As profundezas do aparelho genital escondem um órgão que vai além de tudo o que você possa imaginar.

Embora desde meados do século XIX os anatomistas estejam cientes de que o clitóris em primeiro lugar é um órgão subterrâneo,* esse fato está longe de ser do conhecimento geral. Enquanto o pênis aparece com todos os detalhes nos atlas anatômicos e livros didáticos, o clitóris permanece uma curiosidade. Até 1948, o reconhecido atlas anatômico *Gray's Anatomy* optou por omitir a designação do clitóris. Dominado por homens, o mundo da medicina tampouco se mostrou especialmente interessado em investigá-lo mais de perto. Ainda há discussão sobre o que de fato faz parte do clitóris e como ele funciona, o que é espantoso.

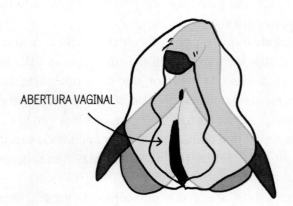

---

* Na década de 1840, o anatomista Georg Ludwig Kobelt descreveu a estrutura interna do clitóris e concluiu que os órgãos genitais da mulher e do homem possuíam os mesmos elementos.

20

O que sabemos é que aquilo que a maioria das pessoas designa como clitóris é apenas uma fração de um grande órgão que se estende tanto para dentro da bacia quanto para baixo de cada lado da vulva.[5] Se usássemos óculos de raios X, veríamos que o complexo clitoriano tem o formato de um Y de cabeça para baixo. A pequena uva-passa, chamada de *glande* ou *cabeça*, fica no topo. Ela pode ter de 0,5 cm a 3,5 cm de comprimento, mas parece menor porque é parcial ou completamente coberta por um capuz.[6] Essa é a única parte visível do clitóris. Depois vem uma raiz que faz uma curva para dentro do corpo como um bumerangue, antes de se dividir em duas pernas que repousam sobre cada lado do baixo-ventre, enterradas sob os grandes e pequenos lábios.

Dentro de cada perna tem um tecido erétil, o *corpo cavernoso*, que se enche de sangue e incha no momento da excitação sexual. Atrás dessas pernas, ou seja, no vestíbulo, a área entre os pequenos lábios, há ainda mais dois tecidos eréteis, os *bulbos do vestíbulo*, que cercam as aberturas da vagina e da uretra.

Para aquelas que prestaram especial atenção nas aulas de biologia, a descrição acima talvez soe familiar, pois não era o pênis do homem que tinha glande, raiz e corpo cavernoso? A principal fonte do prazer feminino, o clitóris, é um segredo bem guardado, contrastando brilhantemente com o pênis ereto, cuja conspicuidade é inegável. Portanto talvez pareça surpreendente que o clitóris e o pênis sejam duas versões do mesmo órgão.

Até aproximadamente a 12ª semana no útero, os fetos de meninas e meninos têm genitálias idênticas, dominadas por uma espécie de minipênis (ou gigaclitóris!) chamada *tubérculo genital*. Ele tem o potencial de se desenvolver tanto num órgão feminino como masculino. Já que o pênis e o clitóris se desenvolvem a partir da mesma estrutura básica, há muitas semelhanças de forma e função entre ambos.

A cabeça do pênis é essencialmente a mesma coisa que o botão do clitóris e, por isso, ambos receberam o mesmo nome. A glande é o ponto mais sensível do corpo da mulher e do homem. Foi estimado que tanto a feminina quanto a masculina contêm 8 mil terminações nervosas. Elas recebem informações sobre pressão e toque e encaminham os sinais para o cérebro, que as interpreta como dor ou prazer. Quanto mais terminações nervosas, mais variados e fortes os sinais recebidos pelo cérebro. Apesar disso, a cabeça do clitóris é muito mais sensível do que a cabeça do pênis, porque as terminações nervosas estão concentradas numa área muito menor, fazendo com que a concentração seja cinquenta vezes maior![7]

Infelizmente, a compreensão do clitóris como um botão de prazer talvez tenha levado alguns homens a acreditar que qualquer aperto é bom. Se não conseguirem o resultado desejado de primeira, eles só apertam mais vezes e com mais força, mas não é assim que funciona. Já que o clitóris é tão rico em terminações nervosas, qualquer variação no toque, por menor que seja, é registrada. Isso oferece possibilidades inimagináveis de estimulação e prazer, mas também faz com que a transição para a dor ou a dormência seja rápida. Apertos prolongados e fortes podem fazer as terminações nervosas se recusarem a encaminhar os sinais para o cérebro. O clitóris fica no "mudo". Aí ele precisa ser deixado em paz até se dispor a falar novamente. Em outras palavras, o clitóris lembra um pouco uma cantada: se você se esforçar demais, não dá certo.

O corpo cavernoso do homem endurece o pênis quando se enche de sangue, e é claro que o corpo cavernoso da mulher faz exatamente a mesma coisa. Quando ficamos excitadas, o complexo clitoriano pode inchar tanto que dobra de tamanho.[8] No fundo, trata-se de uma ereção impressionante. O fato de que as pernas do clitóris e os bulbos do vestíbulo ficam embaixo dos pequenos e grandes lábios e em volta das aberturas uretral e vaginal faz com que a vulva possa parecer maior no momento de excitação. Além disso, o vestíbulo e os pequenos lábios adquirem uma coloração mais escura e arroxeada em função do sangue que se concentra ali.

As semelhanças continuam. Os homens gostam de se gabar de que acordam em ponto de bala, mas o mesmo acontece com a gente. Num estudo da Universidade da Flórida da década de 1970, duas mulheres com clitóris grandes foram examinadas e comparadas aos homens. Descobriram que elas tinham tantas "ereções" noturnas durante o sono REM quanto os homens.[9] Outro estudo registrou que tiveram até oito "ereções" durante 1h28![10]

Dá para notar que há muita coisa sobre o clitóris que nunca aprendemos nas aulas de biologia. Esse belo órgão foi ignorado, menosprezado e escondido por muito mais tempo do que deveria. É só depois de perceber como o clitóris se estende e envolve todas as nossas partes íntimas que entendemos a maravilha desse aparelho com que somos equipadas.

VIRGINDADE SANGRENTA

Por milhares de anos, diversas culturas foram obcecadas pela virgindade. Não a dos homens, só a das mulheres. O homem não pode ser considerado prostituto ou santo, puro ou impuro, mas a mulher pode, e "felizmente" um sangramento vaginal na noite de núpcias serve para deixar as coisas claras.

A ideia sobre a virgindade está por todo lado na cultura popular. O hímen da vampira Jessica, de *True Blood*, se regenera depois de cada relação sexual, e ela sangra toda vez, como se fosse a primeira. A dúvida cerca Margaery Tyrell de *Game of Thrones*: será que ela realmente é "pura" depois de se casar com o terceiro rei?

Os clássicos também descrevem a virgindade e o sangramento. No filme *Kristin: amor e perdição*, ao ver o sangue escorrendo pela coxa, a protagonista poderia ter dito "droga". No entanto, ela diz algo como: "Quem quer uma flor despetalada?". E chora amargamente no colo de seu amante, Erlend, que não tem a mesma preocupação. Como homem, ele não tem nenhuma castidade a perder.

A ideia da mulher como uma flor inocente e de que perder a virgindade é a mesma coisa que uma flor arrancada é plenamente difundida. O rompimento do hímen, que pode acontecer quando se faz sexo pela primeira vez, é chamado de defloração,[11] revelando uma abordagem indescritivelmente antiquada. Pode até parecer que os homens de todas as culturas e em épocas históricas diversas se juntaram para procurar métodos destinados a controlar e restringir a sexualidade feminina e a tomada de decisões sobre o próprio corpo.

Dá para perceber que precisamos falar sobre o *hímen*, essa coisa mítica na abertura vaginal que ainda pode custar a honra ou até a vida às mulheres em função de tradições antiquadas e falta de informação. É incrível que haja diferença entre mulheres e homens nesse sentido. Que algo tão positivo e bonito como sexo possa significar a ruína para nós e não ter consequência nenhuma para eles. Quando levamos em consideração que a ideia do hímen e do sangramento a ele associado é baseada em mitos, a coisa fica ainda mais ridícula.

Tradicionalmente, o hímen foi descrito como uma espécie de selo de castidade. De acordo com o mito, ele se rompe durante a primeira relação sexual, resultando em sangramento, e apenas nessa ocasião. O sangue foi usado como prova da virgindade, tão importante que, após a noite de núpcias, as pessoas costumavam pendurar o lençol manchado do lado de fora, mostrando à vizinhança que tudo tinha acontecido de acordo com as regras.

O mito sobre o hímen diz: se você sangrar depois da relação, está provado que não fez sexo antes. Se não sangrar, é porque já fez. Mas, como a maioria dos mitos, ele está completamente errado.

A própria designação do hímen como uma membrana ajuda a preservar a crença. Quando você escuta a palavra talvez pense em algo como um filme de PVC esticado que se rompe ao toque. Puf! Mas, se estudou sua genitália com um espelho, sabe que não há nenhum filme na entrada da vagina, mesmo que nunca tenha feito sexo. Entretanto, não vamos deixar que um mito seja substituído por outro. Ultimamente, ouvimos muitas declarações no sentido de que o hímen não existe. É

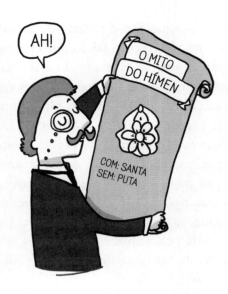

verdade que não existe um selo que mantém a vagina fechada, mas isso não significa que não haja uma estrutura anatômica por trás desse mal-entendido.

Na entrada da vagina, há uma dobra de mucosa que forma uma coroa por dentro da parede. É isso que tradicionalmente chamamos de hímen.

Todas as mulheres nascem com hímen, mas isso não significa que você precisa dele para alguma coisa. É como a versão feminina do mamilo masculino. Não tem nenhuma função e não passa de um vestígio da fase fetal.

O hímen possui profundidade e largura, ou seja, é grosso e robusto. Nas meninas pré-púberes, ele costuma ser liso e ter o formato de uma rosquinha com um furo no meio. Com a chegada da puberdade, a orquestra hormonal entra em cena e, assim como tantas outras partes do corpo, o hímen se transforma. Depois da puberdade, ele muitas vezes adquire um formato de meia-lua, ficando mais largo na parte posterior, próxima da abertura do reto, mas mantendo a forma de coroa na parede vaginal, só que com um orifício maior no meio.[12] Pelo menos é assim na teoria. Na realidade, não há regra de como deve ser o aspecto do hímen.

A maioria das mulheres tem um hímen circular com um furo no meio, mas nem todos são regulares e lisos. Muitas vezes, ele é cheio de dobras e saliências, algo que não é indício de atividade sexual. Algumas mulheres têm um hímen com faixas que cruzam a abertura de tal forma que mais parece um "o" cortado do que um "o". O hímen de outras lembra uma peneira, com muitos furinhos em vez de um grande orifício no meio. Outras ainda têm um hímen que forma pequenas franjas ao longo da parede vaginal, e o hímen de algumas pouquíssimas realmente cobre toda a entrada da vagina. Com frequência, estas últimas têm um hímen relativamente denso e duro, e essa variante apresenta problemas, pois o sangue menstrual precisa sair por algum lugar! Quem tem esse tipo de hímen muitas vezes só descobre o problema com a chegada da primeira menstruação. Ficar com o sangue preso dentro da vagina pode causar fortes dores, e uma cirurgia será necessária. Essa variante rara é o mais próximo que se chega do mito do hímen como um selo.[13]

Independente do formato do hímen, ele é elástico e extensível, com exceção dos raríssimos que cobrem tudo. Ainda assim, é o ponto mais estreito da vagina. Ela é dotada de extrema elasticidade, afinal, um bebê pode sair por esse caminho, e o hímen também é capaz de se expandir, mas não é certo que sua elasticidade seja suficiente para uma relação sexual. Ele funciona um pouco como um elástico que pode ser esticado até certo ponto, mas que se rompe se você o puxa demais.

Quando você tem relação sexual vaginal pela primeira vez, o hímen será esticado. O hímen de muitas mulheres é tão maleável que tudo corre tranquilamente, mas, em outros casos, ele pode se romper e sangrar um pouco. Em outras palavras, algumas sangram na primeira vez, mas outras não. Isso depende da flexibilidade do hímen. No caso das mulheres cujo hímen tem um formato especial, por exemplo, aquele com uma faixa que se estende sobre a abertura vaginal do tipo "o" cortado, essa faixa muitas vezes precisa se romper para dar espaço ao pênis ou aos dedos.

É difícil dizer exatamente quantas mulheres sangram na primeira vez em que fazem sexo. Os números variam. Segundo dois estudos, respectivamente 56% e 40% das mulheres sangram quando fazem sexo vaginal consensual pela primeira vez. Está longe de serem todas, mas não deixa de ser uma parcela significativa.[14]

Os referidos estudos foram realizados por meio de entrevistas com mulheres sobre sua primeira relação sexual. Portanto, não temos como saber se foi o hímen que sangrou, embora ele seja o ponto mais estreito da vagina. Conforme mencionamos na seção sobre a vagina, é possível e comum haver sangramento em virtude de pequenos arranhões na própria parede vaginal se o sexo for intenso, se você não estiver úmida o suficiente, ou se contrair os músculos do baixo-ventre por estar apreensiva. Isso pode acontecer não só na primeira vez.

Outra parte importante do mito sobre o hímen diz respeito aos testes de virgindade, que supõem ser possível determinar se uma mulher teve relação sexual ou não com base na aparência de sua genitália. Acredita-se que a Virgem Maria teria sido submetida a um, assim como Joana d'Arc e um grande número de mulheres de comunidades conservadoras em tempos mais recentes.

De vez em quando ouvimos falar de médicos que ainda realizam testes de virgindade em jovens a pedido de pais atrás de uma prova de que a filha continua intocada,[15] mas eles são considerados clinicamente irrelevantes por peritos em medicina legal.[16] Também ouvimos falar de médicos que passam atestados de virgindade para moças apavoradas, temerosas das consequências da falta de sangramento na noite de núpcias.

No entanto, o fato é que não se pode distinguir o hímen de meninas que já tiveram relação sexual do hímen das que nunca tiveram,[17] algo que torna absurda a noção de teste. E, embora seja possível danificar o hímen durante o ato sexual se ele for submetido a forte estiramento, isso não significa que a lesão será permanente. Muitas vezes o hímen se regenera sem deixar cicatrizes visíveis.[18]

De modo geral, não se pode saber se uma mulher já teve relação sexual olhando entre suas pernas. O hímen não é exclusividade das que nunca fizeram sexo, e não há uma variante dele para aquelas que já tiveram relação sexual e outra para aquelas que ainda são "virgens". Assim como outras partes do corpo, ele tem variações individuais em termos de aparência. O fato é: testes de virgindade não funcionam.

Infelizmente, esse conhecimento sobre o hímen não é de domínio público. Até hoje, existem mulheres que recorrem a intervenções cirúrgicas para garantir o sangramento na noite de núpcias, a chamada himenoplastia. Na Noruega, a clínica particular Volvat, em Oslo, realizava tais intervenções até 2006.[19] Quando solicitou ao Conselho de Ética Médica uma avaliação da prática, recebeu objeções em resposta, porque a intervenção se torna um paliativo ou um substituto para uma solução adequada do problema, que seria uma mudança cultural.[20]

A himenoplastia ainda existe. Na internet, você pode comprar membranas falsas com sangue teatral por trinta dólares, garantindo que pode "dizer adeus ao seu segredo" e se casar tranquilamente.[21] Políticos conservadores egípcios sugeriram proibir a importação do produto em 2009.[22]

Por que será que preferimos recorrer a esse tipo de solução em vez de divulgar que a falta de sangramento não significa falta de virgindade? E por que é tão importante para alguns de nós obter provas de que a mulher se manteve "intocada" até casar? O sangramento precisa perder sua relevância e os testes de virgindade devem ser eliminados, mas, antes de tudo, é preciso rejeitar a ideia de que a virgindade em si tem importância.

O problema é que é difícil encontrar informações de qualidade sobre o hímen e ainda mais difícil distinguir as que são corretas das que não são. Em nossa busca por informações, encontramos poucas que são confiáveis, de fácil compreensão e acessíveis às pessoas comuns. Nos livros de ginecologia mais usados no curso de medicina, o hímen é mencionado muito por cima, e partes dos mitos são até reproduzidas. Ainda temos um monte de perguntas. É escandaloso que a profissão médica tenha demonstrado tão pouco interesse numa estrutura que, na pior das hipóteses, pode significar a perda da honra ou da vida para mulheres até hoje. Um agravante ainda maior é o fato de que as informações disponíveis não chegam a quem precisa delas. Nesse sentido, temos todas um trabalho importante a fazer. É hora de arregaçar as mangas.

AQUELE OUTRO BURACO

"Onde o sol nunca brilha", dizemos, nos referindo ao ânus. Esse buraco marrom e enrugado muitas vezes acaba sendo esquecido quando se fala das partes íntimas da mulher, mas a divisão entre a vagina e o reto não passa de uma parede bem fina. A relação de estreita vizinhança faz com que ele seja fatalmente ligado à vagina, à vulva e à autoimagem sexual de muitas mulheres.

O ânus é um anel muscular feito para segurar as fezes até que a gente esteja pronta para se livrar delas. Evidentemente, essa tem sido uma tarefa importante desde tempos imemoriais, pois nosso corpo nos equipou não apenas com um, mas com dois esfíncteres em série. Se um falhar, temos uma trava de segurança adicional.

O esfíncter interno é governado pelo que chamamos de sistema nervoso autônomo. É a parte do sistema nervoso sobre a qual não temos controle. Quando o corpo percebe que o reto está ficando cheio, sinais são enviados para o esfíncter interno relaxar. Isso é sentido como uma necessidade urgente de encontrar o banheiro mais próximo.

Se tivéssemos apenas esse reflexo primitivo, faríamos cocô a qualquer hora, assim como as crianças, mas o ser humano é um ser social. O esfíncter externo — aquele que você pode sentir se enfiar um dedo no ânus e dar uma apertada — é o chefe supremo. Ele é voluntário e toma as providências para que a gente consiga se segurar até as circunstâncias serem propícias. Se você contrair o músculo por tempo suficiente, o corpo entende o recado, e os instintos primitivos percebem que perderam. As fezes se retraem discretamente para dentro do intestino, aguardando com paciência uma ocasião melhor. A "janela do cocô" fica fechada por um breve momento.

O ânus é o cantinho escuro das partes íntimas, mas felizmente representa mais do que cocô. A área em torno e dentro dele é cheia de terminações nervosas que aguardam um estímulo. Para algumas pessoas, incluí-lo na brincadeira pode dar uma dimensão ampliada à vida sexual. Para outras, talvez seja suficiente refletir sobre o belo sistema de excreção e pensar nele com afeto.

DICAS CABELUDAS

Ser mulher significa ter pelos na genitália. Pelo menos biologicamente falando. Na puberdade, pequenos pelos escuros surgem no monte de Vênus e ao longo dos grandes lábios. Gradativamente, eles se espalham e multiplicam até você estar com um denso prado triangular que se estende até o ânus e, em geral, pela virilha.

Nos últimos anos, ideais estéticos sobre vulvas sem pelo ou cuidadosamente aparadas se impuseram, dando origem a preocupações e problemas ginecológicos para muitas mulheres. Muitas têm receio de que a depilação possa causar pelos mais escuros e em maior quantidade. Durante muitos anos, morríamos de medo de que os pelos crescessem descontroladamente se fôssemos descuidadas com a gilete. Da mesma forma, mais de um menino já pegou emprestado o barbeador do pai, raspando com afinco o buço sobre o lábio superior, na esperança de que aparecesse um bigode de homem para cobrir as espinhas. Felizmente para nós, mas infelizmente para os meninos, isso é bobagem.

O que determina a quantidade de pelos que você vai ter e quando vai tê-los são a genética e os hormônios.[23] Você já nasce com todos os folículos pilosos que terá, aproximadamente 5 milhões. Alguns deles, por exemplo, em torno da genitália e nas axilas, são especialmente sensíveis aos hormônios. Na puberdade, a quantidade de hormônios sexuais explode, aumentando os folículos pilosos e instigando-os a produzir pelos mais grossos e mais escuros.

O padrão de folículos pilosos com sensibilidade hormonal varia de acordo com os genes e explica por que alguns homens têm uma densa pelagem nas costas enquanto outros mal têm pelo no peito. Ninguém fica mais peludo na puberdade: é só que a penugem fofinha e delicada se transforma em "adulta". Muitas pessoas acham que a depilação estimula o crescimento dos pelos simplesmente porque começam a se depilar enquanto os pelos ainda estão em transformação.

Algumas também acreditam que os pelos ficam mais grossos e duros ou que crescem mais rápido com a depilação. Isso tampouco é possível, embora a sensação realmente seja essa um dia depois de ter se raspado, com a virilha parecendo um porco-espinho. Qualquer pelo que você consiga ver acima da pele é proteína morta — apenas dentro do folículo piloso há vida. Mesmo que você corte o pelo, o folículo piloso não tem como saber. É só em *A casa dos espíritos* que os mortos conseguem falar. No mundo real, o folículo piloso continua produzindo pelo exatamente no mesmo ritmo de antes, ignorando alegremente o fato de que tudo o que ele consegue produzir você corta sem dó nem piedade.

Além do mais, é o *tamanho* do folículo piloso que decide a espessura do pelo. E isso não vai mudar, não importa quanto você se depile. No entanto, o pelo pode parecer mais duro quando está mais curto. Pelos que são deixados em paz passam por um desgaste que os deixa mais finos na ponta, o que dá a sensação de maciez. Na depilação, cortamos o pelo no seu ponto mais grosso, logo acima da superfície da pele. Consequentemente, quando ele nasce outra vez, a ponta fica mais grossa por um breve momento.[24]

Você pode amaldiçoar (ou abençoar) seus pelos, mas a distribuição deles pelo corpo é predestinada geneticamente. Por outro lado, você pode optar por fazer alguma coisa com eles. Nossos pelos definitivamente têm uma função, mas de forma alguma são tão importantes que haja motivo para desaconselhar sua remoção, caso você queira fazer isso. No entanto, deve estar ciente de que os pelos contribuem para aumentar nossa sensibilidade sexual. Se seu parceiro passar a mão de leve sobre seus pelos pubianos, a curvatura deles enviará sinais para o folículo piloso, que, por sua vez, encaminhará a mensagem ao sistema nervoso.[25] Os folículos pilosos são a área da pele onde temos o maior número de terminações nervosas; sem os pelos, você perde parte da experiência sensorial.

Ao longo da história, diversas formas de depilação têm sido prática comum entre ambos os sexos. Hoje, você pode usar gilete, cera, maquininha ou creme, só para mencionar as soluções temporárias. Em geral, é uma questão de gosto, mas existem algumas diferenças.[26]

O uso de maquininha ou cera pode tornar os pelos mais finos, pois, com o tempo, os folículos pilosos são danificados se os pelos forem arrancados com a raiz. A desvantagem é que pelos mais finos têm maior dificuldade de passar pela barreira cutânea, o que pode causar problemas de encravamento e foliculite. O creme, por outro lado, "derrete" a parte do pelo que está acima da pele, destruindo quimicamente sua estrutura proteica. Já que o folículo piloso não é afetado, é comum ter menos problemas com pelos encravados.

O maior problema da depilação tem muitos nomes: pelos encravados, pápulas avermelhadas e *pseudofolliculitis barbae* ou pseudofoliculite da barba.[27] Se você remove os pelos, sobretudo os enrolados, eles podem se enroscar e começar a crescer dentro da pele. O pelo encravado é percebido como um corpo estranho pelo organismo e provoca uma inflamação do folículo piloso que lembra uma pequena espinha. Se tiver azar, ou se cutucar as pontinhas vermelhas, o resultado ainda pode ser uma infecção bacteriana. Nesse caso, há dor e inchaço, muitas vezes levando à formação de cicatrizes.

Na mídia não faltam conselhos sobre depilação sem pelos encravados. Tendemos a devorar as dicas dos especialistas em beleza indiscriminadamente — afinal de contas, não é muito atraente ter uma virilha com pelos encravados e espinhas. Mas será que você realmente precisa daquele creme que estão tentando vender? Ou de uma gilete cara?

Infelizmente, você está jogando seu dinheiro fora. Para quem tem muitos problemas com pelos encravados e foliculite, pode valer a pena testar o creme depilatório. Se preferir usar maquininha, cera ou gilete, é importante se lembrar da higiene. Lave bem a área antes de começar. Para quem tem foliculite com frequência, pode ser útil desinfetar a área a ser depilada ou usar um creme antisséptico depois. Você pode comprar esses produtos na farmácia sem prescrição médica a um preço bem mais em conta do que os que são vendidos em embalagens chiques nos salões de beleza.

Por fim, é importante frisar que, se você estiver com pelos encravados ou uma infecção, deve evitar espremer a pele afetada, já que poderá provocar cicatrizes. Além disso, na pior das hipóteses, a infecção pode se espalhar. Às vezes acontece de você ficar com uma foliculite brava que tem o potencial de transformar o folículo piloso num cisto do tamanho de uma uva. Nesse caso, deve procurar um médico para tirar o pus de forma segura e, se necessário, prescrever um antibiótico.

OS CINCO MANDAMENTOS DA DEPILAÇÃO COM GILETE

1. Não depile no sentido contrário aos pelos nem estique a pele. Se você esticar a pele e depilar no sentido contrário ao crescimento dos pelos, vai ter um resultado mais liso e macio, já que está cortando os pelos abaixo da superfície cutânea. Infelizmente, isso aumenta a chance de pelos encravados e uma subsequente foliculite.

2. Use uma lâmina limpa e afiada, de preferência nova. É tentador usar as giletes muitas vezes para economizar, mas o barato pode sair caro. Uma lâmina afiada tem o corte liso, o que ajuda o pelo a crescer sem encravar. Também exige menos força, evitando irritações. Além disso, uma lâmina usada terá bactérias, que podem causar foliculite.

3. Use giletes (baratas) com uma só lâmina. As giletes chegam constantemente em novas versões elaboradas, com cada vez mais lâminas e preços cada vez mais altos. Em geral, a mensagem é de um barbear mais rente. O resultado, talvez surpreendente, são mais pelos encravados, porque mais lâminas significam que os pelos são cortados sob a superfície cutânea. Além disso, o preço alto leva muitas a deixar de trocar as lâminas com a devida frequência, resultando em bactérias e cortes cegos. É trocar seis por meia dúzia. Muitas vezes, as giletes para homens são mais baratas, então pode valer a pena optar por elas.

4. Use e abuse da água quente. Deve-se evitar a depilação a seco. Pelos secos ficam duros e, portanto, mais difíceis de cortar, porque é preciso usar mais força para ter um bom resultado, algo que vai deixar a pele mais irritada, aumentando a probabilidade de inflamações. Os pelos ficam mais macios no banho quente. A espuma tem o mesmo efeito, desde que você a deixe agir por cinco minutos. Ou seja, ela tem pouco efeito do jeito que é usada pela maioria: colocando e tirando rapidamente.

5. Esfoliação leve. Se lavar a área com leves movimentos circulares, usando uma luva ou um sabonete esfoliante, você pode ajudar eventuais pelos encravados a se soltar. Mas pegue leve, caso contrário pode intensificar a irritação e a inflamação da pele.

OS ÓRGÃOS GENITAIS INTERNOS: TESOUROS ESCONDIDOS

Às vezes é fácil esquecer que os órgãos genitais da mulher são muito mais que a vulva e a vagina, e que, debaixo de camadas de pele, gordura e músculos, encontramos um conjunto de órgãos moles escondidos.

Vamos começar essa viagem para dentro. Se inserir um dedo na vagina, depois de sete a dez centímetros, você vai sentir uma pequena ponta macia, com a mesma consistência e forma da ponta do nariz, só que um pouco maior. É a entrada do útero, mais conhecida como colo. Visto da vagina, o colo do útero parece um semicírculo achatado. À primeira vista, não dá a impressão de ser uma entrada ou saída, mas bem no meio tem um orifício minúsculo que é conhecido por óstio uterino, o começo de um canal superestreito de dois a três centímetros de comprimento que nos leva ao interior do útero. É por esse canal delgado que o fluxo menstrual escorre. A secreção também vem daí, e a maior parte dela é produzida nesse estreito canal.

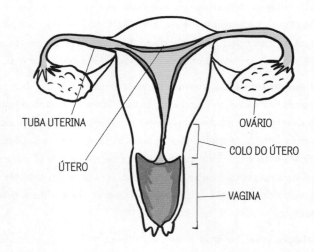

Muitas pessoas acreditam que o caminho da vagina ao útero é totalmente aberto. Com frequência recebemos a seguinte pergunta: um pênis pode atingir o bebê se você estiver grávida? Muitas pessoas têm dúvidas sobre o colo do útero e a relação sexual. Se você já leu o romance

Kafka à beira-mar, de Haruki Murakami, deve ter se divertido com o trecho em que uma mulher sente o sêmen esguichando contra as paredes do útero,[28] como se o pênis estivesse lá dentro na hora da ejaculação. Mas não é possível levar um pênis até o útero. O colo do útero não é uma comporta aberta. De qualquer forma, a vagina tem profundidade mais que suficiente para acomodar a maioria dos pênis, já que é elástica tanto no comprimento quanto na largura.

Nossa impressão é de que as mulheres, em sua maioria, não estão conscientes do próprio colo do útero, o que não é de estranhar. Você não o vê e talvez nunca o tenha sentido nem saiba que está ali. No entanto, o colo do útero merece toda a atenção, por questões de saúde. É a parte do corpo onde ocorre um dos tipos de câncer mais letais em jovens. Além disso, os sintomas de infecções sexualmente transmissíveis muitas vezes vêm dele.

O colo do útero é importante, mas na verdade não passa de parte de um órgão maior, ou seja, o ventre ou *útero*. Em condições normais, o útero tem o tamanho de um punho, mas durante a gravidez ele aumenta. Afinal, ele precisa ficar grande o suficiente para acomodar um feto (ou mais) em desenvolvimento até o dia do parto. Em mulheres adultas antes da menopausa, o útero mede aproximadamente 7,5 centímetros, e seu peso não passa de setenta gramas. O útero lembra uma pera de ponta-cabeça, com o colo representando a parte mais estreita, de onde sai o caule.

A maioria das mulheres tem o útero inclinado para a frente, em direção ao umbigo, de modo que fica a um ângulo de quase noventa graus em relação à vagina. Esse é mais um motivo por que o pênis não pode entrar no útero. O pênis ereto não pode se dobrar, ou quebraria. Vinte por cento das mulheres têm o útero inclinado para trás, tão funcional quanto os inclinados para a frente. É como ter olhos azuis ou castanhos: você enxerga de qualquer jeito.

O útero é oco, mas não da mesma maneira que um barril, pois não contém ar. A parede anterior e a parede posterior estão bem perto uma da outra, assim como as paredes da vagina. Entre elas, há uma fina camada de líquido.

Suas paredes são musculares e bem grossas. Os músculos entram em ação na hora de expelir o fluxo menstrual grumoso pelo corredor estreitíssimo do colo do útero. Eles se contraem feito um pano torcido. Você sente as dores menstruais como cólicas no abdômen ou nas costas, mas na verdade elas provêm do próprio útero enquanto trabalha para expelir o sangue e o muco.

As paredes uterinas têm várias camadas. A camada mais interna, o endométrio, é uma mucosa. Ela passa por uma transformação enorme durante o ciclo menstrual, e é uma parte central da menstruação. Todo mês o endométrio incha e engrossa. Se você não engravidar, ele é expelido do útero. Pode ser interessante gravar o nome, pois é associado a um quadro que aflige grande número de mulheres: a *endometriose*. Trata-se de uma doença que apresenta formação de tecido endométrico em outros lugares do corpo além da parede interna do útero. Ela causa menstruações especialmente dolorosas, entre outras coisas. Posteriormente, você vai descobrir mais sobre a endometriose neste livro.

Pense no útero como um triângulo com uma das pontas para baixo e dois canais fininhos saindo de cada canto superior. Esses canais, que se chamam tubas uterinas, serpenteiam dez centímetros para cada lado, e sua função é conduzir o óvulo dos ovários até o útero. Nas extremidades, elas possuem pequenas protuberâncias digitiformes chamadas *fímbrias*, que se esticam em direção aos ovários para captar os óvulos que se desprendem delas. A fecundação ocorre na tuba uterina, e em seguida o óvulo fecundado pelo espermatozoide passa para o útero, onde se fixa no endométrio para crescer.

A fim de visualizar os ovários, pode-se pensar em bolsinhas ou saquinhos. Temos dois, um de cada lado do útero, e eles possuem duas funções. A primeira é o armazenamento e a maturação do óvulo, que é o gameta feminino. Ao contrário dos homens, as mulheres não produzem novos gametas ao longo da vida. Nascemos com os óvulos que temos, um total de 300 mil no momento em que viemos ao mundo.[29] No entanto, esses óvulos ainda não estão maduros. Na verdade, os óvulos com que nascemos não passam de versões incipientes de óvulos férteis. Esses pré-óvulos já estão formados no quinto mês da vida do feto. Até a puberdade, quando ocorre a primeira menstruação, esses pré-óvulos vão se preparando para o trabalho. Eles começam a amadurecer em levas, mas já que não recebem nenhum sinal do cérebro sobre a ovulação, acabam simplesmente morrendo. Até chegarmos à puberdade, já perdemos um terço dos óvulos, ficando com um grupo de aproximadamente 180 mil óvulos. Aos 25 anos, nos sobram 65 mil. Esses óvulos vão ter que aguardar sua vez com paciência, sendo amadurecidos e liberados a cada ciclo menstrual.

Agora, você talvez estranhe o fato de termos 180 mil óvulos no início da puberdade. Evidentemente, não vamos menstruar tantas vezes durante a vida, então para que ter dezenas de milhares de óvulos? A verdade — e isso também foi uma surpresa para nós — é que podemos gastar até *mil* óvulos por mês, não um. Em outras palavras, a diferença entre o óvulo e o espermatozoide do homem não é tão grande assim. Também nas mulheres, muitos gametas travam uma dura batalha interna sobre o direito de tentar gerar uma criança. Mil óvulos começam a amadurecer a cada mês, mas apenas um passa pelo crivo e é selecionado para ser liberado do ovário. O restante é brutalmente rejeitado e acaba perecendo.[30]

Diversas vezes nos vimos às voltas com uma questão interessante relacionada aos anticoncepcionais hormonais: será que aqueles que impedem a ovulação levam os óvulos e a fertilidade a durar mais tempo? Afinal, parece lógico guardar os óvulos até a hora que você pretende usá-los para gerar filhos, em vez de jogá-los fora todo mês com a menstruação. Infelizmente, não é assim que funciona. O anticoncepcional hormonal só impede que o óvulo selecionado seja liberado do ovário todo mês. Ele não para a maturação dos mil pré-óvulos mensais. Você vai perder o mesmo número de óvulos cada mês, não importando a quantidade de contraceptivos que usar.[31]

Entre os 45 e os 55 anos, entramos na menopausa, uma fase da vida em que o corpo passa por mudanças tão numerosas e radicais quanto na puberdade. A mudança mais importante é que deixamos de ser férteis. Simplesmente gastamos nosso estoque de óvulos. A menopausa varia de mulher para mulher, e a idade em que ela se faz sentir é em grande parte determinada pela genética. Além disso, algumas de nós possuem um maior número de óvulos que outras por natureza. Os homens, por outro lado, produzem espermatozoides até o coração parar de bater, chegando a vários milhões por dia. Sua fertilidade não tem "data de validade", embora a qualidade do sêmen deteriore com a idade.* Mick Jagger teve seu oitavo filho aos 73 anos, com uma namorada bem mais jovem. Sim, o mundo é injusto.

A segunda função dos ovários é produzir hormônios. Os mais importantes e mais conhecidos são o estrogênio e a progesterona. Esses hormônios transformam nosso corpo nas diversas fases da vida e controlam o ciclo menstrual em cooperação com vários outros, provenientes do cérebro por exemplo. Mas vamos voltar a esse assunto mais tarde.

SEXO FEMININO, SEXO MASCULINO E OUTRAS VARIANTES

Para muitas pessoas, o conceito de *sexo* engloba opostos: mulher/homem, menina/menino. Quando você ouve a pergunta "O que é um homem?" ou "O que é uma mulher?", talvez pense que é fácil de responder, já que um homem é uma pessoa com corpo de homem, e uma mulher é uma pessoa com corpo de mulher. Por exemplo, *Viva a vagina* é um livro sobre pessoas com vagina e os órgãos genitais femininos, então isso deve significar que o livro fala sobre mulheres, certo?

Não é à toa que você pensa assim, mas na verdade não é tão simples. Não são apenas nossos órgãos genitais ou as características do corpo que determinam se somos mulher ou homem. Além do mais, a diferença física entre os sexos é menor do que você pensa.

Nesta seção, vamos nos concentrar em três tipos de fatores que contribuem para determinar nosso sexo: os cromossomos (*sexo genético*), nossos corpos (*sexo físico*) e os componentes psicológicos (*sexo psicológico*). Não estamos dizendo que esses são os únicos fatores que definem o sexo de uma pessoa. Obviamente, pode-se falar de elementos sociais e culturais, mas já que este é um livro da área da medicina, optamos por manter o foco nesses três aspectos.

---

* A qualidade dos espermatozoides também deteriora com a idade. Isso significa que a idade do homem influi na fertilidade de um casal e no risco de doenças congênitas.

SEXO GENÉTICO: UM LIVRO DE RECEITAS

Você já viu uma imagem de uma cadeia de DNA? Se usar um microscópio gigante para ampliá-la, parece uma escada em espiral. Seus degraus não são como os da escadinha que você usa para trocar as lâmpadas em casa. Em comparação à largura, que é menor que microscópica, a escada de DNA é insanamente alta e tem degraus muito especiais.

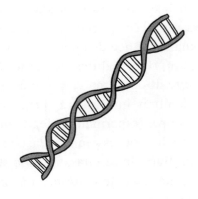

Eles são feitos de componentes que podem ser comparados a letras. Em cada degrau há duas letras. Juntas, essas letras podem ser lidas como receitas. Cada receita codifica uma proteína com uma função específica no corpo. Em conjunto, os códigos de várias proteínas são chamados de genes. Eles decidem se temos olhos azuis ou castanhos, duas ou três pernas, asas, cauda ou cérebro grande. Juntos, os códigos funcionam um pouco como um livro com receitas sobre absolutamente tudo de que precisamos para criar uma pessoa única. Numa linguagem mais sofisticada, trata-se do *genoma*, a nossa receita genética completa.

Cada célula do corpo de uma pessoa contém o livro completo de receitas dela, o que significa mais ou menos três metros de fita de DNA em cada célula. É o que a polícia usa quando procura criminosos com a ajuda de sangue, sêmen, unhas ou células cutâneas. Se você pegar uma célula aleatória de alguém, em teoria, essa célula vai conter toda a informação de que você necessita para criar uma nova versão dela, ou seja, um clone. Mas como uma cadeia de três metros de comprimento cabe em algo tão minúsculo quanto uma célula? As fitas de DNA formam novelos densos, como os de lã, que são chamados de cromossomos. Em cada célula, temos 46 deles, que juntos constituem todo o código genético, ou seja, o livro inteiro de receitas.

Os cromossomos são emparelhados. Portanto temos 46 cromossomos em 23 pares, e cada par é composto de um novelo da mãe e um do pai.

Quando se fala do sexo da pessoa, um par específico é relevante: o 23º, dos cromossomos sexuais. São esses dois novelos que decidem se somos homens ou mulheres *do ponto de vista genético*. Há dois tipos de cromossomos sexuais, conhecidos por X e Y. As mulheres têm dois cromossomos do mesmo tipo, codificados como XX, enquanto os homens têm uma variante do X e uma variante do Y, codificados XY.

Como você deve lembrar, iniciamos a vida com uma célula da mãe (óvulo) e uma célula do pai (espermatozoide). O óvulo e o espermatozoide contêm meio jogo de cromossomos cada, ou seja, 23 novelos simples, ou metade de um livro de receitas. Quando se faz uma criança, a metade do livro de receitas da mãe se junta à metade do livro de receitas do pai, de modo que a criança tem um livro inteiro de receitas próprio, que é único.

As pessoas que são mulheres do ponto de vista genético têm dois X e nenhum Y, portanto um óvulo sempre vai conter uma versão X do cromossomo sexual. Essa é a contribuição da mãe para o 23º par de cromossomos da criança. A mãe jamais terá um Y a dar. Por outro lado, os gametas do pai, os espermatozoides, podem conter um X ou um Y. Aproximadamente metade dos espermatozoides contém um X, enquanto a outra metade contém um Y. Se um espermatozoide com Y se unir com o óvulo, o feto será um menino, pois o código ficará XY. Se um espermatozoide com X se unir com o óvulo, o feto será uma menina, por causa do código XX.

Em outras palavras, é o homem quem "decide" se a criança será menino ou menina. Historicamente, houve muita pressão sobre as mulheres para que "dessem filhos aos homens". Você talvez tenha lido sobre isso no caso de reis frustrados que esperavam da rainha um herdeiro para o trono, que *obviamente* teria de ser homem.

Hoje sabemos melhor. Se a criança será uma menina ou um menino é absolutamente aleatório, a chance é sempre de 50% para cada um,* dependendo de qual espermatozoide do homem se fundir com o óvulo. O óvulo da mulher não tem nenhuma influência sobre o sexo da criança.

O que tiramos de tudo isso é o seguinte: se o 23º par de cromossomos for composto de dois cromossomos X, o livro de receitas do feto vai dizer "desenvolver em mulher". Se o 23º par contiver um cromossomo de cada tipo, um X e um Y, a ordem será "desenvolver em homem".

Tudo parece bem simples. Com essas receitas em mente, você pode ter a impressão de que o sexo é uma questão de "das duas, uma". Como logo vai ver, está longe de ser o caso. De fato, os órgãos genitais do homem e da mulher são incrivelmente parecidos, e no caminho para uma genitália formada muitas coisas podem surgir. Há uma tendência a focar nas diferenças, mas a genitália envolve muito mais do que um buraco ou um apêndice externo.

Mas as coisas podem dar errado, tanto com os cromossomos quanto com os genes individuais do DNA. Um passo em falso na receita significa que o resultado muda — um pouco como quando se troca o açúcar pelo sal. Definitivamente vai ser algo diferente daquilo que você estava imaginando, ainda que seja bom.

De fato, é possível uma criança nascer com cromossomos sexuais a mais ou a menos. Nesse caso, que sexo a pessoa tem? Que sexo é X ou XXX ou XXY? É uma boa pergunta. Como você já deve ter concluído, não existe a opção YY, já que dois espermatozoides não podem originar uma criança. Para desvendar esses mistérios, precisamos falar um pouco sobre como nossas genitálias se desenvolvem. Nesse contexto, convém introduzir o *sexo físico*.

SEXO FÍSICO: O CORPO E OS ÓRGÃOS GENITAIS

Até agora, vimos que o óvulo e o espermatozoide se unem e, se nada der errado, ficamos com a receita XX ou XY, ou seja, *sexo feminino*

---

* Na verdade não é bem 50%. Por algum motivo, se deixarmos a natureza seguir seu curso, nasce um número um pouco maior de meninos do que de meninas.

ou *sexo masculino*. Apesar disso, os fetos de menino e menina não são diferentes desde o início. A princípio, os fetos são *idênticos*, não importando a combinação cromossômica. O feto sempre começa com uma virilha sexualmente neutra que tem o potencial de se tornar tanto genitália feminina como masculina, e os órgãos genitais internos podem se tornar testículos ou ovários.

Para simplificar, vamos nos concentrar nos órgãos genitais externos, os quais têm o seguinte aspecto logo no início:

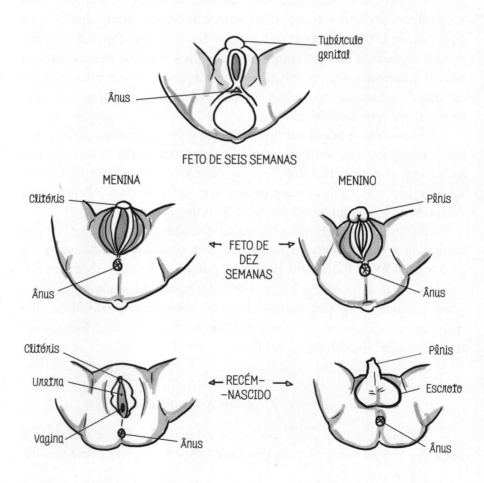

Na parte superior da região pélvica, você encontra o tubérculo genital. Lembra um pouco um minipênis, talvez um clitóris? O fato é que pode se transformar nos dois.

Para que a genitália fetal neutra se desenvolva em órgãos sexuais masculinos, o feto depende de tudo correr conforme o planejado durante alguns poucos dias críticos numa fase bem inicial da gravidez, pois ele precisa receber a influência de hormônios sexuais masculinos no momento certo, o principal deles sendo a testosterona. Só será produzida testosterona se o feto tiver um cromossomo Y. Caso o feto com o cromossomo Y não seja afetado pela testosterona, geralmente em razão de uma falha em um ou mais genes do feto de menino, a genitália automaticamente será formada como uma vulva. O resultado é um menino genético com a genitália de uma menina.

Em outras palavras, todos os fetos são equipados com uma vulva, a não ser que chegue uma ordem em contrário. Alguns homens pensam que isso significa que os homens têm "algo a mais" e as mulheres são básicas — tipo uma camiseta branca comparada à blusinha pra sair, mas você pode interpretar como quiser. Também é possível dizer que as mulheres representam o sexo primário e fundamental, enquanto os homens são uma variante inferior, *o segundo sexo*. Não, espere um pouco... Também se referem assim às mulheres.

Dê uma olhada nas ilustrações do desenvolvimento sexual. Como já foi comentado, o pequeno botão na parte superior da região pélvica, o tubérculo genital, pode ser tanto um pênis como um clitóris. Se você sabe um pouco sobre o pênis e se leu a seção sobre o clitóris no início deste livro, certamente já percebeu que os dois têm muito em comum.

Esse fato é especialmente importante para as mulheres incomodadas com o tamanho do próprio clitóris. A ideia que nos é passada é de que é um botãozinho fofinho, mas uma parte maior pode muito bem se projetar para fora. Isso não significa que você é mais homem! O clitóris vem em diversos tamanhos, da mesma forma que o pênis pode medir qualquer coisa entre sete e vinte centímetros. Um pênis mais curto não faz do homem uma mulher.

Voltando ao nosso feto: a uretra do homem se une ao pênis, enquanto a uretra da mulher se torna uma entidade separada. De cada lado do pênis/clitóris crescente são formadas dobras. Elas podem criar o *escroto* do homem ou os *grandes lábios* da mulher. Para se transformar no escroto, as dobras têm que se juntar no meio. Não há necessidade de se unirem para formar os grandes lábios, basta que cresçam um pouco.

Se não acredita em nós quando dizemos que a genitália externa do homem lembra bastante a nossa, você deve dar uma boa olhada entre as pernas do próximo homem que vir nu. Então vai ver que o escroto é dividido em dois por uma linha fininha, tal qual uma costura. Porque *é* uma costura. É nesse ponto que os lábios se uniram e se transformaram num saco! O pênis não passa de um clitóris bem grande com a uretra embutida. Imagine o pênis menor, coloque a uretra um pouco para baixo e divida o escroto em dois, e o resultado vai ser uma espécie de vulva.

Só não faça cortes em seu namorado ou em outros homens que encontrar para provar isso. Os homens precisam de um saco para guardar os testículos. No entanto, é mais ou menos assim que os cirurgiões procedem quando fazem uma cirurgia de readequação sexual, transformando a genitália masculina numa genitália feminina, algo a que voltaremos em breve.

Agora podemos retornar à questão das anomalias cromossômicas. Tudo sem o cromossomo Y vira mulher fisicamente, mas tudo com o cromossomo Y será afetado pela testosterona, e o feto se torna homem do ponto de vista físico. Ou é extinto, como na HQ *Y: O último homem* (brincadeira!).

Estes são casos teóricos, mas se um feto tiver o código X ou XXX, ele terá um livro de receitas que diz sexo feminino. Se tiver Y ou XXY, terá um livro de receitas que indica o desenvolvimento masculino. Porém, assim como no caso de outros livros de receitas, o resultado nem sempre segue a descrição da receita. É possível o feto se desenvolver como mulher fisicamente, mesmo que a genética seja de homem, e vice-versa.

Alguns fetos de sexo genético masculino podem ter dificuldade de responder à testosterona que o corpo produz. Assim, eles se tornam mulheres externamente, com uma vulva entre as pernas em vez de pênis e escroto. Existem vários graus disso. Algumas pessoas podem nascer sem útero e com testículos em vez de ovários, embora tenham uma vulva. Também é possível ter uma genitália externa que represente algum ponto intermediário entre a do homem e a da mulher.

Todo ano nascem crianças que deixam o médico coçando a cabeça quando os pais perguntam se é menino ou menina. Isso pode ser chamado de intersexualidade,* que significa simplesmente "entre os sexos".

O caso descrito acima, em que há falta de conformidade entre o sexo genético e os órgãos genitais externos, é um tipo de intersexualidade, ou seja, ela pode ser várias coisas: uma genitália externa que não se encaixa num só sexo, órgãos genitais internos e externos que pertencem a sexos diferentes ou a ambos.

Muitas crianças nascidas como intersexuais são submetidas a cirurgias. Nesse contexto, cabe uma triste aula de história. Antigamente, todas as crianças nascidas com órgãos sexuais "ambíguos" na Noruega eram operadas para se tornar meninas. Em primeiro lugar, isso era admitido porque o sexo era visto como dependente da educação. Desde que a criança fosse criada como determinado sexo, ela ia se sentir pertencente a ele. Se você desse bonecas e roupas cor-de-rosa à criança, estaria tudo resolvido.

Em segundo lugar, os cirurgiões achavam mais fácil criar uma vulva em vez de um pênis e um saco escrotal. Os cirurgiões, que obviamente eram homens, acreditavam que não se podia ter uma vida boa com um pênis pequeno e semifuncional, enquanto uma vulva semifuncional não representaria nenhum problema. Afinal de contas, o sexo era mais importante para os homens. Como resultado, criavam-se *meninas físicas* de crianças que eram meninos do ponto de vista *genético e psicológico*. Muitas vidas foram destruídas dessa forma.

Em 1999, o Hospital Universitário de Oslo mudou essa prática. Hoje, os médicos realizam exames aprofundados para definir o sexo, aumentando a probabilidade de que a criança acabe com um corpo adequado após a cirurgia. Eles não operam os bebês logo depois de nas-

---

* Há muitas opiniões sobre o conceito de intersexualidade. Ele pode ser usado para descrever um grupo de condições médicas ou uma identidade. A nosso ver, intersexualidade é um bom conceito para descrever variações corporais entre o desenvolvimento feminino e o masculino, mas estamos cientes de que as pessoas preferem termos diversos ao se referir a si mesmas.

cer, dedicando tempo para examinar a criança, algo que tem dado resultados. O professor Trond Diseth, do Hospital Universitário, alega que não viram crianças sendo submetidas a cirurgias erradas depois dessa mudança de procedimento.[32]

Houve algum debate em torno desse tipo de tratamento. Muitos acreditam que não se deve submeter crianças a cirurgia alguma, mas deixá-las decidir o que querem fazer depois de atingir a maioridade. Os defensores desse ponto de vista acham que a ideia de que todos precisam se encaixar no rótulo de menino ou menina está conceitualmente errada. Por que não se pode ser algo intermediário? Por que não criar as crianças como sendo de sexo indefinido e deixá-las descobrir sua identidade sexual com o tempo? Essas questões nos levam ao terceiro aspecto do sexo, ou seja, o *sexo psicológico*.

SEXO PSICOLÓGICO: UMA QUESTÃO DE IDENTIDADE

O sexo psicológico é mais difícil de explicar com a biologia, pois tem a ver com a identidade, o que pensamos sobre nós mesmos e o que somos. Isso é pessoal, e só você pode saber o que é certo no seu caso.

Muitas coisas importantes são ignoradas porque pensamos demais no que é "normal". Na maioria das pessoas, os três fatores apontam para *um único sexo*. Nós nos sentimos como mulher, temos a aparência física de uma mulher e nossos genes confirmam que somos mulher. No entanto, o fato de que a maioria se sente assim não significa que *todos* se sentem da mesma forma, e essa é uma lição que a humanidade ainda está aprendendo.

Se seu filho diz que é menina, só quer usar vestido, e brinca com as barbies da irmã mais velha e não com trenzinhos e com bola, pode-se insistir que é só uma fase, mas não é necessariamente o caso. Tampouco é preciso ter um comportamento "feminino" ou gostar mais de bonecas do que de futebol para ser menina. O sexo psicológico não é equivalente à personalidade, e não é obrigatório ter como ponto de partida os papéis sexuais tradicionais. De qualquer modo, é possível ter um sexo psicológico diferente daquele com que a pessoa nasceu em termos de genitália e genética. Muitas vezes usamos o termo "trans" para descrever as pessoas cujo sexo diverge daquilo que seu corpo e genes indicam.

Então, o que é trans? O termo vem do latim e significa "através de", "em troca de", "além de", como no verbo "transcender". É usado para designar uma pessoa que se identifica com um sexo que não é o seu, genética e fisicamente falando. A pessoa também pode se chamar de trans se não se identifica com um sexo específico, porque nem todos têm necessidade de um rótulo desse tipo. Muitas vezes se usa um asterisco depois da palavra: *trans**. Isso é feito para mostrar que é um amplo conceito que abrange várias coisas. Por exemplo, pode valer a pena perguntar a uma pessoa trans como quer ser chamada: ele, ela ou alguma coisa totalmente diferente? Isso não é evidente, portanto, se estiver em dúvida, pergunte.

As pessoas que não são trans são chamadas de *cis*. Também vem do latim e significa o contrário, dando a ideia de "ficar do lado de cá" de uma coisa.

Uma mulher trans é uma pessoa que nasceu com o corpo de homem, mas que ainda assim é mulher e que talvez queira mudar o corpo para que haja conformidade entre o sexo físico e o psicológico. Um homem trans é uma pessoa que nasceu com corpo de mulher, mas que se identifica como homem.

Muitas pessoas trans sabem desde a infância que o sexo a que pertencem não é o de seu corpo. É algo que pode assustar os pais, por ser desconhecido. É importante falar sobre a transexualidade e divulgar esse assunto. Alguém que suspeita que seja o caso de seu filho, pode levá-lo a profissionais capacitados para fazer uma avaliação. Se for o caso, a criança pode passar a fazer tratamento de readequação sexual, com a ajuda de hormônios e cirurgias quando atingir a idade apropriada.

Felizmente, a sociedade em geral está ficando mais acostumada com pessoas trans, e com frequência isso ocorre através da cultura popular. A atriz Laverne Cox do seriado *Orange Is the New Black* e Caitlyn Jenner, do reality show *Keeping Up With the Kardashians*, estão entre as pessoas que colocaram a transexualidade em destaque.

RESUMINDO

Há (no mínimo) três fatores que determinam o sexo ao qual pertencemos, por isso exploramos os conceitos de sexo genético, físico e psicológico. O sexo não precisa ser preto ou branco. Existem anomalias cromossômicas que nos fazem ter combinações além das típicas XX ou XY. Podemos ter anomalias genéticas que deixam o desenvolvimento físico de nossos órgãos genitais entre os de mulher e de homem. Também é possível ter o sexo psicológico diferente do genital e genético com que você nasceu. Em outras palavras, o sexo não é um assunto tão simples como parece. Esperamos que essa apresentação tenha deixado você mais curiosa e um pouco mais aberta para o mosaico de possibilidades que o sexo representa.

Secreção vaginal, menstruação e outras melecas

Assim como outros orifícios corporais, a vagina é uma saída, não apenas um lugar onde se podem inserir coisas. Dela saem bebês chorando, sangue, muco e secreção. Isso tudo pode dar origem a alegrias enormes, gafes e indicar que há algo de errado lá embaixo. Além disso, há os hormônios, substâncias transmissoras que regem tudo. Está na hora de falar sobre as partes um pouco menos palpáveis do aparelho genital.

XOXOTAS LIMPINHAS OU BALADEIRAS

Secreção. Pense nessa palavra. Ela evoca imagens de coisas secretas. Conhecemos a secreção vaginal como a mancha transparente, leitosa ou amarelada que suja a calcinha a partir da puberdade. É compreensível que a secreção não figure entre os assuntos mais falados ou divulgados. Parece algo meio nojento e impuro. Ao mesmo tempo, a ideia de uma vagina molhada faz os olhos dos homens brilharem. Mas o que é secreção vaginal? Há diferença entre os diversos tipos de umidade lá? Por que deveríamos nos importar com ela, afinal?

Vamos deixar claro uma coisa: meninas saudáveis que atingiram a puberdade têm secreção na calcinha. Todo santo dia. Um líquido é expelido pela vagina desde que nosso aparelho genital começa a ser afetado pelo hormônio estrogênio, no início da puberdade. Parte da secreção vem de glândulas no colo do útero. A vagina em si não tem glândulas, mas muito líquido passa por suas paredes, misturando-se com o líquido do colo do útero e das glândulas na abertura vaginal, incluindo as glândulas de Bartholin.

Normalmente, sai entre meia e uma colher de chá de secreção vaginal por dia, mas isso varia de mulher para mulher e ao longo do ciclo menstrual.[1] Algumas das que usam contraceptivos hormonais, e sobretudo as grávidas, têm secreção em maior quantidade. Ao mesmo tempo, a consistência da secreção varia, desde um líquido pouco espesso a uma clara de ovo viscosa e filamentosa logo antes da ovulação.

A secreção não é apenas normal, mas necessária. Ela torna a vagina um canal autolimpante. Seu propósito é mantê-la limpa, expulsando visitas inconvenientes como fungos e bactérias, além de eliminar células mortas da superfície da mucosa. Em geral, ela contém grande quantidade de bactérias boas, os chamados *lactobacilos*. Eles produzem ácido láctico, o que define o sabor e o cheiro da secreção.

Mais importante ainda é o fato de que o ácido láctico cria um pH baixo, o que é absolutamente essencial para que a vagina esteja bem, pois a maioria das bactérias patogênicas não prolifera nesse ambiente. A grande quantidade de lactobacilos também contribui para isso, já que todos brigam pelo mesmo espaço e alimento. Como resultado, infecções são evitadas. Em resumo, a secreção mantém o aparelho genital saudável.

Ao mesmo tempo, ela lubrifica e preserva a umidade das mucosas. Quando secas, elas racham com facilidade, o que leva a problemas. Imagine só como seria a boca sem saliva. Sem secreção, a mucosa vaginal fica com fissuras, que podem causar pequenas lesões. O sexo se torna um pesadelo e aumenta o risco de infecções sexualmente transmissíveis, já que a barreira externa da vagina está danificada. Em outras palavras, a secreção não é algo sujo que deve ser eliminado, e sim uma importante aliada.

O problema é que as pessoas acham a secreção nojenta, como se fosse um sinal de impureza ou de falta de higiene. Pouquíssimas meninas deixam calcinhas usadas em qualquer lugar ou à vista no banheiro. Chegou-se ao ponto de garotas sentirem necessidade de limpar a própria vagina para tirar a secreção. Nina um dia comprou um sabonete íntimo no supermercado e o deixou no chuveiro coletivo da república em que morava nos Estados Unidos. Depois de um tempo, uma colega lhe avisou, às risadinhas, que deveria tirá-lo, pois os boatos já estavam correndo. Aparentemente *todo mundo* achava que ela usava um sabonete líquido perfumado na vagina, prática comum entre as profissionais do sexo. Nina tentou explicar que era apenas um sabonete íntimo comum, com pH 3,5 e tudo o mais, mas logo desistiu de convencer a colega. Moças bem-educadas não podiam chamar a atenção para a necessidade de higiene íntima de vez em quando. Até admitir que se limpavam as partes íntimas era tabu, como se isso pudesse revelar o grande segredo da secreção vaginal.

O ideal é usar água morna ou um sabonete íntimo suave na genitália. Não se deve usar sabonete normal por causa da delicadeza das mucosas, que facilmente ficam ressecadas e irritadas. Muitas vezes, coceira e ardor são resultado do uso de produtos fortes demais ou de limpeza exagerada. Não se deve fazer ducha vaginal de maneira alguma: na verdade, isso aumenta o risco de infecções.

Então por que as mulheres sentem necessidade de limpar a vagina? Para muitas, tem a ver com o cheiro. Conversamos com várias mulheres que se preocupam em saber se seu cheiro é "normal". Elas relatam recear que pessoas sentadas a seu lado o sintam, e algumas até se recusam a receber sexo oral por isso.

Uma genitália sadia tem cheiro. É simples assim. A secreção fresca tem sabor e odor levemente azedo em função do ácido láctico. Ao mesmo tempo, a virilha e a vulva estão bem servidas de glândulas sudoríparas. Calças apertadas, calcinhas sintéticas e pernas cruzadas deixam o ambiente quentinho. No decorrer de um longo dia, você naturalmente vai suar bastante nessa área. A combinação de um dia inteiro de secreção e suor, além de uma pitada de resíduos de urina, resulta em cheiro. No nosso grupo de amigas, usamos a expressão "xoxota baladeira" para descrever o cheiro característico que a genitália adquire depois de uma longa noite na pista de dança ou de uma ida à academia. Não é um cheiro ruim, só intenso!

O cheiro e a quantidade de secreção podem variar de acordo com o ciclo menstrual. Parece que nossos hormônios sexuais afetam a capacidade do organismo de se livrar de uma substância fétida chamada *trimetilamina*. É ela quem causa o fedor clássico de peixe podre. Em mulheres saudáveis, verificou-se que logo antes da menstruação e durante o sangramento a capacidade do organismo de eliminar essa substância sofre uma redução de 60% a 70%,[2] algo que pode explicar por que até mulheres saudáveis sentem esse odor forte no período.

O cheiro dos nossos órgãos sexuais é uma das coisas mais íntimas que temos. Como você já percebeu, o odor é totalmente normal, em especial no fim de um longo dia, mas, de modo geral, não deve ser fedido, se você entende o que queremos dizer. Mau cheiro pode ser um sinal de infecção, e é um bom motivo para procurar o médico. Se você já verificou que o cheiro incômodo não é resultado de uma infecção, uma boa dica é usar calças ou saias soltas, trocar a calcinha durante o dia e praticar higiene íntima (não exagerada!).

Como você pode perceber, a secreção está estreitamente ligada ao bem-estar do aparelho genital, portanto não é uma surpresa que ela possa nos contar muito sobre a situação lá embaixo, se prestarmos um pouco de atenção. A secreção pode mudar por causa de uma infecção ou de um desequilíbrio na flora vaginal, mas também há grandes mudanças ao longo de um ciclo menstrual normal.

Em outras palavras, é importante se familiarizar com as características costumeiras da secreção vaginal, tanto no que diz respeito ao cheiro quanto à coloração e à consistência. Algumas mulheres têm secreção esparsa, enquanto outras precisam trocar de calcinha no decorrer do dia. O importante é você saber o que é normal no seu caso. Assim, saberá identificar quando houver alguma coisa errada e for hora de ir ao médico, além de conseguir se orientar quanto ao ponto do ciclo menstrual em que está. Para ajudar, criamos um guia da secreção vaginal:

TIPOS DE SECREÇÃO QUE REQUEREM UMA
CONSULTA MÉDICA

- Secreção acinzentada abundante e pouco espessa com odor de peixe: pode ser sinal de vaginose bacteriana, que é um desequilíbrio da flora da vagina.
- Secreção esbranquiçada grumosa e empelotada com odor normal: pode ser sinal de candidíase.
- Quantidade aumentada de secreção, muitas vezes amarelada: pode indicar clamídia, micoplasma ou gonorreia. A gonorreia costuma deixar o corrimento mais esverdeado do que os outros dois.
- Secreção abundante, espumosa, pouco espessa e amarelada/esverdeada: pode ser sinal de tricomoníase.*
- Secreção abundante esbranquiçada e possivelmente granulada com cheiro normal: pode ser sinal de produção excessiva de lactobacilos, sobretudo se acompanhada de coceira e dores vaginais.
- Secreção com presença de sangue fora do período menstrual (desde pequenas manchas amarronzadas até sangue rosado, escuro ou fresco na secreção): pode ser causada por uma infecção sexualmente transmissível ou por alterações celulares no colo do útero. Sangramentos sem explicação devem sempre ser examinados por um médico.

MUDANÇAS NORMAIS NA SECREÇÃO QUE NÃO
SÃO MOTIVO DE PREOCUPAÇÃO

- Clara de ovo viscosa que pode ser esticada entre os dedos: a ovulação está chegando.
- Quantidade aumentada de secreção com o mesmo cheiro, a mesma coloração e a mesma consistência que você costuma ter: anticoncepcionais hormonais ou gravidez podem ser a causa.

* *Trichomonas vaginalis* é um parasita minúsculo que causa uma das infecções sexualmente transmissíveis mais comuns no mundo. Os sintomas são incômodos intensos, incluindo coceira na vulva e na vagina, corrimento malcheiroso e ardor ao urinar, mas algumas mulheres não sentem nada. A infecção não é perigosa e pode ser tratada com o antibiótico metronidazol.

A MENSTRUAÇÃO: COMO SANGRAR SEM MORRER

Ela chega todo mês. Às vezes dói, às vezes surpreende e causa vexame, mas na maioria das vezes corre tudo bem. Mesmo que a gente pudesse se virar perfeitamente sem sangrar pela vagina todo mês, a menstruação pode ser um grande alívio em certas situações, como em: "Graças a Deus, não estou grávida!".

A menstruação representa uma grande parte da nossa vida. Se você menstruar uma vez por mês e o fluxo durar cinco dias, terá um total de sessenta dias de menstruação por ano. Se menstruar durante quarenta anos, isso dá 2400 dias de menstruação ao longo da vida, o que equivale a seis anos e meio! Dá para notar que deveríamos falar muito mais sobre menstruação, principalmente porque pode apresentar uma série de desafios chatos como tensão pré-menstrual (TPM, assunto a que vamos voltar), constrangimentos e fortes dores.

Esses desafios podem ser bem ruins, ainda que os problemas das mulheres hoje sejam mínimos se comparados às aflições que nossas ancestrais sofreram antes de serem inventados coletores menstruais, absorventes internos e externos e analgésicos. Na Noruega, as mulheres faziam absorventes de crochê ou tricô, que tinham que ser fervidos e pendurados para secar entre cada uso. Globalmente, a menstruação ainda é um grande desafio. A TPM não é nada se pensarmos nas meninas que são forçadas a sair da escola por causa do sangramento mensal ou nas que usam panos sujos e contraem infecções por falta de acesso a produtos limpos e descartáveis, algo que pode parecer muito simples em outras partes do mundo. Muitas vezes, a menstruação é uma barreira ignorada quando se trata da igualdade real para as mulheres do mundo. Reflita um pouco sobre isso da próxima vez que você for comprar absorvente no supermercado.

Vamos focar no próprio sangramento. A maioria das pessoas sabe que o sangue está ligado à fertilidade. A menstruação acusa seu ciclo interno e indica a possibilidade de gestar um bebê, mas o que está sangrando na verdade? Onde está a ferida? Por que o fluxo menstrual varia de amarronzado a vermelho? Por que saem coágulos?

O sangramento ocorre porque o útero, que estava pronto para receber um óvulo fecundado, não o recebeu. Ele se prepara para uma gravidez aumentando a quantidade de endométrio, ou seja, a mucosa que reveste sua parede. O óvulo fecundado deve se fixar na mucosa uterina, a qual nutre o embrião em desenvolvimento, suprindo-o com o sangue da mãe. Quando não chega nenhum óvulo, o organismo não precisa mais da grossa camada de mucosa, e o resultado é que ela é expelida. É isso que dá a consistência viscosa ao fluxo menstrual. Coágulos são pedacinhos da mucosa expelida, não sangue puro fluindo de uma ferida aberta.

Muitas mulheres ficam preocupadas ao descobrir que a menstruação tem coloração ou consistência diferente de tudo o que viram antes, mas não há nada de anormal com sangue vermelho e fresco nem com fluxo marrom e grumoso. A cor e a consistência da menstruação podem variar de um ciclo para o outro ou de um dia para o outro dentro do mesmo ciclo, já que o sangue coagula, ou seja, ele muda de cor e consistência depois de sair de nossos vasos sanguíneos. Quando está bem fresquinho, o sangue é vermelho e líquido. Se o fluxo menstrual for vermelho vivo e pouco espesso, significa que o sangue saiu rapidamente do útero, sem ter tempo de coagular, enquanto o sangue marrom e empelotado é um pouco mais velho. Se você tiver um fluxo maior, ele muitas vezes é mais fresco, pois o útero tem mais facilidade para expeli-lo. Caso você tenha um sangramento muito esparso, o sangue pode permanecer algum tempo dentro do útero e, de certa forma, ficar mais sólido, mas o corpo também se livra do sangue coagulado, tudo por conta própria. Não é como se ele se acumulasse dentro de você.

O fluxo menstrual não é anti-higiênico nem perigoso. Ele é composto de sangue e muco, e você pode lidar com essa informação como quiser. Não há nenhum problema em ter relação sexual enquanto estiver menstruada, mas lembre-se de usar contraceptivos. A menstruação não significa proteção contra gravidez ou contágio por infecções sexualmente transmissíveis.

Agora você talvez entenda por que normalmente não sangramos enquanto estamos grávidas. Afinal, a menstruação é feita da membrana mucosa que reveste a parte interna do útero — aquilo que potencialmente pode se tornar o lar de um óvulo fecundado. Durante a gravidez, é evidente que queremos preservar essa mucosa e evitar que ela e o feto saiam com o fluxo menstrual. Um hormônio chamado progesterona, que você logo vai conhecer melhor, nos ajuda a mantê-la no lugar.

Mas espere um pouco. Você já sabe o que é a menstruação, mas será que realmente precisamos dela? Como talvez tenha notado, a maioria das fêmeas não sangra todo mês. Muitas acham que cadelas no cio estão menstruadas, mas aquele sangramento é algo bem diferente. Quando estão ovulando e podem engravidar, um sangramento sai da vagina, não do útero, como é nosso caso. De fato, a menstruação é uma raridade que compartilhamos apenas com alguns macacos humanoides e outras criaturas inusitadas, incluindo um tipo de morcego. Em outras palavras, a menstruação em si não é uma necessidade para procriar.

Que coisa mais idiota! Por que justamente a gente tem que gastar energia criando uma nova mucosa uterina todo mês só para vê-la sangrar até se transformar em nada? Pra que isso, sr. Darwin?

Você certamente ouviu falar em evolução e seleção natural. Ao longo da história das espécies, os indivíduos com características genéticas aleatórias que acabaram representando uma vantagem foram os que conseguiram dar continuidade a seus genes com maior sucesso. Assim, essas características são dominantes nas gerações subsequentes. Os seres humanos e os animais evoluíram dessa forma através dos milênios. Ao contrário da maioria dos mamíferos, menstruamos, mas há alguma vantagem nisso? Não, opina a bióloga Deena Emera. Sua teoria é de que a menstruação em si não é uma *vantagem* herdada, e sim um *efeito colateral*.[3]

De acordo com Emera, a menstruação é um efeito colateral associado a uma vantagem herdada que não percebemos no dia a dia. A vantagem é o que podemos chamar de *crescimento endometrial espontâneo*.*

---

* Trata-se de uma simplificação do conceito de *decidualização espontânea*, que Emera adota em seu artigo. Na realidade, o processo inclui mais do que o crescimento endométrico.

Como você já sabe, a mucosa uterina cresce para dar abrigo e sustento a um óvulo fecundado. Nos animais que não menstruam, ela só cresce quando há um óvulo fecundado. Em outras palavras, o organismo materno responde ao seu pedido de socorro criando um revestimento uterino no qual o óvulo pode se alojar. Com os seres humanos, é diferente. No nosso caso, o endométrio cresce espontaneamente todo mês, o que representa uma vantagem para nós.

Se o endométrio do ser humano ou de outras espécies que menstruam não receber um óvulo fecundado, ele será rejeitado, pois custa manter um tecido adicional que não serve para nada. Por isso menstruamos, e por isso a menstruação pode ser descrita como um efeito colateral do crescimento endometrial espontâneo. Os animais sem crescimento endometrial espontâneo não têm tecido supérfluo para descartar todo mês e, consequentemente, não têm a menstruação como efeito colateral. Eles só criam a membrana mucosa quando precisam dela.

Qual seria então a vantagem do crescimento endometrial espontâneo? As teorias que Emera apresenta tomam como ponto de partida que os interesses da mãe e do feto nem sempre coincidem. Na verdade, pode-se imaginar que ao longo da evolução a mãe e o feto participaram de uma corrida armamentista na qual o feto desenvolveu características que lhe deram acesso a cada vez mais recursos da mãe. A mãe, por sua vez, desenvolveu características para reter os recursos de que ela mesma precisava para sobreviver.

Com esse pano de fundo, Emera apresenta duas teorias para explicar por que o crescimento endométrico espontâneo é uma vantagem para o ser humano:

Uma das teorias é que o crescimento endométrico no útero constitui uma proteção contra o feto invasivo. Ou seja, os fetos das espécies que menstruam são especialmente agressivos se comparados com os que pertencem às espécies que não menstruam. Eles não têm nenhum escrúpulo. Mandam bala e invadem o corpo da mãe como um parasita, tudo para conseguir energia e nutrientes. Nos seres humanos, a camada de mucosa uterina que foi produzida de antemão serve como proteção reforçada contra esse feto invasor. Você pode pensar nela como um escudo que a mãe preparou para controlar melhor quais recursos serão disponibilizados para o feto e quais guardará para si mesma.

A outra teoria é que a mãe pode registrar a qualidade do embrião quando o óvulo fecundado se implanta na mucosa já preparada. Como você vai ver mais tarde, nem de longe todos os óvulos fecundados acabam se tornando bebês. Muitos fetos são abortados espontaneamente numa fase muito inicial devido a alguma falha genética. Para uma mãe, seria insensato gastar energia gestando um feto que de qualquer forma não teria condições de sobreviver. Se ela for capaz de perceber isso através do endométrio, pode economizar forças valiosas expelindo-o logo no início.

Portanto, o que é vantajoso com a menstruação não é ela própria, senão o crescimento endometrial espontâneo, do qual é consequência. Na verdade, não precisamos do crescimento endometrial todo mês, mas apenas no contexto do estabelecimento de uma gravidez. Muitas acham que é importante ter o sangramento, que é saudável menstruar, mas isso não é verdade. Se cortarmos o crescimento endometrial mensal, não faz mais sentido menstruar. O fluxo é um efeito colateral, e o sangramento em si não é saudável. Só significa uma perda mensal de sangue.

Assim como a jornalista Lone Frank observou num artigo sobre a pesquisa de Emera, o ser humano moderno é muito diferente daquele que desenvolveu menstruações mensais há centenas de milênios.[4] Enquanto a mulher moderna passa por aproximadamente quinhentos ciclos durante a vida, as pré-históricas só tinham cerca de cem. Por quê? Porque, na falta de contraceptivos eficazes, passavam grande parte da vida grávidas ou amamentando.

Pular a menstruação com a ajuda de anticoncepcionais não é menos natural do que deixar de ter alguns filhos a mais. Hoje temos a possibilidade de escolher se queremos ter filhos ou não e podemos controlar quantos. A menstruação em si não tem nenhum valor biológico para a mulher moderna.

Há numerosos mitos associados à menstruação e, em especial, fala-se muito sobre como ela restringe o que você pode e não pode fazer.

Mas o que a menstruação realmente significa para você e sua rotina? Tem algo que deve evitar? Será que o instrutor de ioga tem razão em desaconselhar as posições invertidas quando o fluxo está no auge?

Perguntamos a um instrutor de ioga por que é desaconselhada a inversão durante a menstruação. "Não é bom quando o sangue flui de volta para o estômago", disse ele. De certa forma, está certo. Aparentemente, não é incomum que pequenas quantidades de sangue menstrual fluam pelos ovários até o estômago quando você está menstruada. Vários cirurgiões tiveram a experiência de deparar com sangue na barriga de mulheres menstruadas durante cirurgias, sem encontrar nenhuma ferida. Aliás, não é perigoso ter fluido menstrual no estômago. O corpo toma conta disso num instante.

Muitas também acreditam que certas atividades, como ficar de ponta-cabeça, podem levar a um maior sangramento, o que não é verdade. A menstruação é uma expulsão do endométrio. Você não vai ter nem mais nem menos mucosa uterina por ficar de ponta-cabeça, ter relação sexual ou correr de um lado para o outro. Durante a menstruação, é só a parede endométrica que sai. O caso é que a espessura da parede, e consequentemente o volume que vai sair, pode variar.

A não ser que certas atividades a incomodem ao praticá-las, você pode fazer o que quiser quando está menstruada. Sinta-se livre para ficar de ponta-cabeça, correr uma maratona, nadar ou fazer sexo — você é quem manda. Muitas são até da opinião de que atividade física ajuda a aliviar a cólica menstrual.

Mas será que realmente é verdade que fazer sexo não pode aumentar o fluxo? Enquanto estávamos escrevendo esta seção num café de Oslo, lembramos que nós duas já ouvimos histórias de amigas sobre sangramentos dramáticos e traumáticos, que as pegaram desprevenidas. Num dos casos, a menina foi acordada numa poça de sangue por um parceiro apavorado que não sabia se ela estava viva ou morta. O incidente ocorreu na casa dele, e a roupa de cama era branca. No outro caso, o sangramento mais forte começou em plena transa, o que resultou numa cena digna de matadouro ou filme de terror trash. Qual tinha sido o motivo? A gente precisava matar a charada.

Acontece que não há uma resposta definitiva para a causa desses sangramentos monstruosos, mas existem várias teorias que podem fazer sentido para quem conhece um pouco sobre como o corpo funciona.

A primeira é a teoria das contrações. Como é sabido, são as contrações musculares no útero que impulsionam o fluxo menstrual, mas outros fatores podem provocá-las. Contrações uterinas não são necessariamente ruins: o clímax sexual atinge todo o baixo-ventre, incluindo o útero, que se contrai em ondas fantásticas. Assim, um orgasmo pode desencadear um sangramento menstrual que está iminente.

A segunda é a teoria hormonal. Quando temos relação sexual, o corpo secreta um hormônio chamado *oxitocina*, comumente conhecido como o hormônio do amor. Ele desempenha um papel importante em diversos processos do organismo. Entre outros, está envolvido na iniciação do trabalho de parto nas mulheres. A oxitocina estimula as contrações, ou seja, seus efeitos são bastante intensos, e dessa forma sangue pode ser expelido.

Uma terceira explicação é que um pouco de sangue menstrual pode se acumular dentro da vagina e só sair quando uma "comporta" se abre por meio da relação. Como mencionamos, a vagina é cheia de dobras, e pode haver acúmulo de sangue nelas. Além disso, quando você está relaxada, a vagina não é um tubo aberto, mas um tubo esmagado com as paredes grudadas.

Desde o início da década de 1970, circula um mito simpático de que o ciclo menstrual de mulheres que passam muito tempo juntas sincroniza. Nossos corpos teriam uma espécie de dom telepático que nos une na vontade louca por chocolate e nas cólicas. Foi um psicólogo de Harvard que julgou ter comprovado tal tese depois de ter estudado o ciclo menstrual de mulheres que moravam na mesma residência estudantil.[5] Os evolucionistas agarraram a teoria, opinando que seria favorável para as mulheres menstruarem e ovularem ao mesmo tempo, pois assim os homens não cairiam na tentação de pular de mulher em mulher, preferindo formar relacionamentos estáveis.[6] Supostamente, 80% das mulheres acreditam no mito da menstruação sincronizada.[7]

Não importando a atratividade da ideia, as pesquisas mais recentes indicam que fomos enganadas. Estudos de casais lésbicos,[8] colegas de faculdade chinesas[9] e mulheres na África Ocidental apinhadas em choupanas não mostraram nenhuma sincronicidade.[10] A impressão de que menstruamos em sincronia é antes um resultado da grande variação na duração do ciclo de cada mulher. Se você e sua melhor amiga menstruarem ao mesmo tempo, o mais provável é que se trata de uma simples coincidência, e não um sinal da ligação especial entre vocês.

FAVOR NÃO SUJAR O SOFÁ! SOBRE ABSORVENTES E COLETORES MENSTRUAIS

O fluxo menstrual em si não precisa impedi-la de fazer coisa alguma. Para as mulheres nos países industrializados, são os incômodos adicionais que representam o problema. Essa situação não surgiu por acaso, mas graças ao fácil acesso a produtos de higiene.

Os produtos de higiene mais comuns são descartáveis, como os absorventes internos e externos. Nos últimos anos, o coletor menstrual se tornou a opção de várias mulheres. Há muitas razões para isso, entre outras, financeiras, ambientais e de conforto. O que você escolhe fica inteiramente a seu critério. É uma questão de gosto e de situação.

Desde que saímos engatinhando do berço da civilização, as mulheres usaram diversos tipos de absorventes. Uma descrição muito antiga (e muito divertida) de um absorvente vem de uma história sobre a primeira matemática de que se tem registro. A grega Hipátia, que viveu por volta do ano 400 d.C., teria se cansado de um admirador importuno e jogado seu pano ensanguentado nele para diminuir sua motivação.[11] Não sabemos se funcionou.

Os absorventes modernos se fixam à calcinha com a ajuda de uma camada inferior autoadesiva e absorvem o fluxo menstrual conforme ele sai da vagina. Há absorventes de diversos tamanhos, desde mínimos para fio dental até grandes a macios absorventes noturnos. Em comparação com os internos, a vantagem dos absorventes externos é que não se corre o risco de ter crescimento bacteriano dentro da vagina. Por isso, o uso é recomendado nos casos de risco elevado de infecção, ou seja, situações em que é mais fácil para as bactérias entrar no útero por este estar mais aberto; por exemplo, logo depois da colocação do DIU, após um aborto ou no pós-parto.

O absorvente interno pode ser inserido diretamente na vagina. A vantagem é que ele facilita o exercício físico e sobretudo a natação. Ele não funciona como um tampão, prendendo o sangue dentro da vagina, mas o absorve. Não se trata de uma invenção nova, mas nem sempre foi cuidadosa e individualmente embalado. No Antigo Egito, as mulheres usavam papiro macio dentro da vagina para absorver o fluxo.

Hoje existem absorventes internos com e sem aplicador e em diversos tamanhos, de acordo com a intensidade do fluxo. Não se deve usar absorvente interno grande para evitar trocas frequentes. A recomendação é manter cada absorvente interno na vagina entre três e oito horas. Para evitar o crescimento de bactérias, é importante lavar bem as mãos antes de colocá-lo.

Ao longo dos anos, ouvimos um bom número de histórias sobre absorventes internos. Por exemplo, uma das clássicas é colocar dois de uma vez, ou "perdê-lo" dentro da vagina. *Socorro, meu corpo engoliu!*, muitas pensam. Mas a ideia de que um absorvente interno possa parar no estômago é um mito tão grande quanto o de que lentes de contato possam chegar ao cérebro. Como você já sabe, a vagina é um tubo praticamente fechado. Mesmo o menor absorvente interno jamais seria capaz de chegar ao útero. O colo do útero não é uma comporta aberta para o útero. Curiosamente, porém, coisas podem ficar escondidas nos recônditos da vagina, e por isso os absorventes internos são equipados com uma cordinha, para que se possa retirá-los.

Caso desconfie que um absorvente interno tenha sumido dentro da vagina, você pode tentar fazer pressão para tirá-lo. Fique de cócoras e faça força, como se fosse fazer cocô. Use os dedos para verificar. Já que a vagina não mede mais que sete centímetros, geralmente você mesma consegue extrair o absorvente interno com jeito. Se não conseguir, é preciso recorrer ao médico, e com urgência. Tudo o que entra na vagina precisa sair. Se você acha que é a primeira mulher a procurar um hospital com esse problema, pode ficar despreocupada.

Já o coletor menstrual é um produto de higiene que não absorve o sangue, só o recolhe. Trata-se de um copinho de silicone macio que você dobra e insere na vagina. Ali, ele se abre e fica com a abertura virada para o colo do útero. Como a borda do coletor é espremida contra a parede vaginal, ele se mantém no lugar. Não se trata de um produto de uso único, portanto, a higiene é especialmente importante. No mínimo, ele deve ser esvaziado, enxaguado e, se necessário, lavado com um sabonete íntimo suave a cada doze horas. Entre cada menstruação, recomenda-se ferver o coletor menstrual para matar todas as bactérias.

A primeira vantagem do coletor menstrual é que você pode usá-lo por mais tempo seguido do que um absorvente interno. Ao mesmo tempo, você pode fazer exercícios e nadar sem problema, já que ele fica dentro da vagina. É possível usar o mesmo coletor durante anos, algo que faz dele uma opção barata e ecológica no longo prazo. Um coletor menstrual pode substituir milhares de absorventes que teriam ido diretamente para o lixo não reciclável.

Aliás, você certamente foi alertada contra o uso de absorvente interno. Ele vem sempre com uma pequena bula que alerta sobre algo assustador: a síndrome do choque tóxico (SCT). Será que é mesmo possível ficar muito doente por causa do uso de absorventes internos?

A síndrome do choque tóxico é um tipo de infecção bacteriana que ataca o corpo inteiro. O uso do absorvente interno é um fator de risco para desenvolvê-la porque, quente e cheio de sangue, ele é uma casinha aconchegante para as bactérias. Se a pessoa for descuidada com a higiene ao inserir o absorvente interno e depois deixá-lo lá por muito tempo, pode se dar mal. Por isso não se deve mantê-lo no corpo por mais de oito horas. Demora para as bactérias se multiplicarem e invadirem o organismo, portanto o risco existe sobretudo se você esquecer que está usando absorvente interno.

Se você ficar com SCT, vai perceber que algo está errado. Os sintomas podem incluir febre alta, erupção cutânea, dor de garganta, vômito, diarreia e confusão mental. Você se sente supermal. Aliás, precisamos sempre estar atentas para sintomas fortes e inesperados. Quem estiver com suspeita de SCT deve procurar atendimento médico com urgência, já que a infecção vai piorando com o tempo, e as coisas podem evoluir rapidamente. Na pior das hipóteses, pode ser fatal.

No entanto, a SCT estar ligada ao uso de absorventes internos não é sinal de que não se deve usá-los. Trata-se de uma doença grave, mas *extremamente* rara. O percentual dos casos devidos ao uso de absorvente interno caiu drasticamente depois que os absorventes internos de alta absorção foram retirados do mercado. Hoje, apenas cerca de metade dos casos está ligada a isso. Também é possível que homens ou mulheres contraiam a SCT através de feridas com infecções graves ou depois de cirurgias. Em outras palavras, é bem possível pegá-la sem usar absorvente interno.[12]

Quanto à síndrome do choque tóxico e o coletor menstrual, sabemos pouco até agora, porque o tema não foi pesquisado o suficiente. Trata-se de um produto relativamente recente. Por enquanto, foi relatado pelo menos um caso da SCT em nível mundial associado ao uso do coletor menstrual.[13] Por isso não sabemos se ele é melhor ou pior do que os absorventes internos quando se trata da SCT. De qualquer forma, uma boa dica é cuidar bem da higiene!

TPM: TENSÃO, PROBLEMAS E MAL-ESTAR

Perguntar a uma mulher se ela está menstruada é uma técnica batida de domínio. Às vezes é muito mais fácil nos descartar como incompetentes, hormonais e indigestas do que nos levar a sério. Essa "técnica" não é apenas uma forma machista de menosprezo: também está sendo usada de forma incorreta do ponto de vista fisiológico. Como você talvez tenha notado no próprio corpo, não é durante o fluxo menstrual que se sentem os efeitos psicológicos. Na verdade, eles começam *antes* da menstruação. Evidentemente, estamos falando da famosa TPM, que tem definição um pouco vaga.

A tensão pré-menstrual (também conhecida por síndrome pré-menstrual, ou SPM) pode ser um horror, mas em geral dá para aguentar. Mesmo que cause alguns probleminhas, não é razão para descartar as mulheres como se fossem qualquer coisa. Não somos indigestas, incompetentes ou "hormonais" porque temos um ciclo menstrual. É óbvio que uma pessoa pode ser desagradável e ridícula independentemente do gênero com que se identifica, mas isso é algo completamente diferente.

A TPM é um termo coletivo para todos os sintomas que surgem nos dias antes da menstruação. Pode se tratar de quase qualquer coisa, tanto de queixas físicas como mentais. Dores, irritabilidade, sintomas depressivos, inchaço, alterações de humor, choro, ansiedade e acne são exemplos, mas a lista é mais longa. Também é possível haver uma piora no quadro de doenças que a pessoa já tem, como enxaqueca, epilepsia ou asma. O mal-estar surge naquela fase do ciclo menstrual que ocorre entre a ovulação e a menstruação, o que chamamos de *fase pré-menstrual* ou *fase lútea*. Quando a menstruação finalmente chega, a tensão é aliviada e os sintomas logo desaparecem.

Não existem exames específicos para diagnosticar a TPM. É sua experiência que decide se você tem TPM ou não, mas um pouco de incômodo antes da menstruação não é o suficiente. Praticamente todas as mulheres apresentam leves sintomas nos dias que antecedem a menstruação, e ninguém precisa de comprovação médica para isso. Um total de 80% a 95% das mulheres têm leves sintomas ligados à TPM nos dias antes da menstruação.[14]

Ou seja, para se receber o diagnóstico de TPM, os sintomas devem ter certa intensidade, de modo que deixem a pessoa física ou mentalmente incapacitada para as tarefas do dia a dia. Qual deve ser a intensidade dos sintomas para que sejam considerados incapacitantes é obviamente uma questão subjetiva. Algumas queixas são esperadas, mas tudo tem um limite. Em alguns casos as mulheres ficam completamente incapacitadas. Os sintomas também devem aparecer na maioria dos ciclos, ou seja, você deve tê-los praticamente antes de cada menstruação. Além disso, é óbvio que eles têm que surgir e parar nos momentos típicos da TPM: surgindo durante a fase pré-menstrual e parando quando a menstruação vem. Por volta de 20% a 30% das mulheres apresentam sintomas que indicam uma TPM leve ou moderada.[15]

Em geral, as mulheres com os sintomas mais fortes recebem um diagnóstico cujos critérios são mais rigorosos do que os da TPM. Ele é chamado de TDPM, transtorno disfórico pré-menstrual, e, nesse caso, os sintomas certamente são *intoleráveis*. O TDPM afeta entre 3% e 8% das mulheres.¹⁶ Também há o que se chama de *depressão pré-menstrual*. Algumas mulheres apresentam graves sintomas depressivos a cada ciclo, como pensamentos suicidas, o que obviamente é perigoso. A distinção entre os três diagnósticos citados não é nítida.

Mesmo que menstruemos da puberdade até a menopausa, normalmente não temos TPM durante todo esse tempo. O mais comum é só apresentar sintomas de TPM com vinte e poucos anos, ou seja, a maioria terá vários anos de menstruação sem sintomas antes de os problemas surgirem gradativamente. Também é comum que eles se tornem mais fortes com o tempo, algo que leva muitas mulheres a só procurar assistência médica na casa dos trinta ou quarenta.¹⁷

Não sabemos qual é a causa da TPM. Teorias diversas apontam para tudo, desde sensibilidade aumentada, passando pelas oscilações dos níveis hormonais do corpo até causas neurológicas ou mesmo culturais.¹⁸ Todas as mulheres passam por oscilações hormonais durante o ciclo, mas não sabemos a razão por que algumas desenvolvem TPM ou TDPM enquanto outras não são afetadas. Talvez descubramos no futuro.

A grande maioria não requer tratamento medicamentoso para a TPM, e a parte mais importante é evitar que os leves sintomas, provavelmente causados pelas oscilações naturais do organismo, não se tornem patológicos. Como já foi dito, a maioria das mulheres só tem incômodos leves. De modo geral, dá para conviver com a TPM; para quem sofre com os sintomas, existem alternativas.

Para aquelas com queixas fortes, o tratamento é direcionado aos sintomas individuais, os quais podem variar muito. Se você ficar deprimida ou tiver ansiedade, vai ter um tratamento diferente de alguém que tem dores severas. Para algumas mulheres, os anticoncepcionais com estrogênio podem ajudar. Outras mulheres, sobretudo as que lidam com sintomas mentais, podem tirar proveito de antidepressivos. As que sofrem de dores usam analgésicos.

Vamos voltar àqueles homens que recorrem a técnicas machistas de domínio quando falam com as mulheres: não importando o que eles acham, o fato é que mulheres com TPM não perdem o juízo ou a capacidade de reagir racionalmente nos dias que antecedem a menstruação. No entanto, se fizerem questão de ser babacas e usar o ciclo menstrual de alguém contra a própria pessoa, o certo não é dizer: "Você está menstruada?". É: "Você está de TPM?". Nenhuma das expressões soa bem, mas é importante ter conhecimentos básicos de fisiologia quando se quer ofender alguém.

A RODA ETERNA: OS HORMÔNIOS E O CICLO MENSTRUAL

Todo mês a maioria das mulheres em idade fértil passa por um ciclo interno impulsionado pelos hormônios. Em geral, as pessoas sabem pouco sobre o ciclo: em algum momento aparece um óvulo, se fizer sexo na data certa (ou errada) a mulher pode engravidar, caso contrário ela menstrua.

Será que precisamos saber mais do que isso? Já vimos vários estudantes de medicina fecharem o livro quando chegam à seção sobre o ciclo menstrual, então por que se dar ao trabalho? Em primeiro lugar, é útil para você; em segundo, é bem interessante; em terceiro, prometemos que vamos deixar o assunto muito mais fácil de compreender do que os autores de livros didáticos costumam fazer.

Se todo mundo soubesse um pouquinho mais sobre como as minúsculas substâncias transmissoras chamadas hormônios nos guiam pelo ciclo menstrual, seria mais fácil entender uma série de coisas com que todas as mulheres precisam lidar no dia a dia. No nosso blog, recebemos perguntas sobre esses assuntos o tempo todo. Como funcionam os anticoncepcionais hormonais? O que é uma janela de fertilidade e quando ela acontece? O que controla nossa menstruação e quais são os mecanismos por trás das diversas doenças da mulher?

OS HORMÔNIOS: OS CONDUTORES DO BARCO

Encerramos a seção sobre os órgãos genitais internos com os ovários e os hormônios neles produzidos: o estrogênio e a progesterona, os hormônios sexuais femininos. Agora está na hora de entrar em mais detalhes.

Nos últimos tempos, o estrogênio tem ganhado uma má fama desmerecida. Só ouvimos falar de risco de trombose, oscilações de humor, risco de câncer de mama e outras coisas assustadoras, mas ele é um hormônio fantástico, responsável pelo que tradicionalmente associamos à feminilidade: seios, bumbum grande e coxas grossas. O estrogênio mantém a parede vaginal úmida e espessa, permitindo que a relação sexual seja agradável e que o útero seja capaz de gestar uma criança. Além disso, ele mantém o crescimento de barba e a acne à distância. Mulheres trans podem usar o tratamento com estrogênio para mudar a localização de gordura no corpo, transformando o padrão tipicamente masculino em feminino. É incrível o que esse hormônio é capaz de fazer.

Se você for boa em etimologia, talvez consiga descobrir o que a progesterona faz. "Pro" significa a favor de, "gester" implica gestação, e o sufixo "ona" indica hormônio. Portanto, progesterona significa "hormônio a favor da gestação". Precisamos de um monte de progesterona quando o corpo se prepara para receber um óvulo fecundado, o que acontece todo mês. Ela impede que o útero se contraia e expulse qualquer óvulo fecundado. Além disso, torna a mucosa uterina um lugar supergostoso onde viver, com um monte de sangue e muco para alimentar nossa futura prole.

Precisamos de mais dois hormônios para impulsionar o ciclo menstrual. Eles vêm de uma estrutura dentro do cérebro chamada *hipófise*, que tem o formato do escroto e o tamanho de uma ervilha. Os dois hormônios genitais do cérebro são o hormônio folículo-estimulante (FSH) e hormônio luteinizante (LH). Resumidamente, o FSH se ocupa da maturação do óvulo, que fica dentro de um conjunto de células designado *folículo*. O LH é mais conhecido por iniciar a ovulação. O cérebro masculino produz exatamente os mesmos hormônios, mas pelo menos dessa vez eles foram nomeados de acordo com a função que desempenham no corpo da mulher, algo que não é nada comum no mundo da medicina.

Agora que você já conhece os hormônios, que são as estrelas desse show, está na hora de passar para o ciclo propriamente dito.

O CICLO MENSTRUAL: 28 DIAS QUE SE REPETEM VEZES SEM FIM

Para compreender o ciclo menstrual, é interessante desenhar uma linha do tempo em forma de círculo. Embora sua duração possa variar de uma mulher a outra e também na mesma mulher, vamos usar um modelo de 28 dias para simplificar, já que é tão prático dividir esse número em quatro semanas. No entanto, a duração normal do ciclo pode ser qualquer coisa entre 23 e 35 dias.

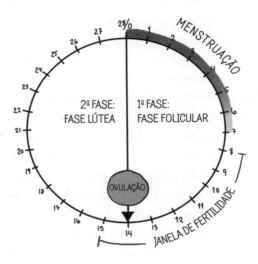

O topo do círculo marca o início de um novo ciclo e o fim do anterior. Portanto, esse ponto é tanto o 0 como o 28. Em outras palavras, o início de um ciclo é simultaneamente o fim de outro. Seu ciclo menstrual é uma roda eterna!

Muitas acham difícil entender isso. Como o início e o fim podem ocorrer ao mesmo tempo? Fica mais fácil se compararmos o ciclo menstrual com algo que conhecemos bem, como o relógio.

No momento em que soam as doze badaladas que marcam a meia-noite, o horário mostrado num relógio digital é, a um só tempo, 24h, para indicar o último minuto do dia, e 0h, para marcar o início de outro. Exatamente à meia-noite, estamos nas duas datas ao mesmo tempo. Com o ciclo menstrual também é assim: não existe nenhum intervalo.

É fácil notar o início de um ciclo, pois é nesse momento que você começa a menstruar. Normalmente, a menstruação pode durar até uma semana, ou seja, os primeiros sete dias do ciclo.

Para organizar as coisas, é comum dividir o ciclo menstrual em duas fases. Quando você começa um, está na fase folicular. É o período em que um folículo com um óvulo dentro amadurece e se prepara para a ovulação. Por volta do 14º dia, assinalado na parte inferior do círculo, chega a ovulação, marcando a transição para a segunda fase, que chamamos de lútea. Já estamos na metade do ciclo, e as outras duas semanas passam sem eventos notáveis. Depois de 28 dias estamos, como você já sabe, de volta à estaca zero, e um novo ciclo é iniciado.

Vamos complicar as coisas um pouco e imaginar que o ciclo tem trinta dias. Então a ovulação vai ocorrer por volta do dia 16. Como assim? Por que não no dia 15, você deve perguntar, afinal, trinta dividido por dois dá quinze. A explicação é que quase sempre há catorze dias entre a ovulação e o primeiro dia da próxima menstruação. É o tempo necessário para o organismo entender se está grávido ou não. Um ciclo mais longo ou mais curto do que 28 dias vai essencialmente afetar o período de tempo que se passa *antes* da ovulação. Caso você tenha um ciclo muito curto, pode até ovular enquanto está menstruando, mas nunca vai ter a ovulação no primeiro dia da menstruação. Se tem um ciclo irregular, o primeiro dia de sangramento é o único em que pode ter certeza de que não está ovulando.

Agora que já temos uma visão geral, podemos passar para a parte realmente interessante: a dança dos hormônios ao longo do ciclo. Começamos no topo. A menstruação chegou e estamos no primeiro dia da fase folicular. O útero não é o único palco — coisas também estão acontecendo nos ovários e na hipófise. Enquanto o útero expele o endométrio e a esperança de um óvulo fecundado, a hipófise começa a produzir o FHS. O cérebro nunca se entrega, e já durante a menstruação está preparando um novo óvulo e abrindo uma nova possibilidade de gravidez. Como deve lembrar, todos os óvulos nos ovários estão dentro de algo chamado folículo, que começa a crescer e amadurecer quando recebe o FSH.

Receber FSH do cérebro também faz os folículos produzirem estrogênio. À medida que eles crescem, o nível desse hormônio no sangue aumenta tremendamente. Quanto maiores os folículos, mais estrogênio. Isso estimula o endométrio a crescer. Logo depois que acaba o sangramento, a reconstrução já está em marcha. Não se tem tempo para nenhum processo de luto. O útero é persistente. Nunca desiste de receber um óvulo fecundado, embora se decepcione quase todo mês.

Enquanto o folículo e o endométrio crescem, estamos nos aproximando do 14º dia, o da ovulação e transição para a segunda fase. O folículo muda de forma e se torna um balão bojudo cheio de líquido, prestes a estourar. A essa altura, o folículo está emitindo tanto estrogênio que o nível desse hormônio no corpo fica elevadíssimo — é o sinal que a hipófise estava aguardando.

Em resposta ela começa a produzir LH, ou seja, o hormônio da ovulação. Não estamos falando de pequenas doses: a quantidade de LH dispara de uma hora para a outra. Se você já tentou engravidar, é possível que saiba disso. Os testes de ovulação registram o LH na urina, ou seja, quando dá positivo, é porque o LH está elevado e a ovulação está prestes a acontecer. A torrente de LH chega ao folículo, que reage explodindo, algo que leva o óvulo a ser arremessado para fora de seu casulo e, depois, do ovário. Por um breve momento, o óvulo flutua livremente, antes de as fímbrias, pequenos tentáculos situados na tuba uterina, arrebatarem-no e o mandarem num passeio em direção a possíveis espermatozoides em modo de espera. Estamos na metade do ciclo menstrual, e a ovulação é fato consumado.

Nesse ponto convém fazer uma pausa para comentar duas coisas que não aprendemos nas aulas de biologia da escola. Você com certeza se lembra da heroica luta, ou *corrida*, entre os valentes espermatozoides, que nadam bravamente para ser o primeiro a fecundar o óvulo passivo à sua espera. Primeiro ponto: o óvulo não está parado. Ele não está matando o tempo no bar enquanto espera ansiosamente a chegada dos espermatozoides. O óvulo é uma diva e, portanto, em geral está elegantemente atrasado para a festa. Como você pode ler na seção sobre gravidez, o melhor período para ter relação sexual a fim de engravidar é nos dias que *antecedem* a ovulação. O óvulo não é passivo de maneira alguma — é até mais ativo que os espermatozoides. Não são os espermatozoides que nadam até o óvulo: é ele quem vai boiando em direção aos espermatozoides. Muitas vezes, eles já aguardam sua chegada há dias...

Segundo ponto: a luta travada entre os óvulos é tão heroica quanto a dos espermatozoides, mas por algum motivo não se fala disso no ensino fundamental. O FSH não estimula apenas um folículo ovariano por mês. Como você já sabe, aproximadamente mil folículos começam a amadurecer a cada mês, mas apenas um deles terá o prazer de se romper e liberar o óvulo. Os outros murcham e morrem sem ter nenhuma chance. Você talvez pense que mil folículos não formam uma competição tão acirrada quanto aquela à qual os espermatozoides são submetidos — afinal, eles precisam nadar concorrendo com milhões! Lembre-se então que os homens produzem milhões de espermatozoides todo dia, enquanto nós mulheres nascemos com a quantidade de óvulos que temos. E eles acabam.

Por que será que é tão natural apresentar os óvulos (das mulheres) como passivos e os espermatozoides (dos homens) como ativos quando isso não corresponde à realidade? Fica a questão.

Mas voltando ao ciclo menstrual: chegamos ao segundo momento, do dia 15 ao 28 na linha do tempo, a fase lútea. O óvulo acabou de ser liberado e o endométrio cresceu até ficar bem espesso devido a todo o estrogênio proveniente dos folículos. Na segunda fase, a estrela é a progesterona, enquanto na primeira foi o estrogênio. A progesterona é produzida pelos restos do folículo estourado, que mudam de forma e coloração, tornando-se uma pequena bolota que chamamos de *corpo lúteo* ou *corpo amarelo*. Em latim, o nome é *corpus luteum*.

Como já foi dito, progesterona significa "hormônio a favor da gravidez", portanto, a essa altura, o organismo faz os últimos preparativos para receber a fusão entre o óvulo e o espermatozoide. A progesterona não permite que o útero se contraia e elimine o endométrio, um lugar bem aconchegante.

Ao mesmo tempo, a hipófise é impedida de produzir o FSH e o LH, ou seja, os hormônios que fazem novos óvulos crescerem e amadurecerem. Afinal, não precisamos maturar novos óvulos se, com sorte, um óvulo fecundado já está a caminho! Dessa forma, a progesterona produzida pelo corpo lúteo bloqueia a hipófise.

Como você vai ver agora, infelizmente (para o corpo lúteo), a segunda fase do ciclo menstrual quase sempre termina numa trágica história de suicídio. Já dissemos que a progesterona do corpo lúteo impede a hipófise de produzir o FSH e o LH, mas o problema é que o corpo lúteo precisa de ambos os hormônios para sobreviver. Em outras palavras, o corpo lúteo impossibilita a formação da própria boia salva-vidas, e só será salvo se houver uma fertilização. Assim sendo, na maioria das vezes o corpo lúteo é vítima de sua luta abnegada para manter vivo um possível óvulo fecundado. Sem a fertilização, ele esmaece e morre, levando consigo a produção de progesterona.

Sem ela, ninguém impede a hipófise de fazer o que faz de melhor: produzir hormônios. Mais uma vez o nível de FSH e LH no sangue sobe e os folículos nos ovários começam a se agitar, prontos para amadurecer, explodir e deixar o óvulo se unir com o espermatozoide escolhido. Sem a progesterona do corpo lúteo, não há nada que segure o endométrio espesso ou que impeça que o útero se contraia. O resultado é bem conhecido: a menstruação. É o primeiro dia do fluxo. Estamos de volta ao topo do círculo. O ciclo se encerrou, mas outro já está em andamento.

QUANDO SE PODE ENGRAVIDAR?

Não é preciso dizer que só se engravida de maneira natural com uma relação sexual, mas, fora isso, a incerteza parece reinar. Num episódio de um reality show norueguês, houve uma discussão animada na mesa do café da manhã depois de dois participantes terem feito sexo desprotegido: "Imagine se ela engravidar". Alguns teimaram que aquilo não era possível, porque a menina acabara de menstruar, enquanto outros afirmaram que esse era justamente o período fértil. A confusão foi total, e a solução foi um contraceptivo de emergência, fornecido pelo canal de TV.

A gravidez representa um divisor de águas na vida das mulheres. Podemos passar de temê-la e nos esforçar para evitá-la a desejar que se realize o quanto antes. É a melhor e a pior coisa que pode nos acontecer, dependendo do momento em que estamos na vida e de com quem estamos. Portanto pode parecer estranho escrever uma seção sobre gravidez que seja destinada a todas, mas na verdade é bem simples. O conhecimento sobre como engravidamos é o melhor remédio tanto para quem quer prevenir a gravidez quanto para quem quer ter um filho. Então, o que é preciso?

Primeiro, vamos dizer o óbvio: você não pode ficar grávida se fizer sexo anal, oral ou sentar num vaso sanitário sujo de esperma (eca!). É preciso ter feito sexo vaginal. Depois, as coisas se complicam um pouco.

No momento em que o homem ejacula, milhões de espermatozoides são injetados na vagina da mulher. A maior parte deles perece num curto espaço de tempo, a maioria porque escorre da vagina após o coito ou porque se perde em algum canto escondido dela. São pouquíssimos os espermatozoides que conseguem acertar a abertura do colo do útero, e ainda assim tudo depende do timing.

Na maior parte do tempo, a abertura está fechada por um tampão de muco espesso e viscoso que o organismo forma em resposta aos níveis naturalmente elevados de progesterona. É somente no período por volta da ovulação que esse tampão mucoso se dissolve e abre passagem para dentro da cavidade uterina. Nos dias antes da ovulação, você pode perceber uma mudança na sua secreção, que parece mais elástica! Se quiser, pode esticar esse muco parecido com clara de ovo nos dedos até comprimentos incríveis.

Quando a ovulação se aproxima, o nível de progesterona cai e o corpo produz estrogênio. Esse hormônio faz com que a abertura do colo do útero secrete um líquido aquoso e pouco espesso em vez do muco viscoso, possibilitando aos espermatozoides nadarem até a cavidade uterina. Outra vez, você pode observar isso pela sua secreção, que fica leitosa e menos espessa. Significa que você está ovulando e em seu momento mais fértil.

Agora, vamos supor que você faça sexo desprotegido nessa janela enquanto o colo do útero está aberto. Um pequeno bando de uns duzentos espermatozoides consegue entrar no útero. Então eles vão gastar entre duas e sete horas para se deslocar através do útero e subir numa das tubas uterinas. No caminho, recebem a ajuda de pequenos movimentos rítmicos no útero e nas tubas que criam ondas para eles surfarem. Eles são obrigados a tomar uma decisão importante sobre a escolha de direção, já que o óvulo quase sempre só vem de um ovário por vez. Tendo alcançado a tuba uterina, dão uma descansada e aguardam para ver se o óvulo se digna a aparecer, pois, como você já sabe, ele é uma diva. Os espermatozoides esperam. Normalmente, sobrevivem 48 horas na área genital, mas já foram encontrados espermatozoides vivos até entre cinco e sete dias depois da relação sexual. Olha só que rapazes pacientes!

Depois da ovulação, o óvulo desce boiando pela tuba uterina em direção aos espermatozoides que o aguardam. A fertilização ocorre quando um espermatozoide se funde com um óvulo na tuba uterina e juntos formam o precursor do feto, que se chama *zigoto*. De vez em quando, dois óvulos serão liberados na ovulação, e nesse caso podemos ter gêmeos bivitelinos. Isso acontece com maior frequência quanto mais velha for a mulher, mas também é hereditário, ou seja, certas famílias têm mais gêmeos. Raras vezes nascem gêmeos univitelinos. É algo que ocorre se o zigoto se dividir em duas partes separadas logo depois que o óvulo for fertilizado por um único espermatozoide.

Vinte e quatro horas após a fertilização, o óvulo fecundado ainda flutua dentro da tuba uterina, mas a essa altura as células já começaram a se dividir. No entanto, isso não é uma garantia de que você engravide. O aglomerado de células em crescimento ainda precisa ser capaz de se locomover até o útero e se fixar na mucosa da parede uterina no tempo certo. Além disso, o organismo deve receber um sinal do útero de que o aglomerado celular está instalado, algo que ocorre por meio do hormônio hCG — o mesmo cujo nível é medido pelos testes de gravidez. É ele quem toma as providências para que o corpo lúteo sobreviva e continue a produzir progesterona. Se isso não acontecer, o óvulo fecundado será expelido com a próxima menstruação sem que você perceba.

Demora entre sete e dez dias desde a fertilização até o aglomerado de células se fixar na parede uterina. Só então você realmente está grávida. Os próximos nove meses serão uma viagem tão extensa que optamos por pulá-la. Afinal de contas, existe uma série de livros sobre o assunto para você ler.

Voltando ao nosso casal do reality show: É provável que a garota engravide se ela acabou de menstruar? Num estudo feito entre casais que tentavam ter filhos, apenas aqueles que tiveram relação sexual durante uma janela de seis dias por volta da ovulação engravidaram, contando os cinco dias antes da ovulação e o próprio dia da ovulação.[19] Os que tiveram relação sexual no dia anterior ou no mesmo dia da ovulação tiveram 30% de chance de engravidar. Cinco dias antes da ovulação, 10% ficaram grávidas.

Quer dizer que um número razoável engravidou mesmo fazendo sexo bastante tempo antes da ovulação. Como já foi dito, os espermatozoides podem sobreviver até uma semana na área genital antes de morrer, então, na teoria, você é fértil durante uma janela que se estende de sete dias antes da ovulação até um dia depois, ou seja, um total de oito dias. Em outras palavras, temos uma janela de fertilidade de oito dias. A maioria de nós não sabe quando ovulamos, então a chave para descobrir se a participante do reality show está na zona de risco é determinar a duração de seu ciclo.

Conforme foi descrito na seção sobre o ciclo menstrual, a ovulação normalmente ocorre catorze dias antes da próxima menstruação. Se você tiver um ciclo *totalmente* regular de 28 dias, a ovulação sempre será no meio do ciclo, no 14º dia, ou seja, duas semanas depois de você ficar menstruada pela última vez. Levando em consideração a janela de oito dias, isso significa que é possível engravidar entre o dia 8 e o dia 15 do ciclo.

Vamos supor que a participante do reality show tenha um ciclo regular de 28 dias e menstrue durante sete dias, ou seja, do primeiro ao sétimo dia do ciclo. Nesse caso, só se passa um dia, um único dia, depois da menstruação antes de haver chance de engravidar. Cinco dias depois da menstruação, a probabilidade de ficar grávida é significativa.

Num ciclo assim, definitivamente não será seguro fazer sexo desprotegido logo depois de menstruar. No entanto, na semana anterior à data em que ela espera a menstruação, do dia 21 ao 28, será seguro. Resumindo: o fato de que não houve gravidez se deve ao contraceptivo de emergência ou à pura sorte.

Agora você talvez pense que é bem simples fazer o cálculo para descobrir quais são os períodos seguros, uma vez que só pode engravidar oito dias por ciclo. O problema é que pouquíssimas mulheres têm ciclos totalmente regulares. Você mesma já deve ter percebido isso. Como nunca sabe de antemão se vai ovular mais cedo ou mais tarde do que o normal em determinado mês, é preciso trabalhar com uma janela mais ampla. Uma alteração na ovulação de apenas dois dias para a frente ou para trás aumenta o período incerto para doze dias. Muitas mulheres têm uma variação maior que isso. Se você ainda for do tipo que não gosta de ter relação sexual durante a menstruação, restam alguns poucos dias para poder ter relação sexual sem contraceptivos e ao mesmo tempo estar segura de não engravidar. Em outras palavras, a contracepção é sempre uma boa ideia.

Sexo

Se há uma coisa que nós seres humanos temos em comum desde o início dos tempos é sexo. A grande maioria de nós faz e quer fazer sexo. Se não o fizéssemos, nossa espécie não teria durado na Terra e, em nossa opinião, a vida teria sido mais chata. Sexo é uma das coisas mais naturais que fazemos. Até a maneira como temos relações sexuais não é tão diferente daquela de outros animais, não importando se falamos de relações hétero ou homossexuais.

A diferença é que o ser humano é a única espécie que tem vergonha de fazer sexo. *A gente se esconde para transar*, pelo menos normalmente. Essa mania de segredo fez com que o sexo sempre tenha sido cercado pela insegurança. Não sabemos o que os outros fazem, não sabemos se nossos desejos estão dentro do normal, e nunca podemos ter certeza se nosso desempenho está à altura. Paradoxalmente, a relação sexual é uma experiência solitária, ainda que seja um ato a dois.

Isso se aplica sobretudo à fase bem inicial da vida sexual: a puberdade.

Hoje se escreve muito sobre sexo, e jovens passam horas assistindo a pornografia. Vídeos sexuais são divulgados nas redes sociais e adolescentes mandam snaps de paus e mamilos duros para gente com quem querem ficar. Alguns diriam que vivemos na sociedade mais abertamente sexualizada de todos os tempos.

Isso cria uma curiosa dualidade. Temos acesso incomparável à inspiração e compreensão relativa a tesão, desejo e corpos. As informações podem ser acessadas com apenas um clique. Ao mesmo tempo, parece que essa transparência não nos deixou mais seguros.

Imagens idealizadas tomam conta. Os ideais sexuais foram elevados, mas a insegurança permanece dentro de nós. Ainda queremos nos esconder quando estamos com tesão, mas a sociedade nos diz que tudo deve ser compartilhado. Os contrastes podem ser esmagadores. A nosso ver, isso leva algumas mulheres a sentirem que sua libido é baixa demais, que sua vida sexual é muito pouco interessante e que seus orgasmos são estranhamente raros.

Precisamos de uma nova percepção da realidade. Nesta parte do livro queremos falar sobre o que chamamos de uma vida sexual normal. Com a palavra "normal" obviamente não queremos dizer que aquilo que foge disso seja errado ou vergonhoso, apenas que não é o que a maioria faz. A sexualidade vem em mil formas, e cada um sabe o que é certo para si. Gostaríamos de contribuir para uma normalização de como pensamos sobre sexo e dar algumas dicas para uma vida sexual gratificante e descontraída.

A PRIMEIRA VEZ

Poucas experiências na vida são tão lendárias como a iniciação sexual. As expectativas sobre o próprio desempenho e o do parceiro podem ser elevadíssimas, e é difícil imaginar o que nos espera.

Por isso, a iniciação sexual pode deixar alguns decepcionados consigo mesmos ou com o parceiro. Você não teve um orgasmo? Foi difícil fazer as posições sobre as quais tinha lido? O pênis dele ficou mole depois de dez segundos? Ela não tocou no seu clitóris?

Tome coragem! Sexo é como a maioria das outras coisas na vida. É preciso prática das duas partes para ficar bom. É importante ter em conta que a primeira vez não será perfeita, mas, se você baixar as expectativas, a experiência ainda pode ser positiva. Afinal de contas, uma vez tem que ser a primeira. Reunimos algumas informações que podem tornar a primeira vez a melhor possível.

No filme *Bare Bea* [Só Bea], acompanhamos um grupo de amigas em Oslo que estão no primeiro ano do ensino médio. Bea é a única que ainda é virgem. Segundo o ritual do grupo, cada uma ganha um pedaço de bolo de uma doceria específica depois de ter sido iniciada no sexo. Bea tem dezesseis anos e nove meses e sente que o mundo depende de ela conseguir transar. Da vitrine da doceria, o pedaço de bolo a chama.

Ela não é a única a pensar que "todo mundo já transou" e com medo de ficar para trás. Quando esse tipo de pensamento surgir, é bom ter alguns dados na mesa.

Na Noruega, a idade média de iniciação sexual entre as mulheres é por volta de dezessete anos,[1] mas isso é só uma média, não um prazo. Algumas começam antes e outras, depois. De fato, apenas 20% dos jovens iniciam a vida sexual antes de ter completado dezesseis anos, ou seja, quatro em cinco jovens não tiveram relação sexual ao começar o primeiro ano do ensino médio norueguês. Em outras palavras, aquele pedaço de bolo não era nada urgente para Bea.

Embora possa ser interessante levar em consideração uma idade média, é importante lembrar que a iniciação sexual tem a ver com você e seu parceiro. Faça quando estiver pronta. Você vai saber que a hora chegou quando tiver vontade (desejo na cabeça) e quando estiver excitada (desejo no corpo). Às vezes, a cabeça e o corpo não estão em total sintonia, aí pode ser uma boa ideia esperar um pouco. Quando e por quem sentimos tesão varia. Algumas se sentem prontas no final do ensino fundamental, outras no ensino médio e outras ainda esperam até os vinte, trinta ou até mais.

Muitas garotas têm relação sexual pela primeira vez com um namorado da mesma idade, mas não há regras. Também pode acontecer com um parceiro casual ou com um amigo. Para algumas, acontece no quarto, para outras, atrás do banheiro num festival. Nada disso é errado, contanto que todos os envolvidos estejam com vontade.

Mas vale a regra de não incomodar os outros: mesmo que você e seu namorado estejam excitados e queiram transar JÁ, é uma boa que isso aconteça num lugar e de um jeito que não atrapalhe ninguém. Por exemplo, não é nada legal ficar ao lado de um casal que está fazendo sexo dentro de um avião. Ellen, que teve essa experiência num voo para Nova York, pode assinar embaixo. O fato de que os pombinhos fingiam não falar nem inglês nem norueguês quando era evidente que vinham de Kristiansand, na Noruega, foi a gota d'água. É preciso ter respeito pelos outros.

Muitas se preocupam com o que é preciso para decretar o fim da virgindade. Por exemplo, será que se pode praticar alguns atos sexuais e ainda assim ser virgem? Você ainda é virgem se fizer só sexo anal? E sexo oral ou com os dedos? O que vale? O que é *sexo de verdade*? Nesse caso, não temos a resposta, mas somos da opinião de que há rótulos demais. Não existe sexo certo ou errado, e muito menos sexo "de verdade" ou "de mentira". Você mesma define os parâmetros para sua vida sexual. Na verdade, a primeira vez pode ser tanta coisa, incluindo sexo oral, vaginal, anal e o uso dos dedos. Você pode fazer sexo incrível sem penetração vaginal tradicional. Enfim, afirmar que uma menina lésbica é virgem até ela fazer sexo vaginal com um homem é algo absurdo.

A maioria dos jovens de hoje sabe um pouco sobre o que o sexo pode implicar. Não é apenas a educação sexual que é a razão disso, pois a maioria já viu atos sexuais na pornografia.[2] Apesar disso (ou talvez por causa disso), muitas se preocupam com o desempenho *antes*. E se eu não for boa o suficiente? E se ele ou ela não achar que o que faço é gostoso?

A primeira relação sexual pode envolver muita afobação. Não importa o que você fizer, não vai ser igual a um filme pornô. Assim como outros filmes, alguns pornôs usam efeitos especiais para fazer as coisas parecerem diferentes do que são na realidade, e têm uma boa dose de ficção envolvida. Portanto, não é possível fazer na vida real tudo o que você vê na tela, mesmo que a pornografia se inspire em algo real. É um pouco como a trilogia *O Hobbit*. No mundo real existem montanhas, mas isso não significa que tem dragões vivendo dentro delas. E, se tivesse, não teriam a voz do Benedict Cumberbatch.

Também é importante lembrar que atores pornô são como atletas de esportes radicais. Eles já fizeram aquilo antes. Um esquiador pode fazer algo parecer fácil, mas, se você tentasse imitá-lo, provavelmente ia se arrebentar.

Não conte com o desempenho de uma atriz pornô. Da primeira vez que tentar, você não vai conseguir fazer posições avançadas do *Kama Sutra*. Provavelmente, nunca vai conseguir fazê-las, mas tudo bem, o sexo não precisa disso para ser bom. Vai envolver bastante confusão a princípio, mas é assim que deve ser. Faz parte do charme. Você certamente vai achar que tem um braço a mais ou duas pernas a menos, mas com a prática fica mais fácil.

Não é apenas em relação ao próprio desempenho que se deve baixar as expectativas. Lembre-se de dar uma chance ao parceiro. Na hora da primeira relação sexual, ele ou ela não sabe do que você gosta e com certeza está tão apreensivo quanto você. De qualquer forma, pode ser interessante conversar depois. O que foi bom? Haverá uma próxima vez? Nesse caso, o que pode ser feito de maneira diferente?

COMO FAÇO PARA ENFIAR ALGUMA COISA ALI?

Acabamos de escrever que sexo pode ser muitas coisas e que o foco excessivo na relação vaginal exclui um grande número de pessoas. Afinal, sexo não precisa acontecer entre uma mulher e um homem, embora essa seja a impressão que se tem na sociedade heterocentrada. Na Noruega, cerca de uma em dez mulheres teve experiência sexual com outra mulher.[3] Mesmo assim, vamos dedicar um pouco de espaço a mais para o sexo vaginal. Não porque seja o único, mas porque a maioria das perguntas que recebemos é sobre isso.

Um grande número de meninas tem as seguintes dúvidas antes de experimentar sexo vaginal: Vou sangrar? Vai doer? Muitas têm medo de que a vagina seja apertada demais. *Como faço para enfiar alguma coisa ali? Nem consigo colocar o absorvente interno!*

Pode parecer dramático inserir algo tão grande como um pênis na vagina, mas na verdade tem espaço de sobra. A vagina é extremamente elástica. Quando você fica excitada, ela se expande no comprimento e na largura. Muitas acham que a vagina de alguém que nunca teve relação sexual é mais apertada, e que ela vai ficando cada vez mais solta quanto mais se transa. Isso não é verdade.

A vagina é um tubo muscular forte, e você pode controlar o quanto quer contraí-la. Esse mecanismo funciona independentemente do número de pênis ou vibradores que já teve na vagina. Relaxando, fica mais fácil para entrar; caso contrário, é difícil inserir qualquer coisa ali. Mesmo que você tenha tido relação sexual muitas vezes, ainda pode contrair a vagina, deixando-a mais estreita. Usando os músculos ativamente durante a relação sexual, você pode regular a fricção entre a vagina e o pênis. Experimente!

Muitas meninas ficam ansiosas antes de ter relação sexual pela primeira vez, e, com toda a expectativa, não é de estranhar. Não tem problema ficar um pouco nervosa, mas em exagero o sentimento pode tornar a experiência desagradável. Se você estiver ansiosa, é fácil apertar os músculos da vagina inconscientemente, e isso dificulta a entrada de qualquer coisa, podendo até doer um pouco.

Com frequência, a genitália da mulher reage à excitação produzindo mais umidade, o que funciona como um lubrificante natural.* Se você estiver muito estressada, é difícil ficar excitada e molhada. Isso pode acontecer apesar de estar com vontade de fazer sexo. De certa forma, a ansiedade pode impedir o corpo de fazer o que você quer.

Quando você está seca ou contrai a vagina inconscientemente, pequenos arranhões podem surgir na parede vaginal e sangrar um pouco. Não é perigoso, mas pode ser incômodo. A solução é ir devagar na primeira vez. Passe um bom tempo nas preliminares, assim fica mais fácil relaxar os músculos. Se você investir um tempo na excitação, vai produzir mais umidade também.

Algumas mulheres não ficam molhadas de maneira alguma, não importando se relaxam, gastam tempo nas preliminares e estão a fim. Por outro lado, outras ficam molhadas sem sentir tesão de verdade. Nem sempre há uma ligação entre o cérebro e a genitália. O que é bom é que existem alternativas. Dá na mesma usar saliva ou um lubrificante íntimo. Pode ser uma boa ter um lubrificante na primeira vez, já que você não sabe direito como seu corpo vai reagir, e ele melhora a experiência para muitas.

Já dedicamos uma seção inteira ao ponto mais estreito da vagina, o hímen, mas alguns fatos podem muito bem ser repetidos. Não é cer-

---

* Isso não se aplica a todas as mulheres. É totalmente possível se sentir excitada sem ficar molhada, assim como é possível ficar molhada sem sentir nenhum desejo. Você pode ler sobre isso mais para a frente.

teza que você sangrará na primeira vez que tiver relação sexual. A probabilidade é mais ou menos a mesma de não sangrar. E não se pode ver pela sua genitália se você já teve relação sexual ou não. Não existe uma película que cobre toda a abertura vaginal, não há nenhuma membrana a ser rompida, apenas um anel de mucosa flexível. Não gaste energia se preocupando com o hímen. Prefira gastar seu tempo com coisas mais sérias, como a crise ambiental, a situação dos refugiados e a falta de educação sexual nas escolas. O hímen não vale as noites em claro.

DICAS E TRUQUES

Agora você já sabe muito sobre o que acontece na vagina durante a relação sexual, mas como pôr a coisa em prática? Temos duas sugestões puramente técnicas de como ter relação sexual com um homem (ou rapaz) pela primeira vez, mas você pode muito bem escolher uma terceira opção. A vagina é sua. As alternativas são igualmente boas.

A primeira é supertradicional, mas sem dúvida algo a considerar. A *posição papai e mamãe* é raramente usada nos filmes pornô porque se vê muito pouco das genitálias (e o que seria a pornografia sem órgãos genitais expostos?), mas é uma aposta segura para quem vai ter relação sexual pela primeira vez. Nela, você (a menina) fica deitada de costas, enquanto o rapaz fica deitado entre suas pernas, de modo que o peito e o abdômen dos dois estejam virados um para o outro. O pênis entra na vagina conforme o rapaz se movimenta para a frente e para trás. Não é uma posição ativa para você, mas é um bom ponto de partida por vários motivos: vocês têm acesso total e visão do corpo um do outro, podem continuar se pegando e, sobretudo, podem acompanhar a reação do outro o tempo todo. Isso é especialmente importante na primeira vez, quando os dois estão ansiosos. Se o contato visual for demais para você, é só fechar os olhos.

Para algumas, é mais assustador ceder o controle do que tomar as rédeas. Muitas morrem de medo de outra pessoa dirigir o carro na estrada e começam a dar palpite. Você é assim? Aí é melhor assumir o controle. Você vai para cima. Se o rapaz fica deitado de costas e você deita sobre ele, temos um ótimo ponto de partida. É como uma posição papai e mamãe invertida. Coloque os joelhos ao lado dos quadris dele e se sente em cima do pênis. Se quiser, pode ter um apoio a mais, descansando os antebraços ou as mãos sobre a cama. Não há necessidade nenhuma de sentar como se estivesse montada num cavalo, embora a associação seja comum. Agora é principalmente você quem vai se mexer. Você pode controlar como e até que profundidade o pênis vai entrar na sua vagina, além de decidir o ritmo. Essa é a vantagem de ficar em cima!

Da mesma forma que na posição papai e mamãe, aqui vocês têm uma boa visão do rosto um do outro. Isso pode ser um pouco assustador, sim, mas facilita a comunicação se algo estiver errado ou muito bom.

Nem todas as transas terminam em orgasmo, embora a pornografia possa dar essa impressão. Isso se aplica a ambos. O orgasmo é uma questão de treino, e não pode ser esperado de si mesma ou do parceiro na primeira vez em que vocês tiverem relação sexual. Para atingi-lo, é importante conhecer bem o próprio corpo e se sentir segura. Tem-se observado que muitas mulheres são mais propensas a atingir o orgasmo num relacionamento estável. Para conhecer o próprio corpo, você precisa treinar. Em outras palavras, você precisa se masturbar. Muitas levam anos antes de chegar ao orgasmo com um parceiro sexual. Costuma ser mais fácil gozar se você fizer tudo sozinha, mas a prática ajuda! Vamos voltar a essa questão.

A comunicação com o parceiro também é importante. Fique à vontade para explicar como você gosta das coisas, mas não espere que ele cuide do orgasmo por você. É totalmente normal fazer as coisas com as próprias mãos. Ter relação sexual com um parceiro não significa que você não deve prestar atenção em si mesma. Você pode mostrar a ele o que quer, e então ele pode te mostrar do que gosta.

Fazer sexo é divertido, mas, assim como acontece com outras coisas divertidas, há um risco envolvido. Da mesma forma que o cinto de segurança no carro e o capacete na bicicleta diminuem o risco de ferimentos graves, os contraceptivos diminuem o risco de infecções sexualmente transmissíveis e gravidez.

A contracepção é definitivamente uma responsabilidade compartilhada. Se duas pessoas têm relação sexual, ambas são responsáveis pela contracepção. Ainda assim, nem sempre é aconselhável apostar num parceiro preparado. Nosso conselho é que você resolva as coisas por conta própria. Esse também é nosso conselho para os rapazes que porventura lerem isto. Se o parceiro também estiver bem preparado, é um bom sinal. Pode indicar que ele tem um cérebro.

Qualquer contraceptivo requer planejamento, portanto informe-se sobre como usá-lo um bom tempo antes da relação. Consulte um médico para receber orientações e dê uma olhada na seção sobre contracepção deste livro. Ali está escrito tudo o que você precisa saber. Recomendamos combinar a camisinha com um método anticoncepcional que ofereça alta proteção contra a gravidez. Por enquanto, há quase que exclusivamente opções anticoncepcionais para as mulheres, mas boas alternativas para os homens estão a caminho. A camisinha é o único método que protege contra as infecções sexualmente transmissíveis. É perfeitamente possível usá-la exclusivamente, mas tome cuidado para evitar que se rompa no meio da relação. Para tanto, você pode seguir nosso passo a passo da camisinha apresentado mais adiante. Além disso, pode ser uma boa ter uma pílula do dia seguinte de reserva, caso algo dê errado. Logo você vai saber mais sobre tudo isso.

Se quiser ter uma relação sexual e usar contraceptivos, pode mandar bala. A única pessoa que sabe se está pronta ou não é você mesma. De qualquer forma, nosso conselho mais importante é encarar a primeira vez pelo que é: *a primeira vez*. Outras virão, você vai se tornar mais experiente e as coisas ficarão melhores. É praticando que se aprende.

SEXO ANAL

Terminamos a seção sobre "aquele outro buraco" com um momento de verdadeiro suspense: a área em torno e dentro do ânus é cheia de terminações nervosas que aguardam um estímulo. Para algumas, incluí-lo na brincadeira pode dar outra dimensão à vida sexual.

Mas como estimular as terminações nervosas no ânus? Para muitas, o sexo anal parece assustador e um pouco sujo, como chicote e olhos vendados. *"Lá atrás? Mas é por onde sai o cocô!"*

Sem dúvida, o sexo anal é para avançados. Você não precisa praticar se não tiver vontade. Mesmo assim, está ficando cada vez mais comum entre casais heterossexuais. Quase um em cinco dos jovens britânicos entre dezesseis e 24 anos fez sexo anal durante o último ano.[4] Não há motivo para crer que seja muito diferente em outros países.

Enfim, as pessoas fazem sexo anal, mas muitas vezes pelos motivos errados. Infelizmente, com demasiada frequência, é algo que as meninas são forçadas a fazer, constituindo uma experiência desagradável ou dolorosa para elas.[5] Existe uma ideia difundida de que sexo anal é algo de que "se precisa aprender a gostar". Não é assim. O sexo anal deve ser voluntário e bom. Se não estiver interessada, não faça. Defina seus próprios limites.

Entretanto, se estiver curiosa, esta seção é para você. Muitas mulheres gostam de sexo anal, que pode envolver muita coisa, já que inclui todas as formas de estimulação do ânus. Pode ser sexo com penetração — usando o pênis, um vibrador ou os dedos — ou oral — lamber o ânus e a região em torno dele. Quem não quiser ter um pênis dentro do ânus pode sentir prazer anal de outras formas.

Os conselhos desta seção dizem respeito ao sexo anal com penetração, ou seja, com o dedo, o pênis ou outras coisas. Uma vez que é um pouco diferente ter relação sexual com o ânus, tem certas coisas que você precisa saber antes de começar.

Como deve lembrar, o ânus tem dois fortes esfíncteres em série: um que funciona automaticamente e um que é voluntário. Isso é prático, pois assim a gente não precisa ir ao banheiro a toda hora. Por causa dos esfíncteres, o ânus se mantém totalmente fechado, enrugando-se feito uma saia de pregas e escondendo seu verdadeiro tamanho.

Muita gente pensa que o ânus é superapertado, muito mais apertado que a vagina. Esse pode ser um dos motivos por que parece exercer uma atração mágica sobre os homens, mas é só parcialmente correto. Na realidade, o reto pode ser comparado a um balão, fechado apenas de um lado por um nó. Os esfíncteres ficam na extremidade e fecham o final do intestino com uma força tremenda, mas a partir do momento que se passa por eles há bastante espaço. A vagina, por outro lado, é um tubo constituído por músculos em toda a sua extensão, desde a abertura até o colo do útero. Portanto, a vagina pode ser apertada em toda a sua extensão, enquanto o ânus só é apertado logo no início. Além disso, os esfíncteres não ficam contraídos do mesmo jeito o tempo todo. Depois de um tempo de penetração, os esfíncteres se afrouxam, sem deixar nenhum ponto muito estreito.

O nó do balão apresenta alguns desafios muito específicos. Quando você faz sexo vaginal, falamos em *relaxar* para que os músculos não se contraiam e dificultem a relação. Os esfíncteres do ânus não funcionam da mesma maneira. Como você sabe, eles ficam fechados quando você está totalmente relaxada, incluindo enquanto dorme ou caso se encontre num estado de meditação profunda. É o músculo anular automático que está trabalhando. Você não pode aumentar a abertura ativamente ao relaxar. O que pode fazer é impedir que o músculo voluntário se contraia ainda mais. Você não tem nenhum controle sobre o esfíncter automático, mas, como foi dito, ele ficará gradativamente mais frouxo com a estimulação.

Por isso, o conselho mais importante é começar devagar. Não parta diretamente para um pênis duro ou um vibrador gigante se nunca tiver inserido nada lá. Demora para os esfíncteres se afrouxarem. Você precisa conseguir fazer o esfíncter voluntário relaxar e aí o esfíncter automático tem que entender o recado. Faça testes com coisas menores, como dedos ou brinquedos sexuais pequenos, e vá se acostumando com a sensação. Para a maioria, demora para ficar pronta.

Se você avançar muito depressa, o ânus é suscetível a pequenos arranhões, que podem causar uma dor infernal no dia seguinte. Quem estava mirando a vagina, mas acabou com toda a extensão do parceiro no buraco errado, sabe disso. Dói. Se for para ter sexo anal, você tem que estar preparada. Isso também significa que seu parceiro deve se armar de paciência. Nessa hora, mandar bala não funciona.

Uma vez que tiver começado, fica mais fácil. O ânus se torna cada vez mais frouxo, e agora chegamos a um ponto que deixa muitas assustadas: o nó do balão não se fecha quando você termina! "Ai, não, será que não vou mais conseguir controlar o peido?" Calma. Lentamente, os músculos se contraem outra vez, só demora um pouco.

Existe a possibilidade de causar danos permanentes aos esfíncteres, assim como é possível lesionar outras partes do corpo, mas seria preciso pegar muito pesado. Lembre-se de que o ânus foi feito para deixar coisas maiores do que um pênis médio sair. Comece com calma, seja cuidadosa e peça para parar se estranhar alguma coisa, então não terá como dar errado.

Outro ponto importante quando se trata do sexo anal é a umidade. Enquanto a vagina, em geral, se umedece automaticamente quando você está excitada, você vai precisar de um lubrificante ou de outra fonte de umidade artificial para poder fazer sexo anal. Sem um lubrificante, fica difícil inserir qualquer coisa. Se o ânus estiver seco demais, haverá muito atrito, aumentando o risco de arranhões e pequenos sangramentos.

É verdade que as glândulas do reto também produzem um pouco de umidade, mas isso ocorre independentemente de você estar com tesão ou não. A parte interna do intestino tem uma mucosa, assim como o interior da vagina e a cavidade bucal. A característica distinta das mucosas é que produzem umidade: saliva na boca e secreção vaginal na vagina. Quando a mucosa do reto é irritada por, digamos, um pênis, ela produz muco para se proteger, ou seja, a prática sexual em si desencadeará alguma produção de umidade, mas não o suficiente. O lubrificante íntimo é necessário.

Vamos então para a grande questão: o cocô. Todo mundo já ouviu lendas urbanas sobre mulheres que sem querer fizeram cocô no parceiro enquanto tinham relação anal. Para a maioria de nós, isso não é nada atraente, mas não tem como escapar do fato de que há fezes no reto — afinal, o intestino foi feito para isso. Mesmo que você não sinta vontade de ir ao banheiro, as fezes vão sendo acumuladas no intestino. O reto é o ponto de armazenamento antes que o cocô saia. Isso significa que o cocô pode entrar em contato com o pênis, os brinquedos eróticos ou os dedos. Se você não pensou nisso de antemão, pode ser um choque. Caso isso aconteça, não tem nada de errado com você, e não é motivo de ficar com vergonha. Se for para fazer sexo com o intestino, essa é a regra do jogo.

No entanto, é possível minimizar o risco de cocô. Algumas gostam de solucionar a questão com uma lavagem retal preparatória, usando um pequeno clister que pode ser comprado na farmácia. Outras só vão ao banheiro antes de começar.

É óbvio que você não pode engravidar com sexo anal, mas certamente pode contrair infecções sexualmente transmissíveis. Muita gente esquece isso, ou pensa que a probabilidade de contágio é menor no ânus, quando é exatamente o contrário. Algumas DSTS são passadas mais facilmente assim. Se você tiver relação sexual com um parceiro novo, é importante usar camisinha até os dois terem feito exames. Isso se aplica independentemente de que tipo de sexo você fizer.

Como você sabe, não há problema em sexo vaginal sem camisinha depois que os dois se submeterem a testes de DSTS, mas no ânus existem bactérias intestinais, por isso a higiene é importante! Você não vai querer bactérias intestinais dentro da vagina ou da uretra, onde não pertencem, pois assim pode contrair infecções. Isso também vale para os homens. Portanto, tome cuidado para não passar diretamente do sexo anal ao sexo vaginal, quer seja com os dedos quer seja com o pênis. É uma boa ideia usar camisinha durante o sexo anal e tirá-la se quiser continuar tendo relação vaginal. Também se lembre de higienizar os brinquedos eróticos.

Já que tocamos nesse ponto, existem brinquedos eróticos específicos para uso anal. Muitas vezes, eles são equipados com uma trava, para que não desapareçam nos cafundós do intestino. Nada pode sumir dentro da vagina, já que ela não tem mais de dez centímetros de comprimento e está fechada no topo. O intestino, pelo contrário, é praticamente sem fim. É chato ter que ir ao pronto-socorro para tirar coisas que ficaram presas nele, mas acontece. Médicos se divertem muito trocando histórias sobre todas as coisas estranhas que tiveram de pescar da bunda das pessoas, desde velas grossas até carrinhos de brinquedo, iPods ou garrafas. Eles também merecem um pouco de entretenimento.

Essa foi a lista de lembretes para quem quiser experimentar o sexo anal. Se for feito corretamente, pode ser gostoso tanto para a mulher quanto para o homem, mas, como já foi dito, a condição é que as mulheres não passem a fazê-lo por causa dos homens. Assim como qualquer outra atividade sexual, o sexo anal deve ser feito com base na vontade mútua.

UMA VIDA SEXUAL TOTALMENTE NORMAL

Quando o seriado *Girls* conquistou as telas, muitas descreveram como revolucionário finalmente poder assistir a mulheres normais fazendo sexo normal, o que quer que isso seja. Em vez de orgasmos em série e sexo quente em cima da bancada da cozinha, tivemos a oportunidade de ver trapalhadas, pausas desajeitadas e tentativas frustradas de aparecer na casa do namorado com lingerie sexy. É impressionante como as meninas do seriado se esforçam para alcançar os ideais sexuais da cultura popular, muitas vezes sem sucesso. Talvez conversa suja e tapinhas possam parecer sexy em artigos da *Elle*, mas quando Adam e Lena tentam na vida real, é constrangedor. Em *Girls*, os ideais encontram a realidade.

A série é uma reação à entrada do sexo no domínio público. Em encontros com as amigas regados a vinho tinto, fala-se muito e ruidosamente sobre os detalhes mais íntimos da vida sexual. As mulheres se apoderaram do sexo. Está na moda ter tesão, saber o que você quer. E isso é bom, para quem se sai bem.

Infelizmente, as expectativas sobre como a vida sexual *deve* ser pegam carona nisso. A vida sexual se tornou mais uma arena. Somente a sós com uma amiga íntima surgem as dúvidas que causam certa vergonha. É normal só ter vontade de transar uma vez a cada duas semanas? Você chupa o cara toda vez que faz sexo? É anormal só gozar quando eu mesma me toco?

E o que é uma vida sexual normal?

Quando se trata de avaliar a vida sexual, a *quantidade* de relações sexuais geralmente é o fator mais facilmente comparável. A qualidade é uma questão bastante subjetiva, mas uma contagem é simples. Se você perguntar a pessoas heterossexuais com que frequência fazem sexo, a resposta é a mesma em grande parte do mundo ocidental: de uma a duas vezes por semana. Os que vivem em união estável fazem sexo um pouco mais frequentemente que os casados. Os solteiros fazem sexo com menor frequência.[6] Sabemos menos sobre gays e lésbicas, mas alguns dados indicam que casais de lésbicas fazem mais ou menos tanto sexo quanto casais heterossexuais.[7]

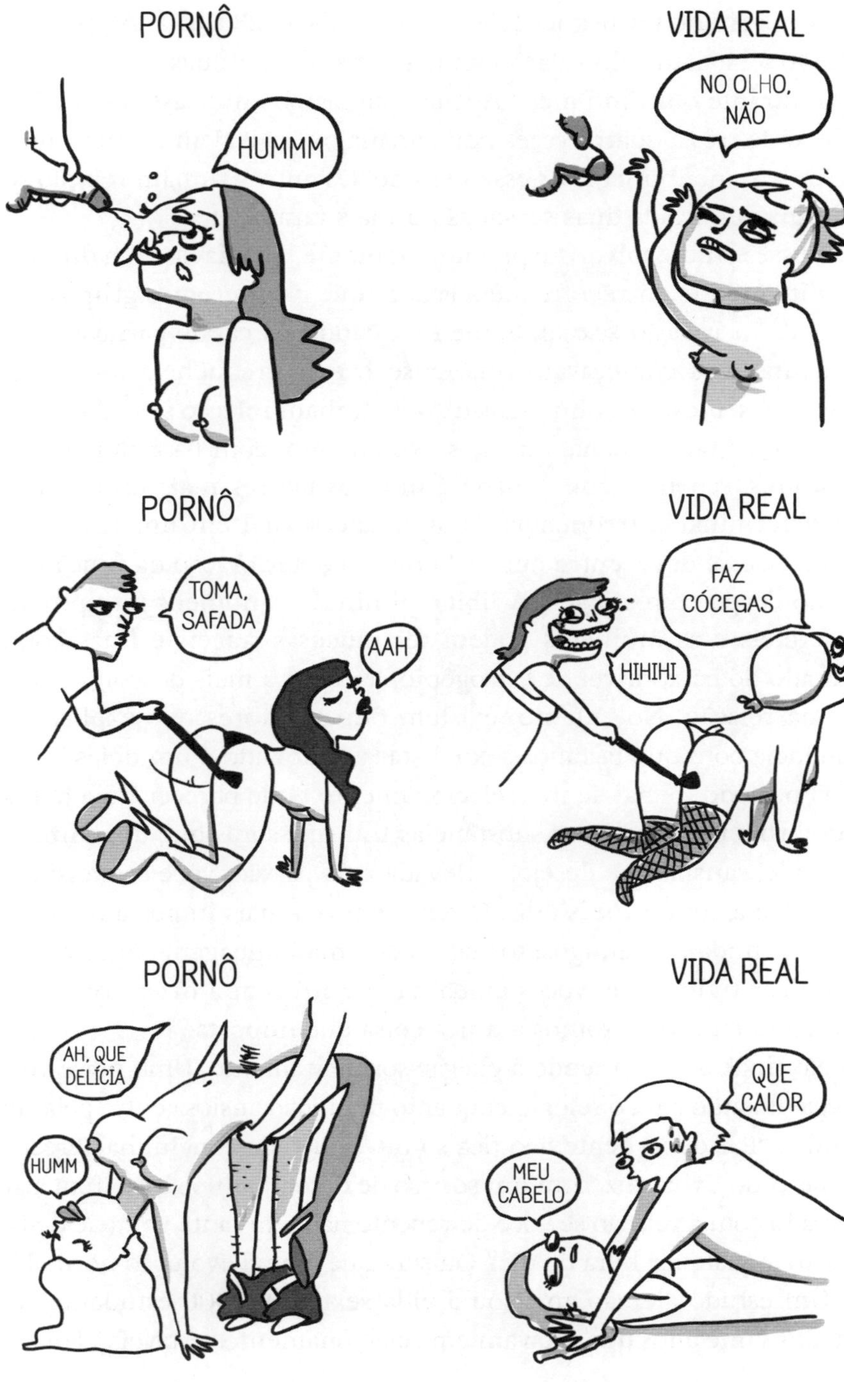
PORNÔ
HUMMM
VIDA REAL
NO OLHO, NÃO
PORNÔ
TOMA, SAFADA
AAH
VIDA REAL
FAZ CÓCEGAS
HIHIHI
PORNÔ
AH, QUE DELÍCIA
HUMM
VIDA REAL
QUE CALOR
MEU CABELO

Num estudo norueguês feito entre casais de 23 a 67 anos, por volta de 40% haviam tido relação sexual entre uma e duas vezes por semana durante o último mês.[8] Apenas um grupo entusiasmado de 10% fez sexo de três a quatro vezes por semana ou mais. Um número igual não fez sexo nenhuma vez nesse período. Os outros tinham relação sexual uma vez a cada duas semanas ou mais raramente.

Nesse estudo, talvez surpreendentemente, não havia uma diferença muito grande entre a frequência com que os diferentes grupos etários tinham relação sexual. Somente quando os casais passavam dos cinquenta anos começavam a fazer sexo com frequência um pouco menor, mas, mesmo assim, mais de 40% tinham relação sexual de uma a duas vezes por semana, ou mais. No entanto, com base numa série de estudos, sabemos que a idade é um dos fatores mais importantes para determinar a frequência da atividade sexual em um relacionamento. Isso se deve, entre outros fatores, à deterioração da função sexual do corpo com a idade. A libido diminui, os homens têm problemas eréteis e as mulheres podem ter mucosas frágeis e finas como resultado do baixo nível de estrogênio, levando a mais desconforto na hora da relação. No entanto, existem outros fatores que explicam a frequência com que fazemos sexo. Estar apaixonado é um deles.

O período inicial de um relacionamento pode parecer uma bolha. O cérebro é inundado por substâncias transmissoras que disseminam felicidade, satisfação e desejo. Enlevada pela paixão, você esquece que existe algo além de vocês dois. O sexo se torna mais importante que o sono, a comida e os amigos, tornando-se uma linguagem comum para comunicar tudo o que vocês ainda não se atrevem a dizer com palavras: agora eu e você somos a única coisa que importa.

No final, a rotina tende a chegar sorrateiramente. Uma noite você se pega olhando para o relógio enquanto uma mão ansiosa entra pela sua calcinha. "Por que a gente não fica só um pouco de conchinha? Preciso acordar cedo", você diz, com um sorriso de desculpas no rosto. Tem algo de errado com a relação se você de repente não tem tanta vontade de fazer sexo a qualquer hora do dia? Ou será que é uma evolução normal?

Um estudo alemão analisou a vida sexual de 1900 estudantes na faixa dos vinte anos que estavam em relacionamentos estáveis.[9] Foi encontrada uma correlação clara entre o tempo que fazia que os casais estavam juntos e a frequência com que tinham relações sexuais. Na média, os recém-apaixonados faziam sexo dez vezes por mês, ou seja, duas vezes e meia por semana. Setenta por cento tinham relação sexual mais de sete vezes por mês. Após o primeiro ano, o número de coitos começava a baixar. Quando o relacionamento tinha durado entre um e três anos, menos da metade fazia sexo duas ou mais vezes por semana. Depois de cinco anos, eles atingiam uma espécie de ponto mínimo. A frequência das relações sexuais caía pela metade, de dez para cinco vezes por mês. Esses resultados também foram observados em outros estudos[10] e em relacionamentos lésbicos.[11]

Em outras palavras: você não é a única a sentir que estão fazendo menos sexo do que antes. E por que isso? O estudo alemão fez algumas observações interessantes. No início do relacionamento, as mulheres e os homens tinham desejo sexual igualmente forte e a mesma vontade de intimidade e proximidade. Então algo curioso ocorria. Enquanto os homens continuavam tendo o mesmo tesão depois de três anos, havia uma diminuição radical no desejo sexual das mulheres após o primeiro ano do relacionamento. No primeiro ano, três em quatro mulheres afirmavam que queriam fazer sexo frequente. Depois de três anos, essa proporção era reduzida a apenas uma em quatro. Subindo de 9% a 17%, o dobro do percentual inicial que disse que *frequentemente* sentia falta de desejo.

Um exemplo ilustrativo disso é com que frequência os homens e as mulheres num relacionamento são rejeitados quando estão a fim de sexo. No estudo norueguês que citamos antes, 50% dos homens diziam que eram rejeitados sexualmente de vez em quando, enquanto um em dez sentia que era rejeitado com frequência. Já 90% das mulheres declaravam que nunca ou raramente eram rejeitadas pelo parceiro.[12]

No decorrer do relacionamento, o que não diminuiu, e ainda aumentou, foi a necessidade das mulheres de intimidade e proximidade. Para os homens, no entanto, a vontade de carinho se reduziu ao longo do tempo. O clichê talvez seja mais adequado do que a gente gosta de crer: as mulheres querem carinho e os homens querem transar. Não sabemos por quê. De acordo com os pesquisadores por trás do estudo alemão, a melhor explicação se encontraria na evolução: inconscientemente, a mulher usa o sexo como uma maneira de vincular o homem a si mesma e perde o interesse depois de atingir seu objetivo. Outros acreditam que a resposta pode ser encontrada no grau variado do instinto sexual biológico (se sexo é um instinto ou não é uma questão à qual vamos voltar). Finalmente, muitos alegam que a sociedade define como as mulheres e os homens devem se comportar. A ideia então seria que ter tesão faz parte do que a sociedade percebe como masculino, enquanto a manifestação do mesmo grau de excitação sexual é considerada pouco feminina. Isso pode levar as mulheres a entrar num padrão mais assexuado que os homens.

Até agora vimos que, quanto mais tempo um casal estiver junto, menos sexo faz. Ao mesmo tempo, sabemos que os casais mais felizes são os que fazem mais sexo. O consolo é que parece haver um teto. Um estudo canadense com 30 mil pessoas mostrou que o nível de felicidade não aumentou naquelas pessoas que tinham relação sexual mais de uma vez por semana.[13] Ao que parece, os seres humanos encontraram por conta própria a média áurea de uma a duas relações sexuais por semana!

Que outros aspectos além da frequência contribuem para determinar nossa satisfação com a vida sexual? Mais uma vez, a resposta talvez seja óbvia: a qualidade do relacionamento.[14] Há uma ligação estreita entre nossa satisfação com o relacionamento e a qualidade da vida sexual. Não se sabe se sexo bom nos deixa satisfeitos com o relacionamento ou se um relacionamento bom gera sexo bom. Provavelmente, é uma mistura dos dois.

Um bom relacionamento tem muito a ver com comunicação. É preciso conversar sobre sexo e sentimentos. Mas para que falar sobre sexo? Não é a prova definitiva de que o relacionamento morreu sexualmente? Afinal, coisas excitantes como sexo casual e novos relacionamentos consistem na ausência de falatório. As pessoas têm tanto medo de conversar que são bem capazes de pular a camisinha para não estragar o clima. A pequena parada representa uma ameaça ao frágil estado de mistério e emoção.

Mesmo assim, o fato é que os casais que conseguem ter intimidade emocional e conversar sobre sentimentos, necessidades e expectativas estão mais contentes com o relacionamento e a vida sexual no longo prazo.[15] Falar abertamente sobre o que cada um quer e precisa sexualmente cria segurança, o que gera satisfação. Os casais que conversam sobre sexo não ficam apenas mais satisfeitos: também fazem mais sexo.[16]

Existem muitas coisas num relacionamento que podem acabar com o desejo sexual: o estresse, a falta de tempo de qualidade juntos, a sensação de inadequação sexual, uma autoimagem negativa e a falta de consciência corporal. Se você e seu parceiro têm necessidades sexuais diferentes, vocês podem rapidamente cair num círculo vicioso em que um sempre toma a iniciativa e o outro muitas vezes o rejeita. Isso é desagradável. Você se sente culpada por não conseguir corresponder às expectativas do outro e pode começar a recear que ele vá acabar se cansando de você. Quanto mais se preocupa com essas coisas, menor fica seu desejo sexual. No final, você evita até carícias inocentes ou beijos, com medo de que levem a uma expectativa de algo mais.

Essa dinâmica muitas vezes está por trás da diminuição da frequência do sexo. É ingênuo acreditar que se pode sair dessa situação sem conversar. Se mais casais tivessem tido coragem de conversar na hora que perceberam que algo estava indo mal, muitos dos problemas talvez tivessem sido evitados. Então, é só sentar com seu parceiro, deixar o celular de lado e ter uma conversa de verdade. O bônus pode até ser mais sexo.

Você pode pensar que quantidade não é tudo, e estamos de pleno acordo. Tudo bem que vocês tenham relação sexual uma ou duas vezes por semana, mas é o *conteúdo* que importa. Que tipo de sexo as pessoas fazem na verdade? Afinal, sexo pode significar tanta coisa: é possível chupar ou lamber, usar a vagina ou o ânus. Você pode gozar ou não, ter relações na cama, no sofá ou no elevador. Para algumas, o sexo de rotina é o inimigo — elas sentem falta da emoção e da imprevisibilidade da vida de solteira ou do início do relacionamento.

Num estudo australiano de 2006 com 19 mil pessoas, foram investigadas as combinações de atos sexuais que as pessoas haviam praticado por último.[17] Cerca de 12% das pessoas haviam tido só relação vaginal. Metade teve relação vaginal e estímulo de genitália com as mãos. Um terço também fez sexo oral. Não surpreendentemente, notou-se que, quanto maior o envolvimento de mãos e língua, maior a chance de a mulher atingir o orgasmo.

Há muitas expectativas ligadas ao que constitui uma boa vida sexual. A realidade é que uma vida sexual normal é mesmo bem normal. Pouquíssima gente transa feito coelhos. As pessoas perdem um pouco do entusiasmo à medida que a paixão inicial passa e a rotina vem. Uma minoria chupa o namorado toda vez que tem relação. Mesmo assim, a maioria está bem satisfeita. E, se você quiser que melhore, só há uma coisa a fazer: conversar.

A FALTA DE DESEJO

Ter tesão não é mais tabu: pelo contrário, quase se tornou um ideal entre as jovens. O pacote da perfeição significa que devemos curtir sexo, tomar a iniciativa e experimentar coisas novas. Mas o que fazer se o desejo sumiu ou se nunca se manifestou? Pessoas nessa situação costumam se sentir excluídas.

No inverno de 2015, Nina teve o prazer de conhecer uma avó fora de série. A fascinante dra. Shirley Zussman, na época com cem anos de idade, era uma mulher pequena e curvada, com lábios carnudos e olhos cintilantes. Pode-se dizer que assistiu à revolução sexual de perto. Foi aprendiz de William Masters e Virginia E. Johnson — conhecidos pela "descoberta" do orgasmo feminino e fonte de inspiração para o seriado *Masters of Sex*, da HBO. Desde a década de 1960, a dra. Zussman atua como terapeuta sexual em Nova York.

Meio século mais tarde, ela ainda atende clientes em seu consultório florido no Upper East Side, cujas estantes são adornadas por figuras de madeira em diversas posições sexuais. Essa trajetória lhe dá um olhar único sobre a evolução dos problemas sexuais ao longo dos anos: "No passado, os pacientes chegavam com queixas relacionadas ao orgasmo — a ejaculação precoce ou a ausência do clímax —, mas agora é basicamente excitação que está faltando", ela diz. Segundo Zussman, as pessoas sem dúvida fazem melhor sexo hoje do que na década de 1960, mas isso não ajuda se falta energia. Ela acha que a tecnologia e a elevada pressão no trabalho são os culpados. "As mulheres que me procuram estão tão cansadas que preferem ficar olhando para os malditos iPhones em vez de dedicar tempo à intimidade. Estamos nos esquecendo de tocar um no outro e de nos olhar nos olhos."

É possível que a dra. Zussman tenha razão. Ao que parece, a falta de libido é a nova doença da mulher. Um grande estudo de 2013 mostrou que uma em cada três mulheres britânicas sofreu com isso durante o último ano.[18] Entre mulheres de dezesseis a 24 anos, uma em cada quatro relatou que lhe faltava interesse por sexo. São estatísticas tristes.

Com que padrão as mulheres que sofrem de falta de libido se comparam? Desde a década de 1960, tem-se usado uma espécie de modelo dominó para sexo com quatro fases de resposta: desejo, excitação, orgasmo, resolução. O desejo é definido como uma vontade de atividade sexual, incluindo a imaginação e os pensamentos. Torna-se um processo totalmente mental: "Estou a fim de sexo AGORA!". A excitação, no entanto, é uma sensação de prazer e uma reação puramente física, incluindo, entre outros, a vascularização aumentada da genitália, a umidificação e a expansão da vagina, o aumento do batimento cardíaco, da pressão arterial e da frequência respiratória.

Apenas mais recentemente, os cientistas começaram a questionar esse modelo. De fato, pesquisas mostraram que até uma em cada três mulheres raramente ou nunca sente desejo antes da relação, ou seja, elas não têm "desejo espontâneo", como se chama na linguagem técnica. Mesmo assim, a maioria delas sente excitação física e prazer durante o sexo. Isso talvez soe estranho. Será que tantas mulheres por aí realmente sofrem de algum problema sério?[19]

"Não" é a resposta de cada vez mais gente. Para muitas mulheres, o desejo é *responsivo*, ou seja, surge como resultado de toques íntimos ou de uma situação sexual.[20] A excitação física vem antes do desejo, pode-se dizer, e, portanto, essas mulheres dependem em maior grau de preliminares e intimidade para ligar o botão. As mulheres com desejo responsivo têm interesse diminuído por sexo e tomam pouca iniciativa na cama, mas ainda são capazes de fazer sexo gostoso uma vez que começam. Seu desejo só precisa de alguns cuidados a mais.

A pesquisadora Emily Nagoski assumiu como seu carro-chefe informar as mulheres sobre o desejo responsivo. No livro *Come As You*

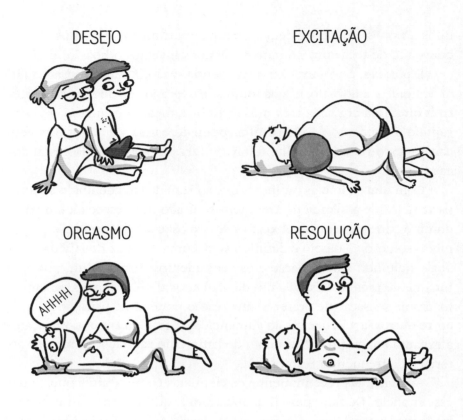

Are, ela alega que quase uma em cada três mulheres tem um tipo de desejo responsivo. Na extremidade oposta, encontramos os 15% que têm o desejo "clássico" e espontâneo, caracterizado pela vontade de fazer sexo do nada. O restante das mulheres se situa em algum ponto intermediário.[21] Às vezes, elas estão com vontade de fazer sexo sem entender exatamente por quê, enquanto outras vezes a ideia de ter relação sexual parece enfadonha até sentirem uma resposta do corpo e a cabeça lentamente entrar no clima. Apenas um pequeno grupo de aproximadamente 5% carece de qualquer desejo sexual, tanto espontâneo quanto responsivo.

O modelo do desejo responsivo é uma clara ruptura com o retrato que a cultura popular apresenta de como o sexo deve ser. Algumas meninas e mulheres que encontramos não se enxergam assim. Querem saber se são anormais porque não têm o mesmo interesse por sexo que "todo mundo". Acreditam que o namorado as acha chatas e se sentem culpadas por nunca tomarem a iniciativa. Para muitas dessas mulheres, pode ser um alívio conhecer um modelo alternativo de explicação. Tudo indica que o desejo responsivo seja apenas uma variação perfeitamente normal da sexualidade feminina, e não um defeito ou uma doença.*

Parte da razão por que pensamos no desejo espontâneo como norma é que essa é a forma dominante como ele funciona nos homens. Segundo Nagoski, três em cada quatro homens teriam um desejo do tipo espontâneo e, por algum motivo misterioso, supomos que a sexualidade dos homens e das mulheres deve funcionar igual. Algo que talvez não seja o caso, conforme veremos.

Outra fonte de confusão é o mito de que o ser humano nasce com um instinto sexual,[22] com tesão. De certa forma, os instintos são impulsos que garantem nossa sobrevivência. São a origem de, entre outras coisas, sede, fome e sono. Nosso cérebro manda a mensagem, totalmente inconsciente, de que é hora de fazer determinada coisa para que o organismo se mantenha em equilíbrio, por exemplo, como dormir, comer ou beber. Se tivéssemos um instinto sexual, teríamos necessidade de sexo da mesma forma que temos necessidade de comida, sono e agasalho no frio. Nesse caso, ele seria uma necessidade básica para sobreviver. Quando a prática sexual se define assim, não é de estranhar que pensamos que há algum problema sério se não tivermos vontade de fazer sexo.** E, caso alguém esteja em dúvida, ninguém morre por falta de sexo — não se trata de um instinto, mas de um prêmio.[23]

Desde que a prática sexual seja prazerosa e agradável, ela funciona como uma droga para o cérebro: queremos mais. O desejo é estimulado

---

* Naturalmente, essa classificação de tipos de desejo sexual se aplica também aos homens. Eles também podem ter desejo responsivo, mas é um pouco mais raro que o apresentem como primário. Segundo Nagoski, 75% dos homens sentem primeiramente desejo espontâneo, em comparação com 15% das mulheres. Cinco por cento dos homens têm o desejo responsivo como sua forma principal, comparado com 30% das mulheres.

** De fato, a falta ou perda de desejo sexual é um diagnóstico na Classificação Estatística Internacional de Doenças e Problemas Relacionados com a Saúde (CID-10), e você pode recebê-lo mesmo que tenha prazer e excitação sexual. No sistema americano, o *DSM-5*, o diagnóstico correspondente foi alterado.

e começamos a procurar situações em que podemos obter sexo. Agora chegamos ao ponto mais importante de Nagoski: se o sexo não funciona como um prêmio para você, porque dói, é ligado a abusos no passado ou simplesmente é chato, por exemplo, o desejo diminui. O sistema só funciona enquanto o sexo serve como uma recompensa para o cérebro. Em outras palavras, não nascemos com tesão: *ficamos* com tesão.

Podemos tirar duas lições disso. Em primeiro lugar, que as mulheres (e os homens) que têm pouca vontade de fazer sexo, ou de modo geral ou porque só sentem desejo responsivo, não nasceram anormais nem são doentes. Algumas pessoas adoram chocolate, outras não. A gente não pensa que tem algo de errado com quem não gosta de chocolate, ainda que a maioria dos cérebros reaja de forma positiva à combinação de gordura e açúcar. Aliás, importa alguma coisa se taxarmos as pessoas de doentes? Importa, sim, porque o restinho de desejo sexual que ainda existe em você morre caso se sinta uma aberração ambulante.

Em segundo lugar, isso significa que o desejo sexual não é uma constante. Nascemos com um *potencial* para o tesão, mas até que ponto chegaremos varia ao longo do tempo, dependendo da quantidade de prazer e satisfação que o sexo nos proporciona e da nossa situação de vida em geral. Além disso, nossa história sexual, ou seja, as experiências que fazem parte da nossa bagagem, contribui para formar o desejo sexual.

Isso explica por que a libido sobe e desce em ondas ao longo da vida e conforme as condições em que vivemos. Também nos oferece uma oportunidade fantástica de influenciar o desejo. O sistema de premiação do cérebro pode ser manipulado se entendermos como funciona. E agora chegamos à maior diferença entre os homens e as mulheres.

Os pesquisadores de sexo inventam um monte de coisa. Numa série de pesquisas, homens e mulheres foram equipados com medidores no pênis e na vagina para medir a vascularização dos órgãos sexuais. Assim se pode ter uma medida do grau de excitação física. Trata-se de respostas automáticas que não são controladas conscientemente. Nos experimentos, as cobaias assistem a filmes pornô: sexo hétero, gay, carinhoso, violento e até entre macacos. Em outras palavras, tem para todo gosto. Cada um deve indicar seu grau de excitação enquanto assiste aos diferentes clipes. O que se descobre é muito interessante.[24]

Nos homens, há uma correlação de cerca de 65% entre a ereção do pênis e a sensação de tesão que eles têm.[25] Ou seja, a cabeça está em sintonia com as respostas automáticas da genitália. "Ah, estou com o pênis duro, então devo ter vontade de fazer sexo", pensa o homem. (Obviamente, isso é uma simplificação. Os homens também podem ter uma ereção sem qualquer vontade de fazer sexo, por exemplo, na forma da conhecida ereção matinal ou quando um adolescente fica com o pau duro quando vai até a lousa mostrar um cálculo para a sala.) O desejo masculino é intimamente ligado às peripécias do pênis, por isso comprimidos como o Viagra funcionam superbem para homens com dificuldade. O Viagra não afeta o cérebro, apenas garante que os vasos que levam o sangue para *fora* do pênis se encolham, de modo que o pênis continue duro e vascularizado. Isso é mais do que o suficiente — com a colaboração do pênis, tudo está praticamente resolvido.

Nas mulheres, no entanto, há apenas uma coincidência de 25% entre os desejos da cabeça e os do aparelho genital.[26] A correlação é tão baixa que não se pode dizer coisa alguma sobre a vontade ou não de sexo de uma mulher com base na umidade ou vascularização de sua genitália. Os órgãos genitais femininos ficam inchados e molhados tanto por assistir a homens fazendo sexo com homens como macacos em plena atividade sexual, sem que isso necessariamente signifique que elas se sintam excitadas. Em grande medida, a genitália feminina reage mais a sexo lésbico do que à pornografia heterossexual. Ainda mais inquietante é o fato de que uma mulher pode ficar fisicamente excitada e até atingir o orgasmo durante o abuso sexual.[27] O que significa isso? Que algumas mulheres curtem sexo entre macacos ou gostam de ser estupradas?

Não, não e, mais uma vez, não. Isso significa que não há concordância entre o cérebro e a genitália no que diz respeito ao desejo. Evidentemente, as duas partes do corpo não falam a mesma língua, e as mulheres com libido muito baixa são as que registram a maior discordância. Seu cérebro quase não consegue captar os sinais dos órgãos genitais.

O desejo da mulher vive sobretudo na cabeça. Para nós, mulheres, não basta ter uma pessoa atraente na cama, ou ficarmos com a genitália molhada e ereta, como muitas vezes é o caso dos homens. Precisamos de mais que isso. É nosso cérebro que pede estímulo, não a genitália. Por isso, o Viagra funciona apenas em pouquíssimas mulheres, embora tenha sido tentado.[28] Se for para influenciar o desejo sexual das mulheres através de comprimidos, será necessário começar a mexer nos meandros intrincados do cérebro, e *isso* é medicina de um nível completamente diferente.

Já houve várias tentativas de desenvolver uma "pílula cor-de-rosa" para a libido feminina. Entre outros, fizeram experimentos dando testosterona a mulheres, por pensarem que seria essencial para a libido. O problema é que não querem dar testosterona a mulheres em idade fértil devido aos efeitos potencialmente prejudiciais no feto em caso de gravidez. Portanto, os estudos foram realizados em mulheres que carecem quase que totalmente de testosterona por causa de cirurgias oncológicas ou porque atingiram a menopausa. De modo geral, foram vistos resultados moderadamente positivos nesses casos.[29] O melhor estudo feito em mulheres um pouco mais novas, de 35 a 46 anos de idade, não verificou nenhum aumento nos níveis do desejo.[30] Entretanto, as mulheres que receberam uma dose média de testosterona tiveram um aumento de 0,8 "evento de satisfação sexual" no mês, em comparação com as mulheres que tomaram um placebo.

Os resultados indicam que aumentar a testosterona, depois de passar um nível mínimo bem baixo, tem pouco efeito. De fato, os estudos que analisam seu efeito sobre a libido não podem relatar grandes descobertas. Ter um nível alto ou baixo não parece ser um bom indicador para prever onde você está na escala da libido.[31] Pelo visto, os hormônios sexuais simplesmente não têm um impacto tão grande sobre ela como se achava.[32]

Outros fármacos também foram testados. Melanotan é um hormônio sintético comumente conhecido como a "droga da Barbie" que chamou muita atenção na mídia norueguesa porque adolescentes o compravam ilegalmente na internet. Ele imita um dos hormônios do organismo que deixa a pele bronzeada e cria pintas no corpo. A princípio, a substância foi desenvolvida como um autobronzeador em forma de comprimido. Mais tarde, descobriram que tem efeitos colaterais, como a diminuição do apetite e o possível aumento da libido. O sonho da mulher perfeita foi semeado: magra, de pele dourada e com tesão. Como era de esperar, a indústria farmacêutica adorou.

O problema era que no fim das contas ficaram evidentes efeitos colaterais potencialmente fatais ligados ao uso do Melanotan. Todos os testes com a droga foram suspensos. A seguir, a empresa farmacêutica descobriu que poderiam produzir uma variante menos perigosa, chamada Bremelanotide. Depois de anos de testes, o medicamento agora está na fase final de estudos e parece que pode ser aprovado. Só que ele é caro e precisa ser ministrado em forma de injeção. Pra piorar, seu efeito não é particularmente grande. Em média, as usuárias têm metade de um "evento de satisfação sexual" a mais por mês em comparação com uma injeção de placebo.[33] Ou seja, nada para causar euforia.

Outro medicamento, Flibanserin, foi originalmente desenvolvido como um antidepressivo, mas em agosto de 2015 obteve aprovação nos Estados Unidos para uso por mulheres diagnosticadas com baixa libido. Esse remédio também é caríssimo — sai mais de oitocentos dólares por mês — e precisa ser tomado diariamente. Devido ao risco de queda fatal da pressão arterial, quem o toma não pode ingerir álcool. Efeitos colaterais como enjoo, tontura e fadiga são relativamente comuns. O resultado não é nada impressionante. As usuárias têm entre 0,4 e um "evento de satisfação sexual" a mais por mês.[34]

Em outras palavras, por enquanto as pílulas não parecem ser o remédio milagroso que se esperava. Levando em consideração os efeitos colaterais, o custo e a eficácia, nenhum desses medicamentos serve para grande coisa. Entretanto, estudos destacaram o quanto nossas emoções têm a ver com o desejo e a satisfação sexual. Em alguns deles, verificou-se um efeito placebo elevadíssimo, mais alto do que se viu em quase qualquer outro "fármaco". Num estudo do Viagra, observou-se que 40% das mulheres que receberam pílulas de açúcar relataram uma melhora do desejo sexual.[35] Ao tomar um comprimido, elas passaram para um novo estado e um novo papel. Conseguiram romper com velhos padrões enraizados que as faziam se identificar com alguém que não quer sexo.

O efeito placebo nos mostra o seguinte: nosso desejo sexual está na cabeça e pode ser manipulado. Mas como?

A pesquisadora de sexo Emily Nagoski explica isso muito bem.[36] Visualize o cérebro entronizado sobre o corpo como um diretor sensível. O tempo todo, ele recebe sinais do organismo e do entorno, interpretando e reunindo tudo numa imagem delicadamente ajustada. Nosso sistema nervoso e os sinais que ele manda para o cérebro são construídos de forma bastante simples, mais ou menos igual aos códigos de um computador, onde tudo é zero ou um. Temos um caminho de sinal que diz "seguir", chamado de *excitação*, e outro que diz "frear", ou *inibição*. A relação entre esses sinais define o que o cérebro decide fazer com o corpo em determinado momento. Se o freio for apertado com maior força, não importa que você esteja acelerando ao mesmo tempo, é a soma que decide.

Imagine que cada um dos motivos que fazem você evitar sexo — os conscientes e os inconscientes — seja uma pisadinha no freio. Exemplos são estresse, depressão, imagem corporal negativa, sentimento de culpa e medo de não atingir o orgasmo. Essas pisadas leves podem se acumular a ponto de levar o freio ao máximo e causar uma parada total. Para evitar que pisemos com tanta força, o cérebro precisa receber um sinal ainda mais forte que diz "seguir". O prêmio tem de ser maior que o esforço. Às vezes, isso acontece automaticamente, como quando estamos apaixonadas, mas de resto a tarefa é cuidar para que os sinais de "seguir" possam predominar e que as freadas sejam as mais fracas possíveis. Isso soa um pouco vago, mas na realidade não há mágica. O primeiro passo é reconhecer que o desejo sexual não é algo que surge automaticamente ou uma característica constante e inata. Em seguida, você precisa sentar e pensar no que deixa você excitada e no que faz com que perca o interesse. Siga a dica de Nagoski e crie uma lista.

O que me faz perder o interesse? *Sexo antes de dormir, porque me preocupo em não descansar para o dia seguinte. Estar chateada ou triste. Medo de que meu namorado queira quando não estou com vontade e que eu tenha que rejeitá-lo de novo. Insegurança quanto ao relacionamento. Ciúme. Sexo rotineiro e previsível. Necessidade de gozar para que meu namorado se sinta um bom amante. Estresse ou preocupação com coisas que deveria ter feito durante o dia, mas que não consegui. Me sentir feia. Não ter tomado banho e achar que estou suja. Ficar conferindo o celular na cama.*

O que me excita? Saber que temos um monte de tempo e que não precisamos nos apressar. Uma trepadinha sem papo. Pensar no orgasmo. Me sentir bem no meu próprio corpo. Um livro ou filme erótico ou pornô. Sexo depois do treino, enquanto as endorfinas fluem e o sangue ainda corre forte. Sexo à luz do dia. Escuridão profunda e protetora. Roupa de cama nova. Me sentir amada. Elogios. Ambiente novo. Ambiente seguro. Ver meu parceiro feliz. Estar feliz. Sentir cócegas nas costas. Quando me atrevo a experimentar coisas novas. Quando estou confiante de que o que faço na cama é exatamente o que meu parceiro gosta.

Depois, começa o trabalho de verdade. Você deve criar as condições propícias para que a balança esteja inclinada na direção "seguir". Isso significa eliminar o número máximo de freios, além de criar um ambiente em que a maior parte dos seus botões possa estar ligada.

Se está num relacionamento, é praticamente impossível fazer isso sozinha. Você tem que envolver seu parceiro, dizer o que a deixa acesa e quais são suas necessidades. Em relacionamentos realmente emperrados, os terapeutas sexuais recomendam parar totalmente de fazer sexo por um tempo ou criar regras básicas, como definir um dia e um horário fixo para a relação sexual e abrir espaço na agenda para isso. Pode parecer pouco sexy, mas há uma ideia por trás disso. Ao eliminar todas as expectativas sobre sexo, o casal cria um respiro para que o desejo volte a fluir por si só. Ele não pode ser forçado. Se sentir desejo sexual for uma *obrigação*, isso se torna mais um freio.

O que não quer dizer que o casal deve parar com toda a intimidade. Em muitos casos, funciona ao contrário, pois se abre um espaço para a troca de carícias sem a pressão de fazer algo a que você não está disposta. Você deve ser gentil consigo mesma, ter paciência. Se seu parceiro não achar isso importante, você talvez tenha encontrado uma das chaves do problema.

Com seus mais de cem anos nas costas, a dra. Zussman entendeu algo importante: o desejo sexual não surge num vácuo. Ele está intimamente ligado às condições nas quais vivemos e sobretudo ao relacionamento que temos com nós mesmas. Não existe uma solução rápida. No entanto, a maioria de nós tem a capacidade de sentir desejo.

O ORGASMO

Trata-se de um fenômeno singular e fabuloso. Ele se distingue do trabalho tedioso de rotina ao qual o corpo se dedica para nos manter vivas. Enquanto o coração bate para bombear sangue pelo corpo, o intestino ronca e rumina para que sejamos nutridos e o cérebro envia sinais nervosos para movimentar o corpo e fazer planos, o orgasmo tem uma função bem especial: ele nada mais é do que prazer, um prazer que faz os dedos dos pés se encolherem, os pelos se arrepiarem e a boca gemer. Ele é nosso prêmio.

Já foram aventadas muitas definições para descrever o que na verdade é o orgasmo, e os cientistas discordam um pouco entre si. O entendimento médico tradicional é que se trata de um pico transitório de prazer sexual intenso associado a contrações rítmicas da musculatura do aparelho genital.[37]

Hoje, os pesquisadores de sexo consideram essa definição muito restrita. Cada mulher tem uma experiência diferente do orgasmo. Além do mais, do ponto de vista fisiológico, é possível ter orgasmos desagradáveis ou orgasmos completamente assexuais, por exemplo em casos de abuso ou durante o sono. De fato, uma em cada três mulheres tem orgasmo enquanto dorme.[38] Por isso os cientistas preferem dizer que o orgasmo é simplesmente uma liberação súbita e involuntária de tensão sexual,[39] assim como um arco esticado que se solta.

Consequentemente, é possível ter orgasmo sem prazer, orgasmo sem contato físico com a genitália e orgasmo sem contrações genitais. Algumas mulheres descrevem apenas uma sensação de calor e estremecimento que se espalha pelo corpo inteiro, seguida de uma sensação inconfundível de que "acabou". Mas todas sabem quando tiveram um orgasmo. Se você está em dúvida, é porque não aconteceu. É uma noção ao mesmo tempo vaga e simples.

Se for para a gente se concentrar no entendimento clássico do orgasmo, que, afinal de contas, é o mais comum, ele é o pico da resposta sexual. Quando as mulheres ficam sexualmente excitadas, os pequenos lábios e as partes internas do clitóris se enchem de sangue, da mesma forma que o pênis do homem endurece. De fato, o complexo clitoriano dobra de tamanho quando você fica com tesão. Já dez a trinta segundos depois de iniciar a estimulação da genitália, a vagina começa a ficar molhada. Ela também se alarga e estende pelo menos um centímetro. Quanto mais perto do clímax você chega, mais aumenta o batimento cardíaco, a respiração acelera e a pressão arterial sobe. Muitas também sentem os músculos no resto do corpo se contraírem e os dedos das mãos e dos pés se encolherem. Isso tem um nome chique: *espasmos carpopedais*.

Por fim, chega o orgasmo. Uma sensação de bem-estar se espalha dos pés à cabeça. Parece que a área genital explode, e os músculos locais se crispam em contrações rítmicas. Elas começam na parte inferior da vagina e se espalham por toda ela e pelo útero. Com frequência, os músculos em torno da uretra e do ânus também participam. Na média, o orgasmo da mulher dura aproximadamente dezessete segundos.[40] Tendo chegado ao fim, o sangue começa a ser esvaziado dos órgãos genitais, assim como o pênis do homem fica mole depois. Então o corpo passa para a fase de resolução, na qual tudo volta a seu estado normal.

Diferentemente do homem, a mulher é capaz de ter vários orgasmos em sequência se continuar a se estimular. Não se sabe qual é o recorde mundial de orgasmos. Por algum motivo, o *Guinness* não publicou isso, mas outros recordes sexuais superinteressantes como "sexo com mais frequência" estão disponíveis no site. Se você quer saber, é do grilo *Ornebius aperta*, da Austrália, que realiza cinquenta coitos num período de três a quatro horas. Um safado.

O maior número extraoficial de orgasmos que conhecemos vem da chamada Masturbate-A-Thon, que é uma competição de masturbação destinada à arrecadação de dinheiro para caridade.[41] O recorde é de 2009, da edição dinamarquesa do evento, na qual a vencedora teria atingido 222 orgasmos durante uma sessão, que supomos ter sido prolongada. Para a maioria, parece ser uma meta que exigiria certo esforço...

Talvez você estranhe o fato de estarmos falando sobre o orgasmo de modo geral, pois não existe orgasmo clitoriano, vaginal, do ponto G, tântrico, com ejaculação, orgasmos múltiplos e orgasmo por ter os dedos do pé chupados?

Na realidade, todos são a mesma coisa: um orgasmo. A resposta mental e física é a mesma. A diferença reside apenas no que o provoca. Nosso corpo inteiro é uma zona erógena. Por todo lado, há terminações nervosas que podem ser estimuladas causando prazer. Pense em como é gostoso ser beijada na nuca, receber cafuné ou ser acariciada na parte interna da coxa. Também se sabe de mulheres que têm orgasmos espontâneos durante o dia todo, todos os dias, sem nenhum tipo de estimulação física, e de mulheres que podem atingir o orgasmo com a respiração.

Em especial, os termos "orgasmo vaginal" e "orgasmo clitoriano" são muito usados, embora não haja nenhuma diferença real entre eles.[42] Já sabemos que o clitóris é um órgão grande e não apenas um botãozinho na região superior da vulva. Suas partes internas englobam tanto a uretra quanto a vagina e podem ser estimuladas indiretamente através de quase qualquer ponto da vulva e da vagina. Falar de "orgasmo clitoriano" e "orgasmo vaginal" é impreciso, levando em consideração o grande envolvimento do clitóris no sexo vaginal. Na verdade, a própria vagina é bastante insensível. Como você vai ver mais adiante, a localização da cabeça do clitóris difere de uma mulher a outra. Alguns alegam que sua localização pode facilitar ou dificultar o orgasmo feminino durante a relação vaginal.[43]

A ejaculação feminina, também conhecida por *squirting*, é lendária e tem sido descrita na literatura há mais de 2 mil anos, desde a época de Aristóteles.[44] Na maioria das mulheres, porém, a uretra não está muito envolvida na vida sexual, apesar de sua localização entre a cabeça do clitóris e a vagina. No entanto, algumas sentem que algo de especial acontece com ela quando atingem o orgasmo, e isso leva tanto elas como os cientistas a coçarem a cabeça. Quando as mulheres gozam, um líquido transparente e leitoso esguicha da abertura da uretra. Algumas relatam pouco mililitros, enquanto outras falam de quantidades equivalentes a um copo. Que tipo de orgasmo é esse?

Não sabemos quantas mulheres ejaculam, mas sabemos que ocorre, e muita gente já viu o fenômeno na internet. Em 2014, a pornografia que retrata mulheres ejaculando foi proibida no Reino Unido.[45] Desconhecemos a razão por que a ejaculação feminina seria pior que outros tipos de pornô, como aquele que inclui ejaculação masculina. Pelo visto, alguns acham a ejaculação feminina especialmente ofensiva, talvez por pensarem que o líquido seja xixi. Mas será que é?

Até agora, a composição do líquido ejaculado continua indefinida. Segundo alguns estudos, ele provém das glândulas de Skene. Elas estão situadas na parede anterior da vagina, na altura da parte inferior da uretra. Pelo visto, nem todas as mulheres têm tais glândulas, e o tamanho pode variar, algo que explicaria por que apenas algumas mulheres chegam a ter orgasmo com ejaculação. As glândulas seriam o equivalente à próstata, que participa da produção do esperma, e elas liberam sua secreção na uretra na hora do orgasmo.[46] Algo que sustenta essa teoria é que foram encontradas substâncias prostáticas no líquido de algumas mulheres que ejaculam.[47] Contudo, um estudo de 2015, realizado com ultrassonografia em sete mulheres que se masturbaram, concluiu que o ejaculado era em grande parte urina, embora também tenham encontrado pequenas quantidades de substâncias prostáticas no líquido.[48] Alguns cientistas acreditam que se trata de dois fenômenos distintos: algumas mulheres ejaculam pequenas quantidades de líquido branco das glândulas de Skene, enquanto outras esguicham quantidades maiores de líquido transparente da bexiga.[49] De qualquer forma, talvez pouco importe a composição exata da secreção. Para algumas mulheres, é uma parte natural do orgasmo.

Vamos voltar à história do orgasmo clitoriano e do orgasmo vaginal. Por muito tempo, as mulheres têm sofrido com a sensação de que existe uma hierarquia de orgasmos, e que o chamado orgasmo vaginal, provocado apenas pela relação vaginal, está no topo. Sentem que tem algo de errado com elas se não atingirem o orgasmo só com o "entra e sai", como Alex DeLarge gosta de chamar no romance *Laranja mecânica*. É como se estivessem roubando se precisarem dar uma ajuda com os dedos ou serem lambidas para gozar.

Isso é estranho. Não só porque um orgasmo é um orgasmo de qualquer forma, mas também porque tal maneira de atingir o orgasmo na realidade é incomum para as mulheres. E como surgiu essa classificação estranha dos orgasmos femininos?* Em todo caso, não se trata de resquícios dos tempos bem antigos. Antes do Iluminismo, acredita-

---

* O relato histórico a seguir foi inspirado na maravilhosa HQ de Liv Strömquist, *Kunskapens frukt* [O fruto do conhecimento].

va-se que a mulher precisava ter orgasmo para poder engravidar.[50] Se quisessem garantir a gravidez, o homem e a mulher até teriam que gozar *simultaneamente*. Naquela época, com mortalidade infantil altíssima, ter muitos filhos era um objetivo importante. Portanto, proporcionar o orgasmo à mulher se tornou uma arte que os homens teriam que aperfeiçoar para garantir herdeiros. A chave para o orgasmo da mulher residia na estimulação direta da cabeça do clitóris.

Portanto, o médico de câmara da princesa da Áustria recomendava, em 1740, que "a vulva da Sua Santíssima Majestade fosse titilada antes da relação sexual".[51] Os médicos de hoje poderiam buscar inspiração nisso. Imagine se o médico, em vez de mandar você levar uma vida mais saudável, recomendasse que sua vulva fosse mais acariciada. Seria uma coisa e tanto para a saúde pública!

Enfim, os homens do século XVII conheciam o terreno, mesmo que estivessem enganados sobre muitas outras coisas nesse mundo. A fonte do complexo de inferioridade do chamado orgasmo clitoriano se encontra muito mais próxima da nossa era. Temos que passar ao século XX.

A distinção entre o orgasmo vaginal e o clitoriano, e a exaltação do orgasmo vaginal como o *verdadeiro* orgasmo, não passa de uma invenção masculina relativamente moderna. Sigmund Freud, o pai da psicanálise, lançou uma nova teoria em 1905,[52] postulando que o orgasmo clitoriano era o orgasmo da mulher jovem e imatura. Era o tipo de coisa que só deveria ocorrer no quarto de menina. Assim que a moça descobrisse o sexo masculino, o interesse pelo clitóris passaria e seria substituído por um ardente desejo de ser penetrada. A união entre homem e mulher era a única forma saudável de sexo e a única que deveria dar prazer à mulher. De acordo com Freud, mulheres de verdade tinham orgasmo vaginal.[53]

De onde Freud tirou essa ideia? Da própria cabeça, obviamente! Não importava que houvesse inúmeras mulheres por aí que discordavam profundamente de sua posição, pois elas eram doentes. Sofriam de *frigidez*, uma condição difusa, caracterizada sobretudo pela incapacidade da mulher de obter prazer através do maravilhoso membro masculino da maneira como deveria. Era a técnica suprema de domínio: ou você concordava com ele ou era louca.[54]

Segundo Freud, as mulheres deveriam procurar um psicólogo com urgência caso achassem gostoso tocar o clitóris, ou, Deus nos livre, não atingissem o orgasmo através da relação vaginal com o marido. Naturalmente, aquilo era muito confortável para o homem. Se a mulher não gozasse, não eram suas qualidades de amante que deixavam a desejar, era ela quem precisava se emendar. Com isso, o homem tinha recebido a bênção oficial para ir em frente, gozar e virar de costas satisfeito para desligar o abajur. O prazer da mulher era responsabilidade dela.

Freud não era qualquer um, e sua teoria ganhou muitos adeptos. Assim, a experiência milenar das mulheres foi descartada num instante como uma neurose infantil. O clitóris, que fora conhecido como o pivô do prazer sexual da mulher durante séculos, caiu no esquecimento e desapareceu das enciclopédias anatômicas. Quase sessenta anos se passariam até alguém se atrever a protestar.

Na década de 1960, uma revolução silenciosa começou a tomar forma no Hospital Universitário de Washington, nos Estados Unidos. O ginecologista William Masters e a psicóloga Virginia E. Johnson passaram a se interessar pela sexualidade feminina e iniciaram uma série de experimentos que, de acordo com os padrões atuais, eram completamente insanos: recrutaram casais para fazer sexo em laboratório conectados a aparelhos de medição na frente de uma plateia empolgada de cientistas. Eles até fizeram um pênis vibrador de plástico com uma câmera na ponta para que pudessem observar o que acontecia dentro da vagina quando as mulheres gozavam. O resultado dos estudos foi considerado uma descoberta chocante: o clitóris era crucial para o orgasmo da mulher.

Hoje sabemos que menos de um terço das mulheres goza regularmente como resultado da relação vaginal, e, mesmo para elas, tudo indica que o clitóris desempenha um papel central. Alguns pesquisadores acreditam que essas mulheres tiveram sorte na loteria anatômica. Pois, ao que parece, o tamanho e a localização de seu clitóris são especialmente favoráveis. A primeira a investigar isso cientificamente foi outra princesa, a francesa Marie Bonaparte, que, apesar de seu grande apetite por sexo e amantes, nunca ficou satisfeita porque não teve orgasmo vaginal.[55] Bonaparte e os cientistas modernos estão de acordo sobre uma coisa: uma glande maior do clitóris e uma distância curta entre o clitóris e a vagina facilitam o orgasmo,[56] já que assim o clitóris fica indiretamente estimulado pela penetração, tanto na parte externa como nas partes internas. Bonaparte tomou medidas drásticas e optou por fazer uma cirurgia movendo seu clitóris para mais perto da vagina, lamentavelmente com um resultado infeliz.[57]

Gostaríamos que alguém tivesse dito a ela que a falta de orgasmo durante a relação vaginal é o padrão. Mas, já que os homens por muito tempo dominaram a pesquisa da sexualidade feminina e o discurso público sobre sexo, essa é uma mensagem que escapou à maioria. Sexo se tornou sinônimo justamente daquela atividade que quase só garante o orgasmo ao homem: o pênis na vagina. Até se diz que uma relação é "consumada" apenas quando o homem atinge o orgasmo. Se só a mulher gozar, a relação sexual, em teoria, não acabou — é um coito interrompido. A mulher é irrelevante.

O sexo de rotina deveria ter a ver com o prazer e o orgasmo de ambas as partes. Nesse caso, sexo num relacionamento heterossexual poderia muito bem significar, por exemplo, metade chupada e metade penetração. As mulheres lésbicas relatam orgasmos mais frequentes durante a relação do que suas contrapartes heterossexuais, portanto é evidente que temos algo a ganhar com a ampliação do repertório.[58] É errado descartar o orgasmo feminino como um bônus. Deveria ser frequente com as mulheres também.

No entanto, não há como negar que é mais difícil para nós atingir o orgasmo. A parcela de mulheres *anorgásmicas* — ou seja, que *nunca* tiveram um orgasmo, nem sozinhas nem com alguém — fica entre 5% e 10%.[59] Para os homens, é geralmente o contrário: seu problema é a ejaculação precoce. Num amplo estudo britânico, verificou-se que 21% das mulheres na faixa etária de dezesseis a 24 anos tinham dificuldade de atingir o orgasmo durante a relação sexual.[60] A maioria das mulheres se encontra na categoria de quem "goza de vez em quando".

Algumas mulheres sortudas não fazem ideia do que estamos falando. Todas temos uma amiga irritante desse tipo que conta que *sempre* goza, três ou quatro vezes. Você provavelmente quer saber qual é o truque, mas as chances de que ela não possa te ajudar são grandes. É claro que podem existir truques, mas também existem diferenças reais na facilidade com que atingimos o orgasmo, e isso não muda. Tais diferenças são determinadas pelos nossos genes, entre outros fatores. Ninguém gosta de pensar em como seus pais fazem sexo, mas não é improvável que a vida sexual deles lembre um pouco a sua. Se for uma rainha do orgasmo, talvez seja graças à sua mãe e ao seu pai...

Os cientistas que estudam gêmeos descobriram que nossos genes podem explicar até um terço da variação na frequência do orgasmo das pessoas durante a relação sexual.[61] Talvez não pareça ser tanto, mas quando se fala de genética é significativo. Também estudaram a frequência dos orgasmos durante a masturbação; nesse caso, a hereditariedade desempenha um papel ainda mais importante. De fato, os estudos sugerem que nossos genes explicam metade da variação no orgasmo masturbatório. Logo de cara, talvez soe estranho que haja uma diferença entre a influência dos genes sobre, respectivamente, a relação sexual e a masturbação, mas se pode imaginar que a masturbação seja um reflexo mais real de sua capacidade física para o orgasmo, já que em maior medida elimina a insegurança mental e a interação sexual com o parceiro.

Outro fator com grande impacto sobre a capacidade das mulheres de atingir o orgasmo é em que situação fazemos sexo. Quase todas as mulheres têm pouca chance de gozar com sexo casual. Universitárias americanas responderam que só uma em cada dez atingiu o orgasmo na primeira vez em que teve relação sexual com um parceiro, enquanto quase 70% das meninas tiveram orgasmo depois de estarem num relacionamento por mais de seis meses.[62]

Existem, portanto, diferenças hereditárias que determinam nossa facilidade de atingir o orgasmo, mas a notícia animadora é que a grande maioria das mulheres pode ter orgasmo se quiser. O desafio é dar o passo, começando a gozar sozinha e de vez em quando, até quase sempre atingir o orgasmo. Não dizemos que é simples ou especialmente importante se estressar para ter um orgasmo, mas é possível se você estiver disposta a se empenhar. Aqui está nossa bíblia do orgasmo, inspirada nos conselhos que as mulheres com dificuldade de atingi-lo recebem em terapia.

1. A prática faz o mestre. Se você nunca se masturbou, está na hora de reservar um horário na agenda, literalmente. A masturbação funciona.[63] Entre 60% e 90% de mulheres estudadas que nunca tinham conseguido ter um orgasmo, fosse sozinhas, fosse com um parceiro, depois de cinco a sete semanas de *treino* regular reverteram a situação.[64] Prometemos que é o tipo de exercício mais divertido que um médico pode recomendar. Use os dedos ou compre um vibrador. Faça o que deixa você excitada. Prefere literatura erótica, pornografia, fantasias mentais? O mais importante é NÃO pensar no orgasmo como uma meta, mas focar em encontrar técnicas de que gosta. Preste atenção em suas sensações e esteja aberta para o prazer. Procure esquecer todos os pensamentos que perturbam você, quer sejam as gordurinhas a mais na barriga, quer sejam as provas finais que estão chegando. Quanto mais prática você ganhar em dar orgasmos a si mesma, maior a probabilidade de atingi-los quando está com um parceiro. Lembre-se de que tampouco é errado tomar as rédeas quando você está com um parceiro. Não importa quem faz o quê, desde que vocês curtam o tempo juntos.

2. Exija seus direitos. Seu parceiro deve ser incluído no Projeto Orgasmo. É importante envolvê-lo nisso. Não é culpa dele se você não goza, a menos que simplesmente se recuse a fazer um esforço para satisfazê-la. O trabalho pesado realmente cabe a você. Sua genitália não vem com manual de usuário, portanto, sem sua orientação, ele pode levar anos para entender como você funciona.

No início, é mais fácil fazer o trabalho sozinha. Você pode se tocar durante a relação sexual, ou os dois podem se masturbar juntos. Com o tempo, você pode ensinar os truques a ele ou ela. Muitas têm vergonha de fazer isso, mas infelizmente é o único jeito. Não espere que vocês acertem logo na primeira vez. Seja paciente e elogie seu parceiro toda vez que fizer algo que funcione. Assim, aos poucos, você vai ensiná-lo a ser um superamante.

3. Aprenda a posição do gato. Existe uma infinidade de posições sexuais, mas, como você já deve ter percebido, poucas são apropriadas para dar orgasmo à mulher. No entanto, uma em particular deve ser destacada: a posição do gato. Foi provado que uma variante da posição papai e mamãe é especialmente indicada para proporcionar orgasmo às mulheres.[65] Ela requer um pouco de prática e coordenação, mas vale a pena.

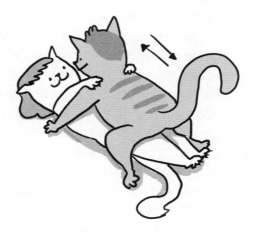

Na posição do gato, seu parceiro deve se debruçar sobre os antebraços e encostar o máximo possível do corpo em você. Em vez do movimento costumeiro para dentro e para fora, ele deve deslizar o corpo horizontalmente para cima até as virilhas dos dois ficarem bem alinhadas. Ao mesmo tempo, vocês apertam as virilhas um contra o outro, como uma onda batendo na praia. O quadril dele deve estar inclinado para baixo, esfregando o púbis e a raiz do pênis contra seu clitóris. Você vai perceber quando ele acertar o movimento. Mantenha suas pernas tão retas e juntas quanto possível, ou entrelace suas pernas nas dele, de modo que seus tornozelos descansem sobre as panturrilhas dele.

Enquanto a tradicional posição papai e mamãe envolve o movimento de entra e sai, a posição do gato se baseia no bom e velho esfrega-esfrega. O pênis não vai entrar tão fundo na vagina, maximizando a estimulação dos centímetros iniciais, onde ficam todas as terminações nervosas, e o contato com o clitóris é constante.

Quando vocês pegarem o jeito, podem tentar essa posição invertida, com você em cima. Então você terá controle total e poderá regular a estimulação de seu clitóris no ritmo e na intensidade que quiser.

4. Não relaxe! O que se escuta com frequência é: relaxe, relaxe. Talvez seja o melhor e o pior conselho do mundo. Sim, você deve tentar relaxar a mente, mas, se ficar parada esperando que o orgasmo te atinja feito um raio caído do céu, não vai rolar. É importante tensionar o corpo. Aperte as nádegas e tente contrair os músculos do baixo-ventre. Pode ser interessante alternar entre contração e descontração, no compasso da respiração.

Em primeiro lugar, isso aumenta a vascularização dos órgãos genitais, ou seja, você se acende. Em segundo lugar, é uma espécie de treino mental que ajuda a dirigir a atenção para onde tudo está acontecendo. Você pode até tentar, mas é bem difícil pensar no cardápio do jantar quando está empenhada em contrair todos os músculos do baixo-ventre.

No início, pode ser difícil fazer contato com esses músculos. Afinal de contas, não existe treinamento de vagina na academia. Mas deveria existir. Algumas mulheres que fazem exercícios regulares do assoalho pélvico percebem que a prática intensifica e facilita o orgasmo, além de promover o contato com a região genital. Os exercícios também previnem a incontinência urinária e o prolapso genital e podem ajudar contra dores durante a relação sexual.[66] Eles podem ser feitos em qualquer lugar, até mesmo no ônibus ou antes de você ir dormir. O uso de bolinhas vaginais é possível, mas não é nem um pouco necessário.

5. Dê uma corrida. O exercício físico, especialmente logo antes da relação sexual, faz com que você se excite mais facilmente, e em algumas mulheres aumenta a capacidade de atingir o orgasmo.[67]

6. Concentre-se. Nosso cérebro recebe sinais constantes do corpo sobre como estamos nos sentindo. Esses sinais e os pensamentos que eles provocam competem pela nossa atenção. É difícil atingir o orgasmo se a cabeça estiver em lugares bem distantes daquilo que está se passando na região genital, como se você estiver com frio nos pés ou se sentir gorda. Somos especialmente suscetíveis a tais distrações, assim como àquelas vindas do entorno. O cientista sexual Alfred Kinsey notou que as fêmeas de ratos, ao contrário dos machos, são facilmente distraídas por pedaços convidativos de queijo durante a cópula.[68]

A conclusão é que você deve criar as condições mais favoráveis possíveis para poder concentrar toda a sua atenção no momento. Se isso significa apagar a luz, não tirar a blusa ou ficar de meia, que seja. Seja generosa consigo mesma. O orgasmo só vem quando você se sente tão confortável, física e mentalmente, que consegue se desligar de todo o resto. Provavelmente, essa é a lição mais difícil de todas, e tendemos a esquecê-la no meio do caminho.

Contracepção

Quando uma mulher e um homem têm relação sexual, o resultado pode ser um bebê. Sempre foi assim, então não deveria chocar. Os bebês nunca foram trazidos pela cegonha. Ter relação sexual é uma delícia, e a grande maioria das pessoas não quer ter filhos toda vez que faz sexo. Por isso, se você é heterossexual e for fazer sexo vaginal, precisa pensar em algum tipo de contracepção.

Por contracepção entendemos todos os métodos que possam reduzir o risco de uma relação sexual resultar em gravidez. Em outras palavras, o coito interrompido também é um contraceptivo, mesmo que não seja recomendado.

A contracepção não é uma invenção moderna, mas, com a evolução da medicina, métodos mais sofisticados chegaram ao mercado. Ao mesmo tempo, muitos dos tipos de preventivos atuais são ricos em história. A camisinha não é uma novidade, só que antigamente era feita de pele animal. Quatro mil anos atrás, na Grécia, as mulheres inseriam uma mistura de mel e folhas na vagina para impedir a entrada dos espermatozoides no útero. Isso lembra o *diafragma*, um dispositivo de borracha colocado sobre o colo do útero a fim de bloquear o caminho para os espermatozoides. Embora tenha sido pouco usado em algumas partes do mundo, esse método anticoncepcional teve uma alta recente na Suécia, provavelmente em função de uma tendência anti-hormônios. Ou seja, os contraceptivos também são uma questão de moda. O coito interrompido é mencionado no Gênesis (na história de Onã), e você pode ter certeza de que algum casal em algum lugar vai fazer isso hoje à noite. Ou está fazendo agora mesmo.

Já tentamos de tudo, e a vantagem hoje é que você tem a possibilidade de escolher. Temos muitas opções amplamente testadas com funcionamento comprovado. Você pode encontrar um método eficaz que combina com você, sua saúde e seu estilo de vida.

Talvez você nem dê valor, mas a contracepção é algo incrível. Ela possibilita escolher se quer ter filhos ou não, sem influência na sua vida sexual. Se quiser ter filhos, pode definir quando, com quem e quantos. O coito interrompido, os diafragmas e uma mistura de mel e plantas na vagina devem ter tido algum efeito, mas a grande diferença veio com a chegada da pílula anticoncepcional na década de 1950.

Foi uma revolução. Naquela época, a pílula anticoncepcional já era um método eficaz, mas hoje é ainda mais, tendo sido usada e testada durante anos. A pílula possibilitou que as mulheres escolhessem em que tipo de relacionamento queriam estar, tornando-as capazes de controlar a própria vida sexual e planejar uma família de acordo com sua carreira e sua situação financeira. Desde então foram desenvolvidos muitos novos métodos, incluindo os contraceptivos de longa duração como o implante subcutâneo e o DIU hormonal.

Agora chega de história: vamos falar sobre a situação atual, com total honestidade. Os fatos sobre os contraceptivos são claros. Nesta parte do livro, empenhamos esforços para explicar a diferença entre os métodos. Escrevemos um pouco sobre como devem ser usados e incluímos dicas e truques, mas em geral somos bastante técnicas. Lamentamos dizer que, para algumas de vocês, o primeiro trecho deste capítulo deve ser a parte mais chata do livro. Mesmo assim, insistimos nele. Por quê? Porque talvez seja o assunto mais importante que abordamos aqui.

A esta altura já estamos cientes do que as jovens querem saber, e muitas delas têm perguntas avançadas no que diz respeito à contracepção. Não é de estranhar, pois é um assunto complexo, mas, por algum motivo, a expectativa é de que todas as mulheres o compreendam intuitivamente, quase sem orientação. Também sabemos que um número incrível de mitos persiste e que muitas sofrem de efeitos colaterais desnecessários por causa do uso inadequado ou se sentem inseguras por falta de informação. Não sabemos se isso se deve à falta de instrução ou omissão por parte dos profissionais da saúde que prescrevem contraceptivos ou se a quantidade de informação é excessiva para ser assimilada de uma única vez.

Nosso objetivo com este capítulo é oferecer uma introdução básica aos anticoncepcionais a fim de facilitar a escolha individual. A contracepção está em constante evolução, e recomendamos que você ouça os conselhos dos profissionais da saúde para se inteirar das informações mais recentes e detalhadas sobre os métodos de seu interesse.

CONTRACEPTIVOS HORMONAIS

Como é que os contraceptivos hormonais previnem a gravidez? O que você na verdade absorve quando toma a pílula toda manhã, insere o anel contraceptivo na vagina a cada três semanas ou coloca um implante subcutâneo no braço?

Os contraceptivos hormonais contêm uma dose muito baixa dos hormônios produzidos nos ovários que ajudam a controlar o ciclo menstrual. Todas as formas de contraceptivos hormonais contêm algo chamado *progestina*. É uma versão sintética da progesterona produzida pelo organismo. Além disso, o estrogênio também está na composição de alguns. Tais contraceptivos são chamados de combinados, enquanto aqueles que só contêm progestina são conhecidos como progestógenos.

CONTRACEPTIVOS HORMONAIS COM ESTROGÊNIO

Há três tipos de contraceptivos combinados: a pílula, o anel vaginal e o adesivo anticoncepcional. A vantagem dos contraceptivos combinados é que o estrogênio possibilita controlar a menstruação. A desvantagem é que nem todas podem usar estrogênio. Mais sobre isso depois.

Contraceptivos combinados (com estrogênio e progestina)	Progestógenos (com progestina, sem estrogênio)	Contraceptivos sem hormônios	Contraceptivos de emergência
PÍLULA ANTICONCEPCIONAL	ANTICONCEPCIONAL INJETÁVEL	CAMISINHA	DIU DE COBRE
ADESIVO ANTICONCEPCIONAL	IMPLANTE SUBCUTÂNEO	DIU DE COBRE	PÍLULA 1: LEVONORGESTREL
ANEL VAGINAL	DIU HORMONAL/SIU	TABELINHA	PÍLULA 2: ACETATO DE ULIPRISTAL
	MINIPÍLULA		
	PÍLULA SEM ESTROGÊNIO		

A *pílula* é o contraceptivo combinado mais comumente usado, e existem várias versões que diferem um pouco. Em primeiro lugar, há diferenças entre o tipo de estrogênio e progestina que se usa, algo que pode impactar os efeitos colaterais, tanto os positivos como os negativos. No entanto, não é possível saber de antemão como determinado tipo de pílula vai funcionar em você. É uma questão de tentativa e erro. Se vai começar a usar a pílula, é recomendável experimentar primeiro os tipos que contêm a progestina levonorgestrel.

Existem duas categorias principais de pílula: a multifásica e a monofásica. Mas o que isso significa?

A maioria das pílulas anticoncepcionais é monofásica. Se você usa uma pílula monofásica, não importa em que lugar da cartela começar, pois todos os comprimidos têm a mesma dosagem de hormônio. Normalmente, a pílula monofásica de certa forma cria um ciclo menstrual artificial programado para durar determinado número de dias. Na maioria dos casos, estamos falando de 28. Você toma comprimidos de hormônio por 21 dias e, no decorrer desse período, não menstrua. Os últimos sete dias são a chamada fase sem pílula. Nesse período você pode tomar os placebos que estão incluídos em algumas cartelas ou fazer uma pausa nos comprimidos. No decorrer desses dias sem hormônio, o endométrio geralmente é expelido do útero. Algumas pílulas monofásicas, no entanto, são feitas para ser tomadas em séries de 24 dias, seguidos de uma pausa de quatro dias. Se você não quiser menstruar, pode passar diretamente para uma nova cartela de comprimidos de hormônio, sem intervalo. Mais sobre isso a seguir.

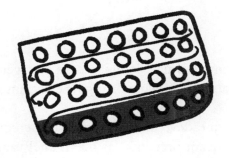

As pílulas multifásicas não têm a mesma dosagem de hormônio em cada comprimido, e cada marca tem sua própria apresentação cíclica no que diz respeito ao número de dias com comprimidos hormonais e o número de dias destinados à menstruação. Por isso, você não pode começar em qualquer lugar da cartela, devendo seguir as instruções com atenção. Se for usar a pílula multifásica, é especialmente importante ler a bula, sobretudo se for pular a menstruação.

Com a pílula, você está protegida contra a gravidez todos os dias. Isso quer dizer que pode fazer sexo quando quiser sem necessidade de usar contraceptivos adicionais para evitá-la. No entanto, se esquecer de tomar os comprimidos, essa proteção pode ser perdida. Quantos comprimidos você pode esquecer antes de haver uma chance de engravidar depende do tipo de pílula, portanto, siga a bula e as instruções médicas.[1]

O *anel vaginal* é um anel de borracha usado dentro da vagina que lembra uma rosquinha fina e flexível. Para inseri-lo na vagina, é só apertá-lo entre os dedos e empurrá-lo bem para cima. Assim que você soltar, ele volta à sua forma original, encaixando-se entre as paredes internas da vagina e permanecendo no lugar. É fácil pescá-lo com o dedo médio na hora de retirar.

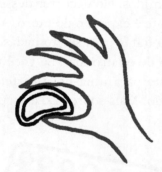

Ele também contém uma combinação de estrogênio e progestina. Os hormônios passam pela mucosa da vagina e entram na corrente sanguínea.

Muitas acham que deve ser incômodo andar com alguma coisa dentro da vagina e ficam preocupadas que o anel vaginal possa desaparecer. Mas, depois de ter inserido o anel, você não deve notar que ele está lá, como acontece com um absorvente interno. Embora não seja comum, anéis já caíram no vaso sanitário, então tome cuidado. Uma amiga nossa passou por isso numa balada. Ela disse que não percebeu nada até a tarde do dia seguinte. Quando você bebe, fica um pouco menos atenta que de costume. Por isso é bom inserir o dedo na vagina de vez em quando para conferir se o anel está no lugar.

Assim como é o caso da maioria dos anticoncepcionais orais monofásicos, deve-se usar o anel vaginal por 21 dias consecutivos. Então você pode tirar e fazer uma pausa de sete dias para menstruar ou inserir outro anel vaginal de imediato.

Embora você não note que o anel está ali, seu parceiro pode perceber durante a relação vaginal. Portanto, algumas mulheres preferem tirar o anel antes de fazer sexo. Isso é totalmente seguro. Você pode remover o anel anticoncepcional durante duas horas por vez, mas é importante se lembrar de reinseri-lo antes de completarem três horas, senão você perde a proteção contra a gravidez.[2]

Já o *adesivo anticoncepcional* é colocado diretamente sobre a pele, de modo que os hormônios passam por ela e entram na corrente sanguínea. Cada adesivo pode ser usado uma semana e, assim como acontece com o anel vaginal e com a maioria das pílulas monofásicas, os hormônios devem ser recebidos durante 21 dias consecutivos. Por isso, é preciso usar três adesivos, um por semana, antes da pausa opcional de sete dias. Se você esquecer de trocar o adesivo a tempo ou se o adesivo se soltar, pode ocorrer uma falha do método contraceptivo.[3]

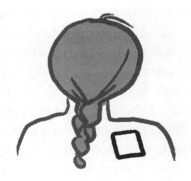

COMO OS CONTRACEPTIVOS COMBINADOS PREVINEM A GRAVIDEZ?

Pode parecer um pouco estranho que os hormônios que já temos no organismo sejam capazes de impedir a gravidez, mas a progestina e o estrogênio dos contraceptivos combinados funcionam muito bem.

A tarefa mais importante dos anticoncepcionais combinados é parar a ovulação. A ovulação ocorre uma vez a cada ciclo menstrual, mais ou menos uma vez por mês. Se você fizer sexo desprotegido na janela fértil, o período que se estende de uns cinco dias antes da ovulação até o próprio dia da ovulação, pode engravidar.

Usar um anticoncepcional hormonal pode ser comparado a uma gravidez. Quando você está grávida, o ciclo menstrual se interrompe, como se o botão de "pausa" tivesse sido apertado. Se o ciclo menstrual parar, não haverá ovulação; sem ovulação, não existe janela fértil nem possibilidade de fertilização.

É a progesterona produzida naturalmente pelo organismo que é responsável por essa pausa quando você fica grávida. Ela avisa para a hipófise (aquela glândula no cérebro) não produzir mais os hormônios FSH e LH. Como você talvez lembre, eles são necessários para manter o funcionamento do ciclo menstrual. Não há fase folicular sem FSH nem ovulação sem LH.

A progestina dos contraceptivos hormonais faz a mesma coisa que a progesterona com seu organismo quando você engravida. Ela avisa ao cérebro que está na hora de interromper o ciclo menstrual por um período. De certa forma, pode-se dizer que os contraceptivos combinados levam o corpo a acreditar que já está grávido.

Os contraceptivos combinados têm mais maneiras de impedir a gravidez. Depois da relação sexual, os espermatozoides precisam subir nadando pelo colo do útero, onde há muco, e entrar no útero. A progestina torna o muco mais viscoso, inibindo a passagem. Além disso, a mucosa uterina fica mais fina, dificultando a fixação de qualquer óvulo fecundado.

O estrogênio normalmente é responsável pelo crescimento do endométrio, ou seja, a mucosa uterina, e é ela quem se transforma no fluxo menstrual. O estrogênio dos contraceptivos combinados faz o endométrio crescer um pouco todo mês, e, por isso, a maioria das mulheres que usam anticoncepcionais combinados terá um fluxo parecido com a menstruação ao interromper o uso dos hormônios por até sete dias.

CONTRACEPTIVOS HORMONAIS SEM ESTROGÊNIO

A vantagem dos contraceptivos hormonais sem estrogênio é que podem ser usados por todas, incluindo aquelas que por diversos motivos não devem tomar estrogênio. O DIU hormonal e o implante subcutâneo, métodos contraceptivos de longa duração, não usam estrogênio e figuram entre os que oferecem proteção mais eficaz contra a gravidez. Uma possível desvantagem dos anticoncepcionais sem estrogênio é que você não consegue ter um controle tão bom do fluxo menstrual como no caso dos contraceptivos combinados. Em outras palavras, se você usa contraceptivos sem estrogênio, não pode escolher quando vai menstruar. Entretanto, em se tratando de contraceptivos hormonais, o fluxo é muito mais escasso que o habitual. Nossa impressão é que um número maior de mulheres que usam o DIU hormonal acaba tendo distúrbios menstruais, enquanto isso não é um problema tão frequente para aquelas que optam pelo implante subcutâneo. Mais uma vez, é uma questão de tentativa e erro.

O *implante subcutâneo* é um bastonete de plástico que contém progestina. Com a ajuda de uma espécie de seringa, ele é colocado sob a pele na parte superior do braço, onde pode ficar durante três anos. Libera um pouco de hormônio por vez, de modo que o nível no sangue seja constante e baixo. Hoje, é o método contraceptivo mais eficaz dis-

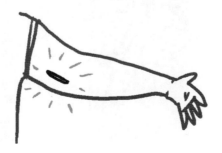

ponível no mercado. Depois de colocá-lo, você não pode fazer nada de errado. A progestina vai interromper o ciclo menstrual, fazendo com que você não ovule.[4]

O *DIU hormonal ou sistema intrauterino (SIU)*, um dispositivo pequeno em formato de T, é inserido no útero por profissionais de saúde habilitados. Ali, ele libera uma dose baixa de hormônio que age localmente no útero, mas também passa pela mucosa uterina e é absorvida pela corrente sanguínea em pequenas quantidades. As doses de hormônio que circulam no sangue serão muito baixas, portanto algumas mulheres que tiveram efeitos colaterais com o uso de outros métodos contraceptivos poderão ter menos incômodos com o DIU hormonal. Você pode usá-lo durante três ou cinco anos, dependendo do tipo que escolher. Atualmente, existem três tipos no mercado internacional. Um dura cinco anos e se chama Mirena. Este tem a dosagem hormonal mais alta e por isso combina bem com mulheres que querem menstruar pouco. Muitas usuárias do Mirena simplesmente não sangram. Depois há o Kyleena, que também dura cinco anos, mas foi desenvolvido especialmente para as mulheres nulíparas, ou seja, as que nunca tiveram filhos. Ele tem um tamanho menor e uma dose hormonal mais baixa que o Mirena. Por fim, temos o Jaydess, que dura três anos, tem uma dose de hormônio bem baixa e tamanho pequeno. Mesmo que o Jaydess e o Kyleena tenham sido promovidos especificamente para as mulheres que nunca pariram, jovens também podem usar o Mirena sem problema. Ele é ligeiramente maior, de modo que, para algumas mulheres, pode ser um pouco mais desconfortável inseri-lo,

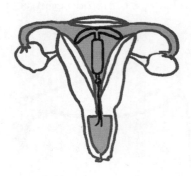

mas em contrapartida você tem maior controle sobre o fluxo menstrual, e as doses de hormônio no organismo ainda são bastante baixas em comparação com as de outros contraceptivos. É importante ressaltar que a ideia de que o DIU é exclusividade das mulheres que já deram à luz não passa de mito!

Algumas mulheres não ovulam com o DIU hormonal, mas nem todas. Isso obviamente é temporário e depende da dosagem de hormônio do dispositivo. É mais comum não ovular quando se usa o Mirena, já que ele tem doses de hormônio ligeiramente superiores. Muitas vezes, o Jaydess e o Kyleena contêm uma dose de progestina baixa demais para afetar a hipófise, mas isso não significa que não sejam eficazes, pois o efeito mais importante é local: a progestina deixa o muco cervical impenetrável aos espermatozoides e o endométrio se afina, dificultando o alojamento de qualquer óvulo fecundado.[5]

Todos os três DIUS hormonais são boas opções contraceptivas que oferecem proteção prolongada e eficaz contra a gravidez. A maioria das mulheres terá fluxo e cólicas menstruais menos intensos que antes, e muitas também vão ter menos efeitos colaterais ou efeitos mais fracos do que com outros contraceptivos hormonais, devido às baixas doses de hormônio. O efeito colateral mais comum, sobretudo no caso do Jaydess e do Kyleena, são manchas menstruais e sangramentos irregulares.

Para quem tiver receio de dor durante a colocação do DIU, pode ser interessante tomar um analgésico uma hora antes do procedimento. Após a inserção, algumas mulheres têm dores parecidas com cólicas menstruais por um breve período, que passam rapidamente. Em seguida, você não vai notar que o DIU está ali, fora o fato de que é possível sentir dois fiozinhos saindo do colo do útero na parte superior da vagina. São o que o médico usa para tirar o DIU quando chega a hora de trocá-lo.

A *pílula sem estrogênio* é um tipo de anticoncepcional oral que precisa ser tomado todos os dias. Você nunca deve interromper a ingestão da pílula para menstruar. Tampouco há necessidade de tomar o comprimido no mesmo horário todo dia. Você só tem uma insegurança em relação à gravidez caso se passem mais de 36 horas entre um comprimido e outro. A progestina da pílula sem estrogênio atua da mesma forma que a do implante subcutâneo: ela afeta a hipófise, impedindo a ovulação. Além disso, o muco cervical se torna impermeável, e o endométrio se afina.[6]

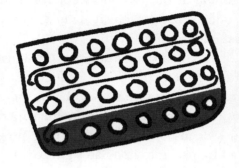

A *minipílula* também é um tipo de anticoncepcional oral que deve ser tomado diariamente, sem interrupção para menstruar. Sua dose de progestina é mais baixa que a da pílula sem estrogênio, por isso você precisa tomar mais cuidado para ingerir o comprimido no mesmo horário todo dia. Em função da margem de apenas três horas, é mais fácil usar os comprimidos incorretamente e assim correr risco de engravidar.[7]

A *injeção anticoncepcional* deve ser aplicada por um médico ou outro profissional da saúde o mais tardar doze semanas após a última dose, ou seja, você tem que procurar um profissional da saúde para tomar uma nova injeção a cada três meses. O alto nível de progestina da injeção é suficiente para impedir a ovulação. Além disso, ela atua sobre o muco cervical e o endométrio, que fica mais fino. Como regra geral, a

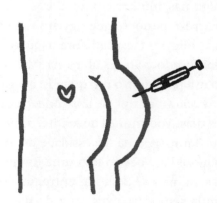

injeção anticoncepcional não é recomendada para mulheres com menos de 25 anos, já que a elevada dosagem de hormônio afeta a estrutura óssea do corpo.[8]

CONTRACEPTIVOS SEM HORMÔNIOS

Você é do tipo que prefere uma opção sem hormônios? Esses métodos contraceptivos têm pouca coisa em comum, e há diversos motivos para escolhê-los. Algumas mulheres sofrem com os efeitos colaterais dos contraceptivos hormonais ou temem tê-los. A proteção contra infecções sexualmente transmissíveis é uma razão importante para dar preferência à camisinha. Outras mulheres se preocupam em esconder o uso de contracepção do parceiro e, portanto, querem que o ciclo menstrual se mantenha inalterado.

CAMISINHA

Quando se usa camisinha, os espermatozoides são impedidos de entrar no útero. Ela atua como uma barreira, e é o único método contraceptivo facilmente acessível aos homens.

A camisinha é uma espécie de invólucro de látex ou material semelhante que se coloca no pênis e que retém o sêmen ejaculado. Depois da relação sexual, é importante segurá-la enquanto o homem retira o pênis, a fim de evitar que ela fique dentro da vagina, com sêmen e tudo. Feito isso, é só tirar a camisinha, dar um nó nela e jogar diretamente no lixo. Não jogue camisinhas no vaso sanitário. Elas tendem a subir de novo quando você menos espera, e isso nunca é legal, nem numa república nem na casa da sua mãe.

A camisinha é o único método contraceptivo que também protege contra as infecções sexualmente transmissíveis. A princípio, você poderia esquecer todo o resto e só usar camisinha o tempo todo, mas, infelizmente, acidentes são comuns. Ela pode furar, sair ou rasgar, por isso é comum optar por uma combinação da camisinha com outro contraceptivo.

Muitas pessoas a usam de forma errada, aumentando a chance de problemas. Portanto, incluímos aqui uma receita para o uso perfeito da camisinha.

Passo a passo da camisinha

1. Confira a data de validade. A camisinha velha rasga mais facilmente.

2. Abra a embalagem com cuidado. Fique atenta a unhas, dentes e bijuterias para não arranhar a camisinha.

3. Quando o pênis estiver ereto, a camisinha deve ser colocada como um sombreiro.

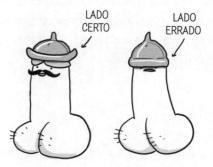

4. Aperte a ponta da camisinha para tirar o ar, que pode causar rompimento.

5. Segure a camisinha na hora de retirar o pênis da vagina, ou sêmen pode vazar.

6. A camisinha precisa ser usada durante toda a relação sexual para proteger contra a gravidez e infecções sexualmente transmissíveis, mas cada uma só pode ser usada uma única vez.

Há outros métodos de barreira que podem ser usados pelas mulheres. Já falamos sobre o diafragma, ou seja, a versão moderna de folhas e mel. Além disso, existe uma espécie de camisinha inversa que fica como um tubo dentro da vagina em vez de envolver o pênis. Ela se chama camisinha feminina e também protege contra doenças.

TABELINHA: ENCONTRE A JANELA FÉRTIL

O período em que você pode engravidar durante o ciclo menstrual é conhecido por janela fértil. Alguns contraceptivos visam identificá-lo de modo a evitar relações sexuais durante o período em que se tem risco de gravidez.

Há diversas maneiras de fazer isso. Você pode usar a tabelinha, ou seja, um calendário menstrual, como base; pode medir a temperatura do corpo toda manhã; ou pode examinar o próprio muco cervical. Muitas vezes, usa-se uma combinação desses métodos para aumentar a eficácia.

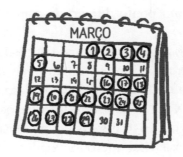

Não é um bom método de impedir a gravidez. A nosso ver, não deve ser usado por mulheres que não querem engravidar de jeito nenhum. De acordo com a Organização Mundial da Saúde (OMS), 25% das mulheres que usam a medição da temperatura engravidam no decorrer de um ano, ou seja, uma em cada quatro. É um número alto, mas, se não for totalmente impensável para você engravidar, talvez não se importe.

Devido ao aumento de interesse por esse método contraceptivo, vamos explicar os princípios resumidamente, embora não o recomendemos. Mesmo não oferecendo uma contracepção eficaz, eles têm um valor. As mulheres que tentam engravidar podem usar esses métodos para identificar a janela fértil e se aproveitar dela.

As que calculam a ovulação com a ajuda de um calendário menstrual tomam como ponto de partida o que você ficou sabendo na seção sobre o ciclo menstrual. Em geral, a ovulação ocorre na mesma altura em cada ciclo, por volta de catorze dias antes da menstruação.

Aquelas que usam a medição da temperatura tomam por base que a temperatura corporal passa por uma ligeira alteração durante o ciclo menstrual. De fato, trata-se de 0,3°C! Como você talvez se lembre, o ciclo menstrual tem duas fases. Um a dois dias antes da segunda, a temperatura corporal sobe em 0,3°C e permanece elevada por cerca de dez dias. No início da segunda fase, grande quantidade de LH é liberada na corrente sanguínea pelo cérebro. Isso provoca a ovulação, que em geral se dá um ou dois dias após o pico hormonal. Em outras palavras, a ovulação ocorre entre dois e quatro dias depois do aumento da temperatura corporal. Medindo a temperatura todo dia durante um longo período de tempo, é possível descobrir em que parte do ciclo você normalmente ovula e usar isso como ponto de partida para identificar os dias nos quais é mais fértil.

Você também pode ver pelo muco cervical quando está ovulando. Para que isso funcione, precisa examinar sua secreção todo dia e ficar atenta às mudanças. Logo antes da ovulação, a secreção se torna límpida e viscosa, e você pode esticá-la entre os dedos, muitas vezes em vários centímetros. Logo depois da ovulação, a secreção fica esbranquiçada e cremosa. Esse método exige que você conheça muito bem sua própria secreção e que dedique tempo para se inteirar das mudanças ao longo do ciclo. Lembre-se de que há outros motivos para a secreção alterada. Diversas doenças ginecológicas podem afetar a consistência, dificultando a avaliação do momento do ciclo em que você está.[9]

Você pode estar pensando que isso parece complicado, e é exatamente aí que reside o problema. Há muita contagem envolvida, além de cálculos, registros e vários dias de margem de erro. Existem diversas possibilidades de cometer equívocos. Além de exigir muito da mulher que vai usar esse método contraceptivo, a tabelinha pressupõe que ela tem *um ciclo menstrual totalmente regular* e *apenas uma ovulação por ciclo*. Em função dessas restrições, não pode ser muito eficaz.

Um ciclo menstrual normal apresenta somente uma ovulação, mas múltiplas ovulações por ciclo podem ocorrer. A gravidez é possível se você tiver relação sexual no período entre cinco dias antes da ovulação e um dia depois.

O ciclo menstrual também pode ser alterado por fatores externos, como estresse, alteração de peso ou doença. Jovens tendem a ter ciclos mais irregulares do que mulheres mais velhas. Portanto, o método será ainda menos adequado para elas.

DIU DE COBRE

Esta é uma opção sem hormônios à qual podemos dar nosso aval. No decorrer de um ano, menos de 1% das mulheres que usam o DIU de cobre engravidam. Assim como o DIU hormonal, o de cobre é um dispositivo pequeno em forma de T que é inserido no útero por um médico. A diferença é que esse tipo de DIU é coberto por fios do metal. Você pode ficar com ele por até cinco anos. Assim como no DIU hormonal, você pode conferir se ele ainda está lá pelos dois fios que saem da abertura do colo do útero, os quais são usados para tirá-lo.

Existem diversos tipos de DIU de cobre, e as diferenças de qualidade são pequenas. No entanto, há variações de preço. Se você usar o DIU de cobre por cinco anos, o custo mensal fica muito em conta quando comparado a outros métodos contraceptivos eficazes.[10]

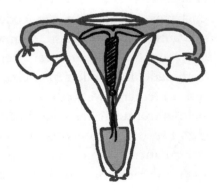

Na verdade, não se sabe ao certo por que e como o DIU de cobre previne a gravidez. O que sabemos é que ele provoca uma pequena inflamação no útero, alterando o ambiente.[11] De alguma forma, isso impede a gravidez. Uma teoria é de que o útero, devido à inflamação, começa a secretar substâncias espermicidas,[12] ou de que o cobre em si mata o esperma. Outra teoria é que o DIU impede os óvulos fecundados de se fixar na parede uterina.

Aquelas que usam DIU de cobre têm ovulação normal todo mês, diferentemente das numerosas usuárias de contraceptivos hormonais. Não há nada no DIU de cobre que afeta seu cérebro ou os ovários. O efeito é somente no útero.

Você não terá efeitos colaterais hormonais do DIU de cobre, mas muitas passam a ter um fluxo menstrual mais intenso e cólicas mais fortes. Em função desses incômodos, de 2% a 10% das mulheres escolhem remover o DIU durante o primeiro ano.[13] Por isso, não se costuma recomendar o DIU de cobre a mulheres que já sofrem esse tipo de problema.

Há muitos mitos sobre o DIU. O mais difundido é de que você não pode usá-lo se não deu à luz antes. É perfeitamente possível para qualquer pessoa usar tanto o DIU hormonal quanto o de cobre, e você pode muito bem experimentá-los ainda que seja jovem. O DIU de cobre é um método contraceptivo antigo e bem estabelecido, e, ao longo dos anos, eles se tornaram menores e mais eficazes.

Na prática, pode ser desconfortável inserir o DIU, já que ele precisa passar pelo estreito canal cervical antes de chegar ao útero. Muitas sentem fortes cólicas menstruais de curta duração. Pode ser aconselhável tomar um analgésico de antemão. Além disso, é importante tentar relaxar. Converse sobre isso com o médico que vai fazer o procedimento.

Se os fios na extremidade do DIU de repente sumirem, é preciso entrar em contato com o médico. Isso pode significar que o DIU tenha sido "expelido" pelo útero; nesse caso, você não estará mais protegida contra a gravidez. Esse tipo de coisa ocorre com 5% a 10% das usuárias. Em casos extremamente raros, não sentir os fios é sinal de gravidez, pois é possível que eles tenham sido puxados para dentro em consequência.

CONTRACEPTIVOS DE EMERGÊNCIA: NA HORA DO PÂNICO

Domingo de manhã. Você fez sexo ontem à noite e não usou um contraceptivo seguro. Não quer engravidar de jeito nenhum, e o medo a deixa com um frio na barriga. Você não é a primeira a ter essa experiência, tampouco será a última. Às vezes as coisas dão errado, e é por isso que temos os contraceptivos de emergência. Você pode usá-los depois de ter feito sexo desprotegido ou depois de uma falha do método contraceptivo.

O que constitui uma falha do método contraceptivo varia com o tipo de anticoncepcional. Pode se tratar de uma pílula esquecida, de um anel vaginal que saiu ou de uma camisinha que estourou. É importante que você se informe sobre o método contraceptivo que usa para saber quando há uma falha. Quanto tempo pode haver entre dois comprimidos? Quanto tempo o anel vaginal pode ficar fora da vagina? Consulte o médico sobre os critérios de falha contraceptiva para seu método anticoncepcional.

O esquecimento da pílula, por exemplo, com frequência resulta na ovulação. Muitas deixam de tomar um contraceptivo de emergência depois de uma falha do método contraceptivo porque não entendem que correm o risco de engravidar. Talvez vários dias tenham se passado desde a relação sexual, e elas se esqueçam de tomar a pílula depois. Mas lembra que os espermatozoides podem sobreviver cinco dias dentro do útero enquanto aguardam a chegada de um óvulo? Isso significa que você pode ficar grávida por causa de uma relação ocorrida até cinco dias antes se tiver uma falha do método contraceptivo que resulta numa ovulação hoje.

Não somos fãs do nome "pílula do dia seguinte". Parece simples e prático demais, como se ela pudesse ser tomada toda manhã após o sexo, substituindo a contracepção. A verdade é que um sentimento de pânico toma conta de você quando percebe que está sujeita a engravidar. Por isso, neste livro, adotamos o nome "pílula do pânico".

É importante encarar com seriedade o uso da pílula do pânico. Mesmo que não seja perigosa, ela não é tão eficaz quanto os contraceptivos comuns, e há diversos efeitos colaterais. O contraceptivo de emergência só deve ser usado quando outros métodos anticoncepcionais falharem. Não pode substituir os contraceptivos regulares.

Há três tipos de contraceptivo de emergência: dois comprimidos diferentes e o DIU de cobre. A substância ativa do primeiro tipo de comprimido é o levonorgestrel, uma espécie de progestina. Em outras palavras, ela contém a mesma coisa que os anticoncepcionais hormonais, mas a dose de progestina é mais alta. O outro comprimido é feito com uma substância chamada acetato de ulipristal, que afeta a ação da progesterona no organismo.

PÍLULA DO PÂNICO I: LEVONORGESTREL

A pílula que apresenta a progestina levonorgestrel em sua fórmula é o tipo mais comum de contraceptivo de emergência. Está disponível sem prescrição médica nas farmácias e é distribuída gratuitamente pelos postos de saúde no Brasil.

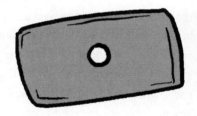

Essa pílula do pânico atua no sentido de adiar a ovulação. O problema é que ela não tem efeito se você já tiver ovulado ou se estiver prestes a ovular. Como você talvez se lembre da seção sobre o ciclo menstrual, temos um pico forte de LH no organismo logo antes da ovulação. Se o aumento do LH já estiver em curso, os comprimidos com levonorgestrel não serão capazes de parar a ovulação.

É difícil saber se você já ovulou ou não. Normalmente, a ovulação ocorre uma vez por ciclo, mas ela pode acontecer diversas vezes, e apenas as mulheres com ciclos totalmente regulares sabem mais ou menos quando ovulam.

Enfim, essa pílula não é 100% eficaz, mas, como diminui a chance de gravidez, é definitivamente uma boa ideia tomá-la. Quanto mais rápido, melhor. O ideal é até 24 horas após uma relação desprotegida ou uma falha do método contraceptivo. No entanto, a pílula do pânico pode ter efeito até três dias (72 horas) depois. A probabilidade de a pílula fazer efeito diminui com o passar do tempo, portanto o melhor é sempre ter uma consigo.

Não há problema em tomar um comprimido com levonorgestrel mais de uma vez durante o mesmo ciclo menstrual.[14]

Vantagem: Disponibilidade, não afeta outros tipos de contracepção, pode ser tomada diversas vezes por ciclo

Desvantagem: Não é muito eficaz

Lembre-se: Teste de gravidez depois de três semanas!

PÍLULA DO PÂNICO 2: ACETATO DE ULIPRISTAL

Essa pílula faz efeito até cinco dias (120 horas) após uma relação desprotegida ou uma falha do método contraceptivo.

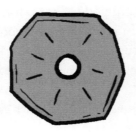

Da mesma forma que o levonorgestrel, o acetato de ulipristal adia a ovulação. A diferença entre esses dois tipos de pílula é que a última pode ser tomada muito mais perto da ovulação e ainda assim fazer efeito. Você pode tomá-la até a ovulação ocorrer, mas se você já tiver ovulado ela não vai fazer efeito. Em outras palavras, os comprimidos à base de acetato de ulipristal são eficazes mesmo que a elevação no nível de LH já esteja em andamento. Isso torna a pílula mais eficaz.

É claro que tem uma grande desvantagem no caso dessa pílula também. O problema principal é a interação medicamentosa infeliz com anticoncepcionais hormonais. Depois de você tomá-la, ela influi na ação de seu contraceptivo normal no organismo. Isso significa que, após a ingestão da pílula do pânico, você deve usar a camisinha por um período, pois existe a possibilidade de o contraceptivo hormonal não funcionar do jeito que deveria. Por quanto tempo você precisará fazer isso depende do tipo de contraceptivo que usa.

Ao mesmo tempo, os contraceptivos hormonais usados regularmente podem afetar o efeito da pílula de contracepção de emergência, ou seja, a interação é mútua. Em vista disso, não se deve usar contraceptivos hormonais depois de ter tomado uma pílula desse tipo, pois pesquisas recentes indicam que o uso de contracepção hormonal pode comprometer seu efeito na ovulação, fazendo com que ela não seja adiada. Você deve esperar cinco dias até iniciar, ou reiniciar, o uso de contraceptivos hormonais.[15]

A contracepção de emergência com acetato de ulipristal só deve ser tomada uma vez por ciclo menstrual, pois o efeito da ingestão de várias não foi estudado. Isso não significa que seja perigoso, mas simplesmente que não se sabe se funciona. Como ela afeta outros contraceptivos hormonais, também pode afetar o uso da pílula do pânico com levonorgestrel, se você tentar usá-la logo depois de ter tomado acetato de ulipristal. Caso passe por outra falha contraceptiva e já tenha usado acetato de ulipristal, o melhor será recorrer ao DIU de cobre.[16]

Vantagem: Efeito melhor e mais duradouro que o da pílula com levonorgestrel

Desvantagem: Interação medicamentosa indesejável com contraceptivos hormonais

Lembre-se: Teste de gravidez depois de três semanas!

DIU DE COBRE

Ainda que o DIU de cobre seja a forma mais eficaz de contracepção de emergência, ele é pouco usado. Se você tiver necessidade desse tipo de contracepção, recomendamos cogitar o DIU de cobre, pois é considerado 99% eficaz. Ele impede os óvulos fecundados de se fixar no útero.

O DIU de cobre é inserido no útero por um profissional de saúde. Depois de ter feito sexo desprotegido, você pode marcar uma consulta de emergência e explicar do que se trata. Você também pode procurar o pronto-socorro ou um posto de saúde. O DIU de cobre é eficaz durante cinco dias (120 horas) após uma relação desprotegida ou uma falha do método contraceptivo. Ele impede qualquer óvulo fecundado de aderir à parede uterina até o sexto dia depois da ovulação. Por esse motivo, é possível, em alguns casos, usar o DIU de cobre como contraceptivo de emergência mais de cinco dias depois da relação, desde que se saiba quando foi a última ovulação. Ele deve ser usado o mais tardar no quinto dia pós-ovulatório.

Outra vantagem do DIU de cobre é que você pode deixá-lo no útero e usá-lo como contraceptivo regular. Se não gostar, também é possível tirá-lo depois de pouco tempo.[17]

Vantagem: Altamente eficaz, pode funcionar como contraceptivo por cinco anos

Desvantagem: Menor disponibilidade; prescrição e inserção exigem médicos

O QUE É PRECISO LEMBRAR

Muitas acham que depois de tomar a pílula do pânico está tudo garantido. Mas não é assim!

O anticoncepcional de emergência diminui o risco de gravidez, mas de forma alguma funciona tão bem quanto os contraceptivos normais. É muito importante fazer um teste de gravidez depois de ter usado um. Recomendamos que faça o teste independentemente se menstruar ou não. Se foi sua parceira ou uma amiga que tomou a pílula do pânico, é importante lembrá-la de fazer o teste.

Você precisa esperar no mínimo três semanas depois de usar a contracepção de emergência para fazer o teste. Não faz sentido se testar logo depois de ter tomado a pílula, já que é impossível registrar se está grávida ou não em tão pouco tempo.

A contracepção de emergência tem efeitos colaterais. O mais comum é a alteração do ciclo menstrual. A pílula do pânico atrasa a ovulação e, portanto, a menstruação. Não é perigoso ter o ciclo menstrual alterado, mas pode ser incômodo. Felizmente, não é um problema duradouro, e ele passa. Em algumas mulheres, a pílula do pânico pode causar enjoo. Se você vomitar logo depois de tomar a pílula, vai precisar tomar outra. Siga a bula ou as orientações médicas.

O DIU de cobre não contém hormônios, mas mesmo assim é comum ter alteração do ciclo menstrual no início. Se você quiser mantê-lo como contraceptivo permanente e tiver alterações no fluxo menstrual, recomendamos que aguarde e observe os incômodos por três meses. Muitas vezes o ciclo se estabiliza com o passar do tempo.

CERTOS CONTRACEPTIVOS SÃO MELHORES QUE OUTROS?

Falamos muito sobre como somos todas diferentes, e diferentes contraceptivos funcionam para diferentes mulheres, mas isso não significa que todos os tipos são igualmente bons. Tem uma razão por que folhas e mel na vagina não são mais usados e a tabelinha é a culpada por muita gravidez indesejada.

Segundo os cientistas, o melhor método contraceptivo no momento é o implante subcutâneo, seguido de perto pelo DIU hormonal. As que usam o implante são as que têm chance mais baixa de engravidar. Muitas querem saber como se mede esse tipo de coisa. Como podemos determinar que métodos contraceptivos são os melhores? E por que exatamente o implante é melhor que a pílula? Vamos esclarecer: quando escrevemos "melhor", tratamos apenas de eficácia, ou seja, de sua capacidade de impedir a gravidez. Não estamos considerando *efeitos colaterais*, nem *gosto pessoal*. Gostar ou não de certo método contraceptivo é uma questão individual. Sua capacidade de prevenir a gravidez, no entanto, pode ser medida de forma objetiva, simplesmente ao verificar, por meio de estudos, quantas mulheres ficaram grávidas enquanto o usavam. Você pode muito bem preferir um método contraceptivo que não seja o melhor objetivamente falando. O propósito é encontrar um o mais eficaz possível que deixe você contente.

O *índice de Pearl* mostra o número de mulheres, num grupo de cem usuárias de um contraceptivo, que engravida durante o período de um ano.* Quem vai pesquisar a eficácia de um novo tipo de pílula pede a um grupo de mulheres que a testem e depois vê quantas engravidam e quantas não engravidam. Por meio dos resultados desses numerosos estudos, os estatísticos podem classificar os métodos contraceptivos. Mas quais são os fatores que determinam a diferença entre eles?

Dois fatores determinam a eficácia de um método contraceptivo. O primeiro diz respeito a como ele é usado, pois é possível usar alguns contraceptivos incorretamente, e isso os torna menos eficazes que aqueles com os quais não há possibilidade de erro.

Vamos tomar o coito interrompido como exemplo. O objetivo nesse caso é que o homem tire o pênis da vagina da mulher logo antes de ejacular, de modo que o sêmen acabe no colchão, em seus peitos ou em outros lugares. Mas, assim como muitas já viram, nem sempre dá certo. No calor do momento, é tentador ficar só um *pouquinho* mais, e um único erro pode ser o suficiente para engravidar. Essa possibilidade torna o contraceptivo pouco confiável. Ele não é nada popular entre os profissionais da saúde e as mulheres que não querem engravidar. A capacidade de errar do ser humano sempre se faz sentir, mesmo que o uso perfeito seja bastante eficaz.

---

* É um equívoco comum acreditar que o valor mais alto do índice de Pearl seja cem, como se fosse uma questão de percentual. Se todas as mulheres num estudo engravidassem no decorrer de seu primeiro ciclo, o índice de Pearl ficaria em cerca de 1200. A explicação para isso é bastante confusa e irrelevante, a não ser que você seja uma nerd total, como a gente.

A pílula anticoncepcional, que é um dos métodos contraceptivos mais comuns, também é vilã no quesito falha de uso. É incrível como é fácil esquecer um comprimido ou dois. Todas que já acordaram na cama de outra pessoa, longe da escova de dente e da cartela de pílulas, sabem disso. Muitas das mulheres que engravidam enquanto estão usando a pílula ficam grávidas por causa da semana de folga. Elas saem da rotina de tomar um comprimido por dia e se confundem com a duração do intervalo. Pode acontecer com qualquer uma. Todas podemos nos distrair um dia e, para algumas, isso acontece todo dia.

O implante subcutâneo, porém, é mais eficaz porque fica dentro do braço e atua sem que você precise fazer nada. Não tem como esquecê-lo, com exceção da data da troca, o que só acontece uma vez a cada três anos. Ele funciona independentemente de sua rotina e memória.

Em resumo, um fator que contribui para o nível de eficácia do método contraceptivo é como ele é usado, e não o contraceptivo em si. Chamamos esse fator de *falha de uso*.

Algumas talvez achem injusto dizer que o método contraceptivo seja ruim só porque as usuárias se confundem. Afinal, isso não é culpa do contraceptivo. No entanto, somos da opinião de que não se deve levar em conta os sentimentos inexistentes dos métodos contraceptivos. Estudos mostram que seres humanos tendem a cometer erros quando é possível cometê-los, e isso afeta a eficácia dos métodos contraceptivos. De qualquer forma, o objetivo é impedir que você engravide, não que o contraceptivo de sua preferência não se sinta mal.

O outro fator que determina a eficácia é a qualidade inerente ao método contraceptivo. Muitas pensam que a esterilização é mais garantida para quem não quer (ou não quer mais) filhos. Na mulher, as tubas uterinas são cortadas para interromper a passagem do óvulo do ovário ao útero, mas o fato é que, mesmo após uma esterilização, uma em cada duzentas mulheres fica grávida por ano. Tanto o implante subcutâneo quanto o DIU hormonal são mais eficazes que isso. Esse tipo de erro, que diz respeito ao método contraceptivo em si, e não a você como usuária, é uma *falha do método*.

Praticamente ninguém engravida com o implante, mas na medicina nada é preto no branco. Alguma mulher, em algum lugar, fica grávida, não importando o método contraceptivo que usar. Infelizmente, você nunca pode dizer nunca enquanto for mulher e fizer sexo com um homem, mas pode dizer "quase nunca", e isso deve bastar.

Já que temos dois tipos de falhas relacionadas aos métodos contraceptivos, a falha de uso e a falha do método, a eficácia também é avaliada de duas formas distintas. Distinguimos o "uso perfeito" e o "uso normal" de determinado método contraceptivo. O primeiro significa que o contraceptivo é usado de forma absolutamente impecável. Não há nenhuma falha de uso, nenhum comprimido esquecido, nenhuma ejaculação durante o coito, nenhum anel vaginal que cai no vaso sanitário sem que você perceba. O segundo significa que a pessoa se esforça para utilizar o método anticoncepcional corretamente, mas mesmo assim acaba cometendo algum deslize aqui e ali.

A diferença entre o uso perfeito e o uso normal pode variar de grande a inexistente, dependendo de quantos erros se podem cometer ao utilizar o método contraceptivo em questão.

Se você segue uma rotina, nunca está com a cabeça nas nuvens e mantém controle total sobre tudo, pode ser que seu risco de gravidez fique mais próximo do índice de Pearl para "uso perfeito" do que para "uso normal". Só você se conhece bem o suficiente para saber. Mas, se tem uma vida um pouco mais imprevisível, pode valer a pena considerar um método contraceptivo que funcione não importando quantos erros cometa. Nos contraceptivos sem falha de uso, o uso normal é perfeito sem a necessidade de qualquer esforço.

Então que métodos contraceptivos são os melhores? A seguir, você vai ver uma tabela com números da Organização Mundial da Saúde (OMS). Foram atualizados em 2015, mas podem mudar à medida que os cientistas descobrem contraceptivos ou realizam novos estudos com métodos já existentes.

Na hora de escolher, pode ser interessante saber a eficácia dos diferentes métodos nos testes. Recomendamos que experimentem os mais eficazes: de longa duração e sem possibilidade de falha de uso.

EFICÁCIA DOS MÉTODOS CONTRACEPTIVOS[18]

	USO PERFEITO Quantas engravidam?	USO NORMAL Quantas engravidam?	Eficácia do método contraceptivo
Implante subcutâneo	0,05%	0,05%	99,95%
DIU hormonal	0,2%	0,2%	99,8%
Esterilização masculina	0,1%	0,1%	99,9%
Esterilização feminina	0,5%	0,5%	99,5%
DIU de cobre	0,6%	0,8%	99,2%-99,4%
Injeção anticoncepcional	0,3%	3%	97%-99,7%
Pílula anticoncepcional	0,3%	8%	92%-99,7%
Camisinha	2%	15%	85%-98%
Coito interrompido	4%	27%	73%-96%
Medição da temperatura basal	1%	25%	75%-99%
Observação do muco cervical	4%	14%	86%-96%
Nenhuma proteção		85%-90%	15%

MEDIÇÃO DA TEMPERATURA E EFICÁCIA

Em especial, gostaríamos de comentar um dos métodos contraceptivos da lista. A Natural Cycles promete 99,9% de eficácia com seu aplicativo, uma tabelinha personalizada com base em medições diárias da temperatura que você mesma faz e registra no seu celular, o que fez esse método ser intensamente debatido.

Não confiamos nesse número, e não somos as únicas. Porta-vozes da Agência Nacional de Farmacovigilância da Noruega[19] já criticaram o fornecedor e as blogueiras que fazem propaganda do aplicativo.

Como você vê pela tabela, há apenas um método contraceptivo que, de acordo com a Organização Mundial da Saúde, oferece 99,9% de eficácia: o implante subcutâneo. Ele tem 99,95% de eficácia. O segundo contraceptivo mais eficaz, o DIU hormonal, promete 99,8% de eficácia.

Ainda segundo a OMS, a medição da temperatura, na qual o Natural Cycles se baseia, pode, no máximo, prometer um resultado de 75% de eficácia com uso normal, ou seja, no decorrer de um ano, 25 em cada cem mulheres que usam esse método vão ficar grávidas. Está certo que a medição da temperatura pode oferecer até 99% de eficácia em caso de uso perfeito, algo que significa gravidez para uma em cada cem mulheres, mas lembre-se de que o uso perfeito é um conceito teórico impossível de atingir para a maioria das mulheres.

O uso perfeito da medição de temperatura e do Natural Cycles exige tanto da usuária que é impraticável não cometer algum erro, mesmo com um aplicativo sofisticado. O método está repleto de potenciais falhas de uso, das quais a mais evidente é fazer sexo no dia errado. Conhecemos vários casais que usaram o aplicativo e acabaram engravidando justamente porque não conseguiram se controlar no calor do momento.

Também há diversas falhas do método, e é por isso que algumas mulheres nunca vão atingir eficácia elevada, embora consigam usar o método corretamente. A medição da temperatura e a identificação de períodos sem risco de engravidar não combinam de forma alguma com febre, ciclo menstrual irregular ou mais de uma ovulação no decorrer do ciclo. Esses são fatores que você mesma não pode controlar.

Dito isso, é bem possível que a chance de engravidar com o uso normal do método da temperatura seja mais baixa com a ajuda de um aplicativo. Afinal, ele elimina parte da possibilidade de erro de cálculo e usa os registros históricos de temperatura para estimar a probabilidade de gravidez. Um estudo financiado pela Natural Cycles descobriu que seu aplicativo aumentou a eficácia no caso de uso normal de 75% a 92,5%, ou seja, 7,5% das mulheres ficaram grávidas no decorrer de um ano de uso. Se os números da empresa estiverem corretos, são aproximadamente equivalentes ao uso normal da pílula anticoncepcional.[20] Não apresentarem esse número na propaganda em vez de 99,9% nos parece enganoso.

As que desejam usar o Natural Cycles precisam ter ciclos regulares, viver uma vida bem estruturada com tempo disponível para medir a temperatura toda manhã, resistir à tentação de sexo nos dias proibidos (ou usar camisinha) e estar preparadas para a possibilidade de engravidar. Se você se reconhece nessa descrição, não há nada que a impeça de experimentar o Natural Cycles ou outras técnicas de medição de temperatura. Se quiser evitar a gravidez a qualquer custo, há opções melhores.

MENSTRUAÇÃO E CONTRACEPTIVOS HORMONAIS

A contracepção hormonal afeta o ciclo menstrual. Você percebe isso porque o sangramento muda. A maioria passa a ter um fluxo menor e de duração mais curta. Ele também pode ficar irregular ou desaparecer por completo. Muitas acham isso um pouco assustador, pois há diversos mitos associados a não menstruar. O fluxo deve vir porque é natural, pensam. Será que convém mexer com a natureza dessa forma?

Como você talvez se lembre da seção sobre menstruação, não há nada que indique que o sangramento menstrual em si constitui uma vantagem. Isso se aplica no uso de contraceptivos hormonais. O ciclo menstrual de quem os usa já não é normal, e, de fato, a maioria deles vai interromper o ciclo menstrual por completo. Portanto, o sangramento que ocorre não é um fluxo menstrual comum, mas algo que chamamos de *sangramento de privação*.

Vamos começar com o que acontece com os sangramentos se você usar anticoncepcionais combinados. Os cientistas que criaram a pílula anticoncepcional, mais de cinquenta anos atrás, incluíram uma semana por mês sem a pílula justamente para as mulheres terem um sangramento de privação. Eles pensaram que a pílula como método anticoncepcional seria mais facilmente aceita se os hormônios criassem algo que lembrasse um ciclo menstrual normal, com sangramento regular a cada quatro semanas. Mesmo que o contraceptivo imite um ciclo natural, não é o caso. O sangramento tampouco é natural, e não há nada antinatural em impedi-lo.

Normalmente, é o estrogênio que faz o endométrio crescer, e é essa mucosa que se transforma no fluxo menstrual. O estrogênio dos contraceptivos combinados faz o endométrio crescer um pouco todo mês, e, por isso, a maioria que usa esses contraceptivos terá um sangramento de privação ao fazer uma pausa de até sete dias da pílula, do adesivo ou do anel vaginal, embora não tenha um ciclo normal. O crescimento endometrial é menor que de costume, portanto não há necessidade de sangrar com a mesma frequência que se sangra sem o contraceptivo. Para muitas, todo mês é um exagero.

Se você usa um contraceptivo combinado, pode pular a menstruação quantas vezes quiser, ou até usar a pílula sem interrupção e menstruar quando for conveniente. Isso não é perigoso e funciona. A progestina do contraceptivo combinado segura o endométrio, impedindo-o de se soltar e sangrar.

Caso você use um contraceptivo combinado e pule o sangramento de privação muitas vezes, é provável que acabe tendo o que chamamos de *sangramento de escape*. A progestina segura o endométrio até onde puder. Os sangramentos de escape ocorrem enquanto você está recebendo hormônio, ou seja, fora da pausa. Nesse caso, pode se tratar de manchas menstruais, que são pequenos sangramentos irregulares, muitas vezes apenas algumas gotas na calcinha, ou um sangramento maior que parece a menstruação. Isso é normal e só significa que está na hora de fazer uma pausa de no máximo sete dias. Depois disso, você pode voltar a não menstruar.

Muitas acham que o sangramento mensal que você tem enquanto toma o contraceptivo hormonal pode indicar se está grávida ou não e, portanto, se pular os sangramentos por muito tempo, uma eventual gravidez pode ser mascarada, mas isso não está totalmente correto. De fato, quem toma contraceptivos combinados pode perder todo e qualquer tipo de sangramento, mesmo que tire uma semana sem a pílula de vez em quando. Isso não precisa significar que você está grávida. Ao mesmo tempo, é possível ter pequenos sangramentos durante uma gravidez. Os sangramentos de quem toma contracepção hormonal muitas vezes são bem escassos, e não a mesma coisa que a menstruação normal. Ou seja, você pode estar grávida embora tenha pequenos sangramentos durante a semana sem pílula. A conclusão principal é que você deve confiar no método contraceptivo que usa. Os contraceptivos combinados são eficazes se forem usados corretamente, mas se algo mudar e você desconfiar de uma gravidez, um teste será a única maneira de sanar essa dúvida.

Muitas mulheres sofrem de sangramentos de escape frequentes, e isso pode ser incômodo no longo prazo. Para algumas, uma possível solução é a troca do método anticoncepcional. Se estiver usando pílula, a troca de uma com baixa dosagem de estrogênio por algum tipo com dosagem de estrogênio um pouco mais alta pode ajudar. As pílulas com maior dosagem de estrogênio oferecem melhor controle dos sangramentos. Para que tipo você deve mudar é um assunto a ser discutido com o médico.

A menstruação de quem usa contraceptivos à base de progestina é muito diferente de quem usa contraceptivos combinados. A principal diferença é que você não pode decidir como será o ciclo e não pode mudar ou controlá-lo no meio do caminho. Isso porque você toma a mesma dose de hormônio todo dia, sem pausa. Se você fizer uma pausa, perde a proteção. Por isso, o sangramento virá quando a progestina não conseguir mais segurar o endométrio, o que pode ocorrer a qualquer momento. Na prática, todos os sangramentos de quem toma contraceptivos com progestógenos são de escape, já que não existe tempo certo para ter o sangramento de privação.

A progestina vai segurar a mucosa uterina, tornando mais difícil sua eliminação e o consequente sangramento. Ao mesmo tempo, a mucosa fica mais fina que de costume. Como esses contraceptivos não contêm estrogênio, não há nada que incentive o endométrio a crescer. Por isso, não é certo que haja qualquer sangramento, mas muitas acabam tendo algum fluxo. Afinal de contas, seu organismo produz estrogênio naturalmente.

Quando você começa a usar um contraceptivo à base de progestina, é um pouco como jogar roleta-russa com o ciclo menstrual. Você não sabe de antemão como ele será, mas vai acabar com uma dessas três alternativas: sangramento regular, nenhum sangramento ou sangramento irregular.

É difundida a ideia de que as usuárias de implante subcutâneo ou DIU hormonal não menstruam, e muitas optam por esses métodos contraceptivos justamente por esse motivo. Mas isso não é inteiramente correto. Para um grande número acaba sendo assim, mas é possível que você venha a ter sangramentos muito irregulares ou um ciclo absolutamente regular. De qualquer forma, o volume do fluxo será menor do que era sem o contraceptivo hormonal.

Assim como ocorre com os contraceptivos combinados, um sangramento enquanto se usa contracepção à base de progestina não exclui a possibilidade de gravidez. Recebemos perguntas de meninas que fazem testes a cada trimestre por não menstruarem em função do contraceptivo. Isso é desnecessário e caro. O sangramento não é uma boa indicação de gravidez para quem usa progestógenos. Faça o teste em situações de falha do método contraceptivo e se estiver em dúvida sobre sua proteção.

Embora o DIU de cobre não seja um método hormonal, você pode ter efeitos colaterais associados à menstruação. Diferentemente da contracepção hormonal, que causa a diminuição do fluxo, com o DIU de cobre, muitas terão um fluxo mais intenso e cólicas menstruais mais fortes. Isso se aplica em especial àquelas que já sofrem com menstruações volumosas, prolongadas ou dolorosas. Esse tipo de problema leva uma em cada dez a optar por tirar o DIU de cobre durante o primeiro ano.[21]

COMO NÃO MENSTRUAR

Às vezes, menstruar não cabe na sua programação. Pode ser por causa de uma ida à praia, uma viagem com o parceiro, ou porque você não aguenta o sangue e as cólicas na última semana antes das provas. Isso é algo que todas as mulheres que menstruam conhecem bem, especialmente as que têm um fluxo intenso e muita cólica. Nesses momentos, você pode tentar atrasar a menstruação.

É mais simples postergar o sangramento para quem usa um contraceptivo combinado, ou seja, pílula, adesivo ou anel vaginal.[22] As outras podem tomar um medicamento de prescrição que foi desenvolvido para adiar a menstruação.[23]

Se você usa contraceptivos combinados, pode proceder da seguinte forma:

Pílula monofásica: Normalmente, você toma comprimidos de hormônio por 21 ou 24 dias antes de fazer uma pausa por sete ou quatro dias, dependendo do tipo de pílula monofásica que usa. No período sem a pílula, você tem sangramento. Se deseja pulá-lo, passa diretamente para a próxima cartela depois de terminar os comprimidos de hormônio. Em outras palavras, as que usam cartelas com 21 comprimidos de hormônio não tiram a costumeira semana sem pílula. Se a cartela incluir placebos, de modo que tenha 28 comprimidos ao total, você pode jogá-los fora. Caso use pílulas que vêm com 24 comprimidos de hormônios e quatro dias de intervalo, você pula o intervalo e passa diretamente para uma nova cartela com 24 comprimidos de hormônio. Quanto às pílulas multifásicas Synfase e Qlaira, você também pode pular a menstruação, mas nesse caso vai precisar de uma explicação um pouco mais detalhada. Sugerimos que quem usa essas pílulas procure um médico para tirar suas dúvidas, além de conferir as instruções da bula.

Anel vaginal: Normalmente, o anel fica dentro da vagina por três semanas antes de você tirar uma de pausa, quando terá sangramento. Se quiser pular isso, pode simplesmente inserir outro anel na vagina no fim das três semanas.

Adesivo anticoncepcional: Em geral, o adesivo é trocado uma vez por semana durante três semanas, e na quarta semana você fica sem. No intervalo, ocorre sangramento. Para pulá-lo, você coloca um novo adesivo na sequência.

Se você não usa contraceptivos combinados, pode proceder da seguinte forma:

O medicamento Primolut-Nor contém um hormônio que retarda a menstruação. Pode ser uma solução para algumas mulheres que não desejam começar a usar contraceptivos com estrogênio, mas queiram adiar a menstruação por um período curto.

Você começa a tomar um comprimido de Primolut-Nor três vezes ao dia três dias antes de menstruar. Isso significa que precisa ter bastante controle sobre quando a menstruação deve ocorrer. Sem um ciclo regular fica difícil fazê-lo com êxito. Em seguida, você toma três comprimidos por dia pelo tempo que desejar adiar a menstruação, porém, no máximo por catorze dias. Quando parar de tomar os comprimidos, você vai menstruar depois de uns dois dias. Em outras palavras, você não pode retardar a menstruação o quanto quiser.

O Primolut-Nor exige prescrição médica. A maioria pode usar esse medicamento, mas algumas devem evitá-lo, e quem define isso é o médico. Enquanto tomar o Primolut-Nor, é importante usar a camisinha como proteção contra a gravidez, pois não se trata de um contraceptivo.

COMO USAR A PÍLULA DA MELHOR FORMA POSSÍVEL

A pílula pode ser uma chateação, mas mesmo assim é um método popular. Conforme você viu anteriormente, a possibilidade de engravidar com ela existe sobretudo porque é fácil usá-la incorretamente.

Existe uma maneira de usar a pílula que diminui o risco de gravidez, provoca menos alterações no ciclo menstrual e sangramentos menos frequentes. Isso funciona com todos os contraceptivos combinados, ou seja, você pode fazer a mesma coisa com o adesivo anticoncepcional e o anel vaginal. As usuárias de anticoncepcionais multifásicos precisam seguir instruções médicas específicas.

A pílula e outros contraceptivos combinados são eficazes desde que você os use corretamente. Como se sabe, a apresentação dos contraceptivos combinados inclui uma pausa. Você usa hormônios por três semanas (21 dias), seguidas de uma semana (sete dias) livre de hormônios, sem qualquer comprimido ou com placebos. Durante aqueles sete dias você tem um *sangramento de privação*. No caso de Yaz e Zoely, você toma os comprimidos com hormônio por 24 dias e faz um intervalo de quatro dias.

No que diz respeito aos contraceptivos combinados, os números muito importantes são 21 e sete ou 24 e quatro, pois marcam dois *limites* significativos.

Quando você usa contraceptivos combinados, precisa tomar hormônios durante, *no mínimo, 21 ou 24 dias* para que o contraceptivo seja eficaz. Se receber os hormônios por menos de 21 ou 24 dias consecutivos — por exemplo, se esquecer os últimos dois comprimidos da cartela e acabar tomando a pílula por dezenove ou 22 dias em vez de 21 ou 24, há um risco de ovulação e gravidez. Ou seja, 21 ou 24 dias de hormônios significa no mínimo 21 ou 24 dias. Não tem problema usar os hormônios por mais tempo. Contanto que cumpra o período mínimo, você pode tomar a pílula por trinta, cinquenta ou cem dias consecutivos. Isso fica a seu critério.

O número sete (ou quatro se você usar Zoely ou Yaz) é um limite que significa que a pausa pode ser, *no máximo*, de sete ou quatro dias, nunca mais longa. Se o intervalo sem os hormônios se estender mais que isso, você não estará protegida contra a gravidez. Não tem problema fazer uma pausa de, por exemplo, três dias. Se você tiver um sangramento curto de apenas dois dias, já é possível recomeçar o uso dos hormônios, mas você nunca deve fazer uma pausa maior que sete ou quatro dias, pois nesse caso pode ovular e correr o risco de engravidar.

Desde que use os hormônios durante um mínimo de 21 ou 24 dias e faça uma pausa de no máximo sete ou quatro dias, pode usar a pílula monofásica, o adesivo anticoncepcional e o anel vaginal do jeito que quiser. Como muitas vezes a gravidez não planejada ocorre associada à confusão em torno da semana sem o anticoncepcional, é uma boa ideia reduzir o número de semanas livres do contraceptivo a um mínimo. De fato, isso o torna mais eficaz.

Provavelmente você vai ter um sangramento de escape depois de pular a menstruação por um bom tempo. Uma possível solução é usar o contraceptivo direto e tirar pausas quando houver necessidade. Assim você pode criar um ciclo sob medida para você, com o menor número possível de sangramentos.

Use os hormônios ininterruptamente até você ter um sangramento, e então faça uma pausa para terminar de sangrar. A pausa pode muito bem ser mais curta que sete ou quatro dias. Depois do intervalo, você começa com os hormônios de novo, usando-os até haver outro sangramento de escape. Isso funciona bem desde que você nunca tome menos de 21 ou 24 comprimidos. Se tiver um sangramento depois de, por exemplo, dez dias de uso dos comprimidos de hormônio, você precisa continuar até ter tomado 21 ou 24 para se garantir contra a gravidez.

CONTRACEPTIVOS HORMONAIS SÃO PERIGOSOS?

Sem dúvida, você já notou que o "natural" é o novo ideal. Palavras como "detox", "parabenos" e "superalimentos" se tornaram recorrentes. A mensagem dos autoproclamados gurus da saúde é clara: os aditivos "artificiais" não fazem bem para o corpo. Não se deve mexer com o organismo.

Da noite para o dia, o suco verde se tornou o acessório da moda, ao mesmo tempo que os contraceptivos hormonais estão proibidos. Jovens têm receio de usar a pílula por medo de efeitos colaterais nocivos. Mais e mais, ouvimos mulheres falarem que não toleram contraceptivos hormonais, como se fosse uma espécie de alergia. Outras perguntam se seria saudável fazer uma pausa dos hormônios, a fim de limpar o organismo de *substâncias estranhas*.

Simultaneamente com o foco crescente na pureza e no que é natural, muitas sentem que o médico não leva a sério suas preocupações com os efeitos colaterais, fazendo pouco-caso de seus problemas ou tentando varrê-los para debaixo do tapete. O resultado é que muitas mulheres sentem uma constante incerteza em relação à segurança do método contraceptivo e acabam procurando fontes pouco confiáveis de informação.

Aproximadamente um terço das mulheres interrompe o uso da pílula anticoncepcional no decorrer dos primeiros seis meses depois de começar.[24] Mais ou menos metade delas para em função do que percebe como efeitos colaterais.[25] Pode ser assustador sentir que o corpo se transforma quando você não entende o que está acontecendo ou o que isso significa. Em nossa opinião, você precisa de informação de qualidade, tanto sobre os lados negativos como sobre os lados positivos da contracepção hormonal, a fim de conseguir fazer escolhas boas para seu corpo. O conhecimento gera segurança.

Ao mesmo tempo, é importante para nós abrandar o alarmismo que tem se difundido. A mídia às vezes dá a impressão de que não conhecemos os efeitos colaterais associados aos contraceptivos hormonais, como se jogássemos roleta-russa com a saúde das jovens. Esse não é o caso. Você pode ter certeza de que a caixinha de comprimidos anticoncepcionais que compra na farmácia contém um dos medicamentos mais estudados do mundo. Os cientistas possuem uma quantidade gigantesca de dados para analisar, uma vez que milhões de mulheres, em grande parte do mundo, usaram a pílula desde a década de 1960. Caso existissem, possíveis efeitos desconhecidos de longo prazo da contracepção hormonal deveriam ter sido descobertos faz tempo, sobretudo se levarmos em conta que as primeiras pílulas a chegarem ao mercado continham uma dose de hormônios até cinco vezes maior que as de hoje.

O QUE É UM EFEITO COLATERAL?

Antes de começarmos a falar sobre cada um dos efeitos colaterais, precisamos entender o que é isso. Um medicamento é desenvolvido para ter um efeito específico no organismo, e esse é o motivo por que o tomamos. No caso da contracepção hormonal, queremos prevenir a gravidez. Os efeitos colaterais são todos os outros efeitos que o medicamento tem no corpo, e estes podem ser tanto positivos quanto negativos. Por exemplo, muitas percebem que ficam com menos acne em função do contraceptivo hormonal. Esse é um efeito colateral, mas é considerado positivo. Por outro lado, trombose é um efeito colateral que ninguém deseja ter.

No filme *De caso com o acaso*, acompanhamos os dois destinos da personagem de Gwyneth Paltrow. Num dos cenários, ela consegue embarcar num trem, enquanto, no outro, o perde. Esse detalhe acaba tendo grandes consequências para sua vida. Assim funciona nosso corpo também. Ele é tão complexo e intrincado que é impossível afetar uma única função sem criar repercussões em outras partes do corpo. Um efeito colateral não significa que um medicamento é nocivo. Significa que funciona. Se alguém alegar que determinado remédio ou tratamento não tem efeitos colaterais, você deve ficar desconfiada. Ou está mentindo ou a substância não funciona.

Os médicos e as autoridades da saúde se preocupam muito com os efeitos colaterais. Sabemos que são um mal necessário, mas o objetivo é mantê-los no nível mais baixo possível. Essa é a razão por que é extremamente difícil conseguir uma autorização para comercializar um medicamento. Primeiro, o fabricante precisa provar que os efeitos positivos do remédio com a maior probabilidade compensam os efeitos negativos. Por trás de um novo medicamento, há anos de estudos e ensaios controlados, justamente porque é preciso saber que efeitos colaterais você pode esperar ao tomá-lo.

Depois de um medicamento ser comercializado, ele é acompanhado de perto pelas agências nacionais de monitorização de medicamentos, que são órgãos independentes da indústria farmacêutica, para que possíveis efeitos colaterais desconhecidos sejam detectados o mais cedo possível. Se você tiver alguma reação adversa, recomendamos muito que notifique a agência. Caso surjam suspeitas de que uma reação adversa grave tenha sido ignorada, por exemplo, que o uso da pílula anticoncepcional durante muitos anos possa desenvolver câncer, novos estudos serão iniciados.

Com frequência, o que se faz nesse caso é comparar grandes grupos de mulheres que tomaram o medicamento com grupos correspondentes que não o tomaram para verificar se a incidência do potencial efeito colateral é mais alta entre elas. Se ficar evidente que o número de pessoas com câncer é o mesmo em ambos os grupos, a conclusão será que a pílula anticoncepcional não o causa, pois nesse caso números mais altos teriam sido vistos entre as que a tomaram.

O EFEITO NOCEBO

Se muitas mulheres relatam o mesmo efeito colateral de um medicamento, por que isso não é automaticamente assumido como verdade? Será que o sistema de saúde não confia nelas quando dizem que sentiram alguma reação adversa? Uma das razões por que não se pode aceitar sem provas que os efeitos colaterais existem é algo que se chama *efeito nocebo*.

A maioria já ouviu falar do efeito placebo: as pessoas sentem efeitos reais e positivos de algo que na verdade não funciona porque esperam que vá fazer efeito. Essa é, por exemplo, a razão por que muitos remédios vêm em cápsulas coloridas. Descobriram que as pessoas simplesmente ficam ainda melhores assim! Esse também é um dos motivos por que os médicos usam jaleco branco, de preferência com o estetoscópio bem visível em torno do pescoço. O jaleco e o estetoscópio evocam associações no paciente de cura e competência profissional, algo que por si só pode contribuir para que melhorem.

O efeito nocebo, do latim "causarei dano", funciona ao contrário. Nesse caso, um comprimido à base de açúcar pode causar incômodos físicos se você achar que contém ingredientes ativos. De fato, aproximadamente um quarto dos pacientes sente efeitos colaterais negativos quando recebe tratamento placebo, ou seja, nada.[26] A mesma coisa ocorre se um médico disser aos pacientes que determinado medicamento pode causar uma reação adversa específica. Mais pessoas que de costume relatam esse efeito, sem que a culpa seja do remédio. Muitas vezes a explicação pode simplesmente ser que as pessoas atribuem sintomas comuns ao medicamento. Num estudo feito por Reidenberg e Lowenthal, verificou-se que apenas 19% das pessoas saudáveis que não estavam tomando nenhum remédio passaram os três dias anteriores totalmente sem incômodos. Entretanto, 39% sentiram fadiga, 14% tiveram dores de cabeça e 5% sentiram tontura.[27]

Um estudo da Universidade de Yale relatou que as mulheres com formação superior superestimaram os perigos da contracepção hormonal. Ao mesmo tempo, não estavam cientes de todos os benefícios para a saúde que ela proporcionava, por exemplo, o risco reduzido de câncer ovariano e endometrial.[28]

Com isso em mente, você talvez entenda por que alguns médicos ficam desconfiados quando um grande número de mulheres de repente relata um novo efeito colateral de um antigo medicamento como a pílula anticoncepcional. É possível que não passe de um resultado do excesso de publicidade negativa.[29] A resposta para descobrir se é um efeito colateral real que ainda não foi detectado ou se é apenas um efeito nocebo depende da realização de mais pesquisas.

TUDO TEM UM RISCO

Se você usa contracepção hormonal, comece pegando a bula de seu contraceptivo. Ali você vai encontrar uma longa lista de efeitos colaterais, classificados de acordo com sua incidência. Primeiro aparecem os mais comuns, que afetam entre uma em cada dez e uma em cada cem usuárias. Constam coisas como dores de cabeça, oscilações de humor e sensibilidade nas mamas. Em seguida, vêm os efeitos colaterais que afetam entre uma em cada cem e uma em cada mil. Quanto mais você avançar na lista, mais preocupante fica a leitura.

A primeira coisa a ter em conta ao ler essa lista é quem escreveu a bula: o fabricante do medicamento. Aí se pode pensar que talvez eles tentem esconder os efeitos colaterais da gente, mas na verdade é o contrário. Eles exageram para evitar processos de clientes descontentes. Parte dos efeitos colaterais citados na bula foi relatada pelas próprias mulheres enquanto tomavam o contraceptivo hormonal, sem necessariamente ter sido provado que o medicamento seja a causa (vamos voltar a essa questão mais para a frente). Outros são efeitos colaterais que já sabemos serem causados pela contracepção hormonal.

Em segundo lugar, é preciso ter uma compreensão clara da palavra "risco". Quando a ouvimos, é fácil pensar que algo é perigoso, mas, na verdade, risco é somente a possibilidade de que uma coisa aconteça.

Está na hora de uma aulinha de estatística. Quando falamos de efeitos colaterais, muitas vezes o que se chama de *risco relativo* rouba toda a atenção. Ele diz respeito a quanto a possibilidade de ter um efeito colateral aumenta se você toma determinado medicamento, comparado com uma situação em que não o toma. Nesse caso, pode-se, por exemplo, ler que o risco de trombose aumenta entre duas e quatro vezes para as usuárias da pílula anticoncepcional em comparação com as que não usam pílula. Isso parece dramático. Imagine só as manchetes dos jornais: "A pílula mortal! Chance de trombose quadruplicada!". Mas de fato não é nada dramático.

O que na verdade interessa para nós como indivíduos é algo chamado *risco absoluto*. Os tabloides não se preocupam muito com esse número, porque renderia manchetes chatas: "Chance mínima de trombose com a pílula! Conheça a menina que teve azar mesmo assim". O risco absoluto é a probabilidade real de que um efeito colateral ocorra quando você usa, por exemplo, a pílula, em comparação com pessoas que não a usam. Isso dá uma ideia mais realista e simples do perigo a que está se expondo.

Qual é a probabilidade de você desenvolver trombose quando usa a pílula anticoncepcional? Embora as usuárias da pílula tenham um *risco relativo* entre duas e quatro vezes maior que as que não usam pílula, a probabilidade de que justamente você tenha trombose, *o risco absoluto*, é entre 0,0005% e 0,001% ao ano. Isso significa que entre cinquenta e cem em cada 100 mil mulheres que usam a pílula têm trombose anualmente. Em outras palavras, mesmo usando a pílula, seria um azar enorme se acontecesse com você.

EFEITOS COLATERAIS COMUNS DA CONTRACEPÇÃO HORMONAL

Agora que já temos algum conhecimento sobre efeitos colaterais de modo geral, podemos passar à contracepção hormonal em particular. Vamos começar com os mais corriqueiros: os que afetam entre 1% e 10% das usuárias, como dores de cabeça, tontura e sensibilidade mamária. Esses efeitos colaterais são inofensivos, mas ainda assim podem incomodar. Ninguém tem todos eles, e muitas não têm nenhum. O fato de que entre uma e dez pessoas têm efeitos colaterais também significa que de noventa a 99 pessoas em cem não têm.

É importante saber que não há nenhuma ligação entre os efeitos colaterais comuns e os perigosos. Se você tiver um efeito colateral comum, não corre risco aumentado de ter efeitos colaterais perigosos.

Os efeitos colaterais comuns costumam passar depois de alguns meses de uso, por isso recomendamos testar um método contraceptivo por três meses antes de desistir e passar a outra coisa. Se sentir que os efeitos colaterais ainda são um problema depois disso, você pode tentar outra marca ou outro método contraceptivo.

As pessoas reagem de forma diferente a marcas e métodos diversos. Aquilo que deu uma dor de cabeça alucinante à sua amiga pode ser perfeito para você. Só vai saber depois de experimentar. Como explicamos antes, há diversos subtipos de progestina nos diferentes medicamentos, e seu efeito sobre nós varia um pouco. Além disso, há diferenças entre os contraceptivos à base de progestina, como o DIU hormonal ou o implante subcutâneo, e os contraceptivos combinados, que contêm estrogênio também. Ainda que tenha apresentado diversos efeitos colaterais com determinado contraceptivo, isso não significa que você não "tolera" a contracepção hormonal em geral. Com grande probabilidade, existem outros tipos que não lhe causam incômodos. Só precisa ficar atenta para escolher um contraceptivo com outra variante de progestina. Seu médico pode ajudá-la com isso.

Os contraceptivos com estrogênio têm alguns efeitos colaterais característicos e comuns.[30] Por sinal, lembram bastante as coisas que você pode sentir quando está grávida! Os primeiros itens da lista são enjoo e tontura. Assim como nas gestantes, isso passa relativamente rápido, mas, se ficar muito incomodada, pode ser uma boa ideia tomar a pílula depois da refeição ou antes de dormir.

O estrogênio também pode causar um aumento na secreção vaginal. Ela não deve ter aspecto ou cheiro diferente, só um volume um pouco maior. Além disso, algumas poucas mulheres têm câimbras na panturrilha. Não sabemos por que isso acontece, mas não é perigoso. Um efeito colateral raro é sair leite dos mamilos.

Outro efeito colateral dos contraceptivos com estrogênio são manchas escuras na pele. Mesmo que seja associado aos contraceptivos com estrogênio, provavelmente está relacionado à progestina da fórmula. Essas manchas escuras se chamam *melasmas*. Elas surgem quando você toma sol ou faz bronzeamento artificial. Também em função dos hormônios, é comum essas manchas surgirem durante a gravidez. Se for um problema para você, um protetor solar com fator alto ajuda.[31] Outra opção é experimentar um contraceptivo com progestina diferente para ver se ajuda.

Há também efeitos positivos do estrogênio. Talvez você tenha ouvido as pessoas dizerem que a mulher grávida está radiante. De fato, se você sofrer de acne, é possível que o estrogênio dos contraceptivos combinados ajudem. No entanto, aqueles só com progestina são capazes de ter o efeito contrário e dar mais acne, além de deixar a pele e o cabelo mais oleosos. Para algumas, esse pode ser um fator importante na hora de escolher o método contraceptivo.

Aliás, os contraceptivos com estrogênio muitas vezes fazem parte do tratamento de meninas com síndrome do ovário policístico, uma condição relativamente comum à qual voltaremos mais adiante.

Outro efeito colateral positivo dos contraceptivos com estrogênio é que possibilitam controlar a menstruação. Isso significa menos cólicas, menos dinheiro gasto em absorventes e muitas vezes o fim de crises de choro ou ingestão descontrolada de chocolate por causa da TPM.

No início, mais um efeito colateral comum é o *edema*, que é o termo médico para inchaço. Isso simplesmente significa que o corpo retém água. Nesse caso, tanto o estrogênio quanto a progestina podem ser os culpados, ou seja, todos os contraceptivos hormonais podem ter esse efeito colateral, não apenas os combinados. A retenção de água é um dos motivos por que algumas sentem que ganham peso quando começam a tomar contraceptivos hormonais, mas você não ficou mais gorda, só tem mais água no corpo!

É um mito que a contracepção hormonal leva ao ganho de peso. Surgiu, entre outros, porque muitas começam a usar contraceptivos numa fase da vida em que o corpo está mudando de forma dramática: na puberdade. Outro motivo pode ser que muitas engordam um pouco quando começam a namorar. E aí você pensa que os quilinhos são culpa do contraceptivo e esquece que de repente passa muito mais tempo abraçadinha ao namorado no sofá, com alguma guloseima no colo enquanto faz uma maratona de *Game of Thrones* na TV. Você não engorda por causa da contracepção hormonal,[32] mas é fácil jogar a culpa nela.

Além disso, os seios também podem reter água e ficar maiores e mais sensíveis. Outro efeito um pouco curioso é que as lentes de contato, se você as usa, de repente não se encaixam direito. Isso porque há também um pouquinho de acúmulo de água no olho, fazendo a córnea, em cima da qual fica a lente, mudar de forma. A retenção de água no corpo ainda pode dar dores de cabeça.

Muitas que usam a pílula, o adesivo anticoncepcional ou o anel vaginal só têm dores de cabeça durante a semana de sangramento, ou seja, a semana em que cortam o contraceptivo hormonal.[33] Isso é muito comum e lembra um pouco a dor de cabeça que você tem quando não tomou sua dose diária de café matutino. A dor de cabeça é um sinal de que você está sentindo falta de alguma coisa a que está acostumada (no caso, o hormônio). Para diminuir as dores, você pode simplesmente pular o intervalo sem hormônios ou abreviá-lo para alguns poucos dias. Como já foi mencionado, não há motivo específico para que você precise de um intervalo de sete dias. Desde que não tire uma pausa de mais de sete dias, você mesma pode controlar isso. Tal possibilidade não existe com os contraceptivos à base exclusiva de progestina.

Se você usar contraceptivos com apenas progestina, como o implante subcutâneo, o DIU hormonal e a pílula sem estrogênio, evita os efeitos colaterais de que falamos antes. Mas tampouco tem os efeitos positivos do estrogênio, tais como pele mais bonita e controle sobre o ciclo menstrual. De fato, a progestina pode deixar a pele mais oleosa e, em algumas, intensificar o crescimento de pelos.

Talvez o efeito colateral mais importante seja que a maioria tem alterações menstruais quando usa tais contraceptivos. Não é nada perigoso, mas algumas acham incômodo. De que alteração se trata varia de uma pessoa a outra e do tipo de progestina em questão. Simplesmente não dá para saber como você vai reagir antes de experimentar o medicamento. Algumas perdem a menstruação por completo, outras podem ter sangramentos pequenos e frequentes ou fluxos irregulares. A maioria tem menos sangramentos que antes, podendo ter uma duração menor ou maior. Depois de você usar o método contraceptivo por três a seis meses, as coisas tendem a se estabilizar de modo que você se acostume com seu padrão único.

Apesar das alterações menstruais, que são frequentes com o uso do implante subcutâneo e do DIU hormonal, recomendamos muito esses dois métodos contraceptivos. Eles têm o melhor índice de Pearl e, portanto, são os mais eficazes para impedir a gravidez. Além disso, o DIU hormonal tem doses extremamente baixas de hormônio se comparado a todos os outros contraceptivos hormonais. Algumas acham que ele passa mais hormônios para o corpo porque age durante vários anos, mas estão enganadas. Aliás, a concentração do hormônio no sangue para quem usa o DIU hormonal é tão baixa que equivale a tomar uma única minipílula a cada *duas* semanas![34] Algumas mulheres são da opinião de que a baixa concentração hormonal diminui a chance de efeitos colaterais, mas isso não foi comprovado. No entanto, pode valer a pena tentar essa opção, caso você tenha tido muitos incômodos com outros contraceptivos hormonais.

EFEITOS COLATERAIS RAROS

Agora estamos passando para o final da lista de efeitos colaterais da bula. Trata-se dos efeitos colaterais que acabam nas manchetes dos jornais umas duas vezes por ano, pois nada chama mais a atenção do que doença e morte. Talvez com a exceção de sexo. Se você estiver em dúvida, não há nenhuma conspiração entre médicos e empresas farmacêuticas que consiste em matar jovens saudáveis com hormônios. Até foi feito um estudo para testar isso! Um grupo de pesquisadores da Universidade de Harvard acompanhou 120 mil mulheres durante 36 anos para analisar os efeitos no longo prazo do uso da pílula. Foi concluído que as usuárias da pílula morrem exatamente com a mesma frequência e das mesmas causas que as mulheres que não usam contracepção hormonal.[35] Então podemos pelo menos riscar a morte da lista de preocupações.

TROMBOSE

No entanto, o uso de contracepção com estrogênio tem graves efeitos colaterais que precisamos comentar, mesmo que sejam muito raros. O que costuma chamar mais a atenção é a trombose.

É o que ocorre quando nosso sangue se coagula e forma um ou mais trombos dentro de um vaso sanguíneo, impedindo o fluxo. Isso acontece com maior frequência nas veias das pernas e da bacia, ou seja, nos vasos que transportam o sangue usado de volta ao coração. Os médicos chamam isso de *trombose venosa profunda.*

O motivo por que você pode ficar com trombose na perna é que o sangue trabalha duro para superar a força da gravidade ao retornar na direção do coração. Ele depende da ajuda das contrações musculares para ganhar velocidade, lembrando um pouco uma bomba. Quando ficamos sentadas por muito tempo, como numa viagem de avião, o sangue pode fluir devagar demais. Se você tiver muito azar, ele começa a coagular. Quem tem trombose na perna vai perceber que ela fica inchada, vermelha e dolorida.

A principal causa do medo relacionado à trombose na perna é que partes do coágulo podem se soltar e ser levadas com o fluxo do sangue para o coração e em seguida para os pulmões. Nos pulmões, os vasos sanguíneos são mais estreitos, portanto o trombo pode ficar entalado e causar problemas respiratórios. Isso se chama *embolia pulmonar.* Mesmo que seja grave, raramente é fatal. Os sintomas de quem está com trombose pulmonar são dores súbitas e agudas no peito que pioram quando você inspira. Todas podemos sentir leves pontadas no peito de vez em quando, em geral por causa de dores nos pequenos músculos entre as costelas, mas as associadas à embolia pulmonar não passam. Ao mesmo tempo, você pode ficar ofegante e com tosse. Se tiver suspeita de trombose, é importante procurar um hospital.

Como você já aprendeu, os métodos contraceptivos contêm diferentes tipos de hormônios. São apenas os contraceptivos com *estrogênio* que causam risco aumentado de trombose. Isso inclui pílulas e adesivos anticoncepcionais tradicionais, além do anel vaginal. Conforme mencionamos na seção sobre riscos, o de trombose aumenta de duas a quatro vezes para as usuárias dos contraceptivos combinados. A razão por que dizemos de duas a quatro é que depende do tipo que você usa. Entre os contraceptivos hormonais com estrogênio disponíveis hoje, são os com a progestina levonorgestrel que dão a menor chance de trombose.

Algumas mulheres não podem usar contraceptivos hormonais com estrogênio porque têm um risco muito elevado de trombose. O grupo mais importante são as portadoras de distúrbios hereditários que afetam a capacidade de coagulação do sangue, como a mutação do fator v de Leiden. Essa é a razão por que, antes de prescrever um contraceptivo combinado, os médicos perguntam se seus pais ou irmãos já tiveram trombose.

Conforme foi mencionado antes, a chance de desenvolver trombose é muito pequena para jovens saudáveis, independentemente de usarem contraceptivos com estrogênio ou não. O risco absoluto é baixo. Se 10 mil mulheres usarem pílula, entre quarenta e cem terão trombose no decorrer de um ano. Se não tivessem usado, entre vinte e cinquenta ainda teriam trombose.[36]* Não é o caso que o estrogênio da pílula é mais perigoso que o estrogênio "natural" do corpo. As gestantes, que produzem um monte de estrogênio, têm risco de trombose mais alta que as usuárias da pílula. Em comparação, até duzentas mulheres em cada 10 mil ficarão com trombose enquanto estão grávidas ou no período pós-parto.[37]

Em outras palavras, a chance de ter trombose é maior se você ficar grávida sem querer do que se usar a pílula. O aumento hormonal natural do corpo associado à gravidez é muito mais intenso que aque-

---

* Os números variam um pouco de um estudo para outro e depende de que faixa etária e demográfica está sendo considerada. O risco subjacente para trombose aumenta significativamente com a idade e com o peso, além de com o tabagismo.

le a que nos submetemos para impedi-la. Esse é um dos motivos mais importantes pelos quais se aceita o risco ligeiramente aumentado de trombose com o uso da pílula. É muito mais perigoso engravidar.

ACIDENTE VASCULAR CEREBRAL E ATAQUE CARDÍACO

Outros efeitos colaterais graves dos contraceptivos com estrogênio são acidentes vasculares cerebrais (AVCs) e ataques cardíacos. Trata-se de doenças que afetam as artérias, ou seja, os vasos sanguíneos que levam o sangue rico em oxigênio do coração para os órgãos. Quando esse fluxo sanguíneo para, ou por causa de um coágulo ou porque um vaso se rompe, o tecido para onde o vaso vai pode morrer por falta de oxigênio. O AVC significa que uma parte do cérebro morre por falta de oxigênio. O ataque cardíaco significa que uma parte do coração morre pelo mesmo motivo. Como é de esperar, as consequências de tais lesões podem ser enormes.

Um estudo que pesquisou todas as mulheres dinamarquesas de 1995 a 2009 constatou que o risco de AVC e ataque cardíaco era aproximadamente o dobro entre as usuárias de pílula anticoncepcional com estrogênio.[38] No entanto, lembre-se da diferença entre o risco relativo e o risco absoluto. Embora uma duplicação pareça dramática, essas são doenças que muito raramente afetam as jovens. Mesmo com um risco dobrado, a chance de ter um AVC é mínima.

Para ilustrar isso, vamos voltar ao mesmo estudo. Das 10 mil mulheres que usaram a pílula durante um ano, aproximadamente vinte tiveram um AVC e dez um ataque cardíaco. Isso inclui todos os tipos de mulheres dinamarquesas que usavam a pílula: gordas e magras, fumantes e não fumantes, velhas e jovens. Se só olharmos para as jovens e saudáveis, o risco é ainda menor.

Para minimizar o risco de AVC e ataque cardíaco, algumas mulheres não devem usar contraceptivos com estrogênio. Isso diz respeito a fumantes acima de 35 anos, mulheres com hipertensão ou doença cardíaca ou aquelas que têm diabetes há mais de vinte anos. Outro grupo que não deve usar contraceptivos com estrogênio são as que sofrem de enxaqueca com aura. No entanto, se você tiver enxaqueca *sem* aura, pode muito bem usar contraceptivos com estrogênio desde que tenha menos de 35 anos.

Se está exposta a muitos fatores de risco que podem levar a um AVC ou a um infarto, como sobrepeso, colesterol elevado e tabagismo, pode ser que seu médico, por precaução, a aconselhe a escolher outros métodos contraceptivos. Em suma, se você é jovem e saudável, derrames e infartos não são algo com que deve se preocupar, ainda que use contraceptivos com estrogênio.

CÂNCER

O último efeito colateral que precisamos comentar é o câncer, pois em alguns meios ainda há gente que acredita que a pílula é cancerígena. Vamos começar frisando que o uso da pílula e outros contraceptivos hormonais não aumenta sua chance de ter câncer ao longo da vida.[39] De fato, vários fatores indicam que a pílula, de modo geral, diminui o risco de câncer.[40] Ao que parece, ela *protege* contra o câncer no intestino, na bexiga, no útero e nos ovários, muitos dos quais são comuns nas mulheres.

O uso da pílula pode proteger contra o câncer de ovário por trinta anos depois de você ter parado de tomar o anticoncepcional oral.[41] Se esses números forem corretos, os cientistas acreditam que a pílula nas próximas décadas prevenirá 30 mil casos de câncer ovariano a cada ano em nível mundial! Estudos populacionais sugerem que a pílula previne contra o câncer endometrial no útero por no mínimo quinze anos e que o risco de ter esse tipo de câncer cai quase pela metade com o uso de pílula.[42] Vários cientistas têm uma mensagem clara: a pílula impede o câncer ginecológico, e esse efeito colateral positivo compensa todos os negativos.[43]

No entanto, parece que ela pode aumentar o risco de câncer do colo do útero. O melhor estudo que foi feito sobre o assunto mostra que dez anos de uso da pílula aumentaria a incidência desse câncer de 3,8 para 4,5 casos em cada mil mulheres.[44] O risco subia de acordo com o tempo de uso da pílula, mas diminuía outra vez após a pessoa parar. Dez anos depois da suspensão do uso da pílula, o risco seria o mesmo de antes de começar.

O problema é que não se pode dizer com certeza se é a pílula em si que aumenta o risco de câncer, pois as mulheres que tomam a pílula também são mais propensas a ter infecções causadas pelo papilomavírus humano (HPV), que causa o câncer do colo do útero. Isso porque muitas relaxam no uso da camisinha quando estão tomando anticoncepcional. Além disso, verificou-se que as mulheres que usam contracepção hormonal fazem mais sexo — afinal, é por isso que recorrem aos contraceptivos para começar.

O câncer de mama é o último tipo de câncer cuja associação ao uso da pílula tem sido estudada. Sabemos que sobretudo alguns tipos de câncer de mama são o que se chama de hormônio-sensíveis, quer dizer, que adoram estrogênio e dependem dele para crescer. Devido ao estrogênio da pílula combinada, pode-se imaginar que os contraceptivos com estrogênio contribuiriam para "alimentar" esse tipo de câncer.

Felizmente, não é bem assim que funciona. Com algumas poucas exceções, a maioria dos grandes estudos que analisaram o câncer de mama e o uso da pílula não encontrou uma ligação. Alguns estudos relataram um risco ligeiramente elevado entre as mulheres que usavam as primeiras pílulas de alta dosagem nas décadas de 1960 e 1970. No entanto, os especialistas são da opinião de que a pílula e outros contraceptivos combinados de hoje têm doses tão baixas de hormônio que é pouco provável que afetem o risco de câncer de mama.[45]

Vamos resumir: a pílula anticoncepcional e outros contraceptivos combinados parecem proteger as mulheres contra uma série de tipos de câncer comuns ou graves. Isso deve ser levado em conta ao avaliar a contracepção hormonal de modo geral. Infelizmente, tais efeitos colaterais importantes e positivos recebem muito pouca atenção na mídia em comparação com os efeitos colaterais raros e perigosos.

EFEITOS COLATERAIS QUE NOS DEIXAM EM DÚVIDA

Se você já leu a bula de seu contraceptivo, talvez queira saber por que pulamos dois efeitos colaterais importantes: alterações de humor e diminuição da libido. Não fizemos isso porque achamos pouco importante, muito pelo contrário. O fato é que esses são efeitos colaterais que deixam os cientistas mais incertos. No entanto, ambos receberam atenção crescente entre as mulheres nos últimos anos, por isso achamos que merecem uma análise aprofundada.

Os hormônios sexuais naturais afetam áreas do cérebro que estão envolvidas na regulação do humor e da libido. É bem conhecido que o humor da mulher pode oscilar em conformidade com as flutuações hormonais do ciclo menstrual. Algumas mulheres sentem mais tesão por volta da ovulação.[46] Até se verificou que as mulheres são mais infiéis nesse período![47]

Com isso em mente, não é difícil pensar que os métodos contraceptivos que alteram o equilíbrio dos hormônios sexuais também possam ter um efeito sobre a psique e a libido. Gradativamente, passou a haver amplo consenso entre as mulheres e muitos médicos de que a contracepção hormonal é capaz de desencadear oscilações de humor, irritabilidade e, na pior das hipóteses, depressão. Efeitos colaterais psicológicos e outros não específicos estão entre os motivos mais comumente citados pelas jovens que param de tomar a pílula.[48]

Apesar dessa unanimidade entre as mulheres, os cientistas estão tendo dificuldades. Sem sucesso, diversos estudos tentaram provar que a contracepção hormonal tem um efeito negativo sobre o humor da mulher. Pode haver várias explicações para isso.

A) AS PESQUISAS DEIXAM A DESEJAR

A pílula foi objeto de um número incrível de pesquisas. Mais de 40 mil artigos foram escritos nas últimas décadas. O problema é que, com frequência, muitos estudos são de baixa qualidade, sobretudo aqueles que abordam os efeitos colaterais. Apesar disso, é pouco provável que tal fato tenha levado à omissão ou à atenuação dos efeitos colaterais da contracepção hormonal. Isso talvez pareça estranho, mas é justamente nos estudos *ruins* que se encontram mais efeitos colaterais, não nos bons. A maioria dos poucos e bons estudos que foram feitos mostra baixa incidência de efeitos colaterais. Em outras palavras, temos tantos estudos ruins dos efeitos colaterais da pílula que provavelmente estamos com uma visão exagerada da quantidade e do grau de seriedade dos efeitos colaterais da contracepção hormonal.[49]

O problema com muitos dos estudos de baixa qualidade é que frequentemente focam nas mulheres que usam contraceptivos hormonais e perguntam sobre efeitos colaterais sem comparar os resultados com as mulheres que não usam contracepção hormonal. Assim, não dizem nada na verdade, pois é bem possível que simplesmente tenham medido a incidência de tais sintomas na população em geral.

Imagine, por exemplo, que 10% das mulheres sofrem de dores de cabeça uma vez por mês, mas que normalmente não ligam muito para isso. Se alguém perguntasse a elas com que frequência sofrem de dores de cabeça, teriam que chutar. Então elas passam a fazer parte de um estudo no qual devem tomar a pílula todo dia e deixar registros num diário sobre os possíveis efeitos colaterais. Nesse estudo, uma em cada dez automaticamente vai relatar a dor de cabeça, mesmo que não tenha nada a ver com a pílula. Isso não é detectado porque não se faz uma comparação com mulheres que não usam a pílula. Ao que parece, no entanto, a pílula é a causa da dor de cabeça. Há um grande número de estudos desse tipo, e, na maioria dos casos, é com base neles que se conclui que a contracepção hormonal afeta a psique e a libido.

Na área da medicina, existe um tipo de estudo que é considerado o melhor. Ele obviamente tem um nome elaborado: estudo clínico randomizado controlado. Isso significa que um grupo de pessoas é dividido de forma aleatória entre as que recebem um tratamento e as que não o recebem. Aquelas que não o recebem constituem o grupo de controle. De preferência, o estudo deve ser cego, ou seja, o paciente (e, preferivelmente, também o médico e o pesquisador) não sabe que tratamento recebe. Somente nesse tipo de estudo pode se dizer algo sobre causalidade, ou seja, provar se um medicamento provoca determinado efeito colateral ou não.

Pelo que sabemos, até agora só foram realizados quatro estudos clínicos randomizados controlados da pílula anticoncepcional e os efeitos colaterais não específicos como oscilações de humor.* Dois deles não encontraram nenhuma diferença significativa nas alterações de humor entre aquelas que tomaram a pílula e as que não a tomaram.[50] Um estudo relatou que o uso da pílula causou uma melhora nos sintomas depressivos.[51] No último estudo, que pesquisou mulheres de Edimburgo e de Manila, verificou-se uma *redução* dos sintomas depressivos nas mulheres que tomaram a minipílula, enquanto as mulheres que tomaram o placebo e as que tomaram a pílula tiveram um leve aumento nos sintomas depressivos.[52]

A exceção é um pequeno estudo sueco. Um grupo de pesquisadores de Uppsala convidou mulheres que tiveram experiências anteriores com efeitos colaterais psicológicos da pílula para participar de um estudo controlado com placebo.[53] Metade das pacientes recebeu pílulas anticoncepcionais e a outra metade recebeu comprimidos de açúcar, sem saber a que grupo pertenciam. Verificou-se que aquelas que tomaram a pílula, na média, sentiram uma piora na saúde mental maior que as que não a tomaram. Além disso, foram feitas imagens do cérebro das mulheres enquanto elas olhavam para fotos destinadas a evocar emoções. Em algumas das que estavam tomando a pílula, viam-se mudanças na atividade de partes do cérebro conhecidas por processar as emoções.

No entanto, há um grande porém aqui: isso só dizia respeito a um terço das usuárias da pílula. Duas em cada três mulheres que tomaram a pílula não tiveram nenhuma deterioração na saúde mental ou mudança na atividade cerebral, embora, segundo elas mesmas, costumassem ter reações adversas à contracepção hormonal. Tais resultados possivelmente indicam que a pílula tem um efeito negativo real sobre a saúde mental de um pequeno grupo de mulheres. Entretanto, isso se

---

* Um ponto fraco desses estudos é que foram feitos em grupos que usavam a contracepção hormonal por outras razões que não a prevenção da gravidez, por exemplo, porque sofriam de acne ou fortes cólicas menstruais. Portanto pode ser que essas mulheres sejam diferentes de outras usuárias de contraceptivos hormonais e que isso afete os resultados. Por exemplo, mulheres que sofrem de muita acne podem ser mais deprimidas.

aplica a um número menor que todas aquelas que *sentem* que esse é o caso, algo que nos leva à próxima explicação possível: o poder do acaso.

B) O PODER DO ACASO

Somos equipados com um cérebro que gosta de ordenar e sistematizar o mundo ao nosso redor. Tentamos classificar o entorno, às vezes caótico, vendo ligações entre eventos mesmo que sejam inexistentes. Se dois eventos forem ligados no tempo, tiramos a conclusão de que um causou o outro. Por exemplo, você começa a tomar a pílula e, três meses mais tarde, se sente deprimida. Deve ser por causa dela, não? Afinal, não se lembra de já ter passado por isso.

Mas esse não é necessariamente o motivo. A depressão é uma doença surpreendentemente comum na população. Cerca de uma em cada cinco mulheres desenvolve um quadro depressivo no decorrer da vida,[54] e um número muito maior tem sentimentos e pensamentos depressivos. Suas causas são numerosas e complexas. Tanto a personalidade como mudanças biológicas no cérebro, hereditariedade e problemas podem desempenhar um papel. Já que há tantos elementos envolvidos, raras vezes se pode indicar uma razão específica.

Depressão, alterações de humor e irritabilidade são fenômenos tão comuns na população que provavelmente são fruto do acaso. Mas, se você ouviu falar que a pílula pode causar alterações de humor e depressão, a probabilidade de tirar a conclusão de que uma coisa levou à outra aumenta, dado o efeito nocebo de que falamos antes. Os boatos sobre alterações de humor se espalham como fogo em capim seco entre amigas e nos fóruns on-line, e de repente você começa a enxergar suas próprias experiências sob uma nova luz.

Vários estudos populacionais confirmam isso.[55] Tanto na Finlândia como na Austrália e nos Estados Unidos, foram realizadas pesquisas desse tipo com resultados negativos. Na Austrália, 10 mil mulheres foram monitoradas durante três anos. Não havia diferença na frequência dos sintomas depressivos entre as que usavam e as que não usavam pílula. Além disso, verificou-se que, quanto mais tempo a pessoa havia usado a pílula, menor a probabilidade de pensamentos depressivos.[56] O estudo americano acompanhou 7 mil mulheres entre 1994 e 2008. Observou-se que aquelas que usavam pílula tinham menos sintomas depressivos e menor probabilidade de tentativa de suicídio do que as que não usavam a contracepção hormonal.[57] O resultado foi o mesmo no estudo finlandês: as mulheres que usavam contraceptivos hormonais eram *menos* deprimidas que as outras.[58]

Obviamente, o problema com esses estudos é que pode haver diferenças subjacentes entre as mulheres que usam a pílula e as que não usam. Talvez todas as que sentem uma deterioração do humor param de usar a pílula, enquanto aquelas que a continuam usando são as que não têm reações adversas. Assim, um efeito negativo pode ser mascarado.

Em função dessa crítica, cientistas de Copenhague realizaram um estudo populacional gigante com 1 milhão de mulheres dinamarquesas entre quinze e 34 anos de idade, acompanhando-as de 2000 a 2013.[59] Descobriu-se que o uso da pílula e de outros contraceptivos hormonais estava associado a um risco aumentado de necessidade de antidepressivos ou diagnósticos de depressão em comparação com as mulheres que não usavam contracepção hormonal.

O efeito parecia ser maior nas mais jovens, entre quinze e dezenove anos, enquanto o risco caía de maneira significativa depois dos vinte, continuando a diminuir com a idade. As mulheres acima de trinta não tiveram praticamente nenhum aumento no uso de antidepressivos ou na incidência de depressão com contracepção hormonal. Os pesquisadores acreditam que o cérebro se torna menos sensível às oscilações hormonais à medida que você fica mais velha.

Além disso, viu-se que o risco de depressão e prescrição de antidepressivos diminuiu com o tempo de uso da contracepção hormonal. O maior risco foi verificado depois de seis meses de uso, altura em que começou a baixar outra vez. Após quatro anos de contraceptivos hormonais, não havia diferença entre as usuárias e as não usuárias quanto à probabilidade de desenvolver depressão.

Os pesquisadores também encontraram diferenças entre os diversos métodos contraceptivos. A pílula era o que parecia causar o menor aumento de risco de uso de antidepressivos, enquanto a minipílula, o anel vaginal e os métodos contraceptivos de longa duração estavam associados a um aumento maior do risco. Embora não se possa dizer algo definitivo com base num único estudo desse tipo, ele ressalta por que as mulheres não devem hesitar em trocar de método contraceptivo caso tenham reações adversas. Existem diferenças individuais entre os efeitos colaterais, por isso o sistema de tentativa e erro é importante.

Dito isso, gostaríamos de aconselhar cautela na hora de interpretar esse estudo. Na Dinamarca, foi muito difundido o discurso alarmista contra a contracepção hormonal *porque levava à depressão*. Não se pode dizer isso com base no estudo. O que ele mostra é que mais meninas que usam contracepção hormonal começam a tomar antidepressivos do que meninas que não usam. Não foi provado que os contraceptivos são *a causa* da depressão. Há uma diferença importante aí. Para dizer algo sobre a causalidade, deve-se usar métodos científicos muito diferentes, nos chamados estudos clínicos randomizados controlados. Como já mencionamos, os poucos estudos existentes desse tipo não mostraram nem de longe os mesmos resultados. O estudo dinamarquês é sólido e certamente levará a mais pesquisas sérias na área, porém, até haver um número maior de estudos mostrando a mesma coisa, não podemos concluir que a contracepção hormonal causa depressão em algumas mulheres.

Também não se pode desconsiderar o risco relativo em relação ao risco absoluto. Ao apresentar o estudo dinamarquês, vários artigos de jornal anunciaram em letras garrafais que as adolescentes têm um risco 80% maior de ter depressão. Soa extremamente assustador, quase como se a depressão fosse garantida caso você começasse a usar pílula no ensino médio. No entanto, todo ano, uma em cada cem meninas adolescentes na Dinamarca que *não* usam a pílula obtém prescrição médica de antidepressivos pela primeira vez. Em comparação, 1,8 em cada cem entre as que usam contracepção obtém prescrição médica de antidepressivos. *Ou seja, estamos falando de um aumento de menos de uma pessoa.* Noventa e oito das meninas que usam contracepção hormonal não têm depressão, e uma menina ficará deprimida de qualquer forma. Esses são os números que você deve levar em conta, não as manchetes alarmistas de um aumento de 80%. Depois de ter a apresentação correta dos dados na mesa, você pode escolher se de qualquer forma acha que há motivo suficiente para não começar a usar a contracepção hormonal. Não vamos nos intrometer nessa escolha.

Agora já passamos por muitos estudos e apresentamos resultados contraditórios. Estamos plenamente conscientes de que pode ser difícil digerir tudo. Mesmo assim, somos da opinião de que se pode tirar uma conclusão importante: a contracepção hormonal dificilmente pode ter um grande efeito negativo sobre a psique da maioria das mulheres. Se tal efeito colateral existir, ele diz respeito a um pequeno número que por algum motivo são predispostas a ter reações adversas aos hormônios. É de esperar que no futuro possamos entender mais sobre como identificá-las. Para quem tem histórico de depressão na família ou já teve tendências depressivas, talvez seja bom tomar cuidado.

Para as outras pessoas, está na hora de parar de se preocupar com as histórias sobre os horríveis efeitos colaterais psicológicos dos contraceptivos hormonais. Sentimentos não são a mesma coisa que fatos.

Por outro lado, usamos contraceptivos hormonais para poder fazer sexo despreocupado como queremos, mas o que acontece se eles deixam o sexo desinteressante? Será que a pílula mata o desejo sexual? Muitas mulheres parecem ser dessa opinião. Numa enquete sueca, quase 30% das mulheres que usavam contraceptivos hormonais achavam que um dos efeitos colaterais era o desejo reduzido.[60]

O maior estudo de revisão que já foi feito sobre a contracepção hormonal e o desejo sexual veio em 2013.[61] Ele reuniu os resultados de 36 estudos com um total de 13 mil mulheres, entre as quais 8 mil usavam pílula. A maioria relatou que o desejo sexual era o mesmo (64%) ou aumentou (22%) depois de começar a usar a pílula. A libido aumentada foi vista em diversos estudos, e acredita-se que o motivo seja a eliminação da preocupação com a gravidez — um freio gigante para as mulheres no mundo todo. Como já comentamos, o desejo sexual é, em suma, um resultado da combinação entre o freio e o acelerador. Ou seja, os pesquisadores não acreditam que os hormônios aumentam a libido *diretamente*. Por outro lado, 15% das mulheres tiveram diminuição da libido com o uso de contraceptivos hormonais. Não se pode dizer ao certo se os hormônios foram os culpados.

No entanto, o que se sabe é que os níveis de testosterona ativa no corpo são reduzidos quando se usa a contracepção hormonal. A testosterona é conhecida como o hormônio masculino por excelência, mas nós mulheres também produzimos uma pequena dose dela. Os fisiculturistas que tomam testosterona para ter músculos maiores tendem a ficar com muito tesão (em geral associado à combinação chata de micropênis e baixa qualidade do esperma). Será que o contrário acontece com as mulheres que usam a contracepção hormonal: a gente perde o desejo por *falta* de testosterona?

A redução da testosterona ocorre em graus variados de uma mulher a outra e depende de que método contraceptivo usamos. A contracepção hormonal contém tipos diferentes de progestina com efeitos variáveis sobre a testosterona. Pílulas com *drospirenona* reduzem o nível de testosterona. Isso pode levar a menos espinhas, mas talvez também à baixa libido. Por outro lado, a progestina *levonorgestrel*, encontrada em algumas pílulas e no DIU hormonal, tem um efeito que parece mais com a testosterona, por isso é menos provável que cause uma diminuição da libido.

O problema com a teoria da testosterona é que não se viu uma clara correlação entre seu nível no sangue e o grau de sensação de desejo sexual. Algumas mulheres com nível de testosterona relativamente alto têm dificuldades relacionadas ao desejo sexual, enquanto outras com baixa testosterona não percebem nada. Pelo visto, o desejo sexual não é proporcional ao nível de testosterona. No entanto, já tentaram dar testosterona a mulheres para aumentar a libido, sem que tenha surtido nenhum efeito milagroso.* Na média, elas tiveram um "evento sexualmente satisfatório" a mais por mês.[62]

Dito isso, há muita coisa relacionada com a sexualidade feminina que desconhecemos por completo. Talvez nem seja possível obter boas

---

* O suplemento de testosterona foi sobretudo testado em mulheres depois da menopausa ou que haviam passado por uma ooforectomia devido a câncer. Sabemos pouco sobre o risco no longo prazo do uso de testosterona, e se a mulher engravidar enquanto estiver tomando testosterona o feto pode ser prejudicado. Em um dos raros estudos randomizados envolvendo mulheres mais jovens (de 35 a 46 anos), não se verificou nenhum efeito ou apenas um pequeno efeito do suplemento de testosterona sobre o desejo sexual. No entanto, o efeito placebo foi elevado.

respostas sobre o que a contracepção hormonal faz com o desejo sexual, pois o que realmente é o desejo sexual para *você*? É muito difícil pesquisar a libido, já que não há uma medida boa para dizer o que ela é. Além disso, o desejo sexual é afetado por tantos fatores na vida que fica complicado distinguir entre o que é causado pela pílula e o que é apenas o efeito de uma paixão em declínio.

Como você já deve ter percebido, o mundo da pesquisa é cheio de incertezas. No entanto, o que podemos dizer é que pouca coisa indica que a contracepção hormonal tenha um forte impacto negativo sobre o desejo sexual da maioria das mulheres.[63] É possível que sua libido seja reduzida em função dos contraceptivos, mas não é comum. O que é muito mais comum é que o desejo sexual diminui no decorrer de um relacionamento, ou que o estresse rouba a energia que temos para gastar em brincadeiras sexuais.

Nosso conselho, antes de você jogar o contraceptivo no lixo ou marcar uma consulta para tirar o implante subcutâneo, é avaliar se há outros fatores na sua vida que estejam contribuindo para a diminuição do desejo sexual. Você também pode trocar por um método contraceptivo com outra progestina.

HORA DE FAZER UM DETOX DOS HORMÔNIOS?

Para a maioria de nós, o sexo não é uma constante. Quando você está num relacionamento fixo, talvez faça sexo várias vezes por semana, mas aí o relacionamento acaba e sua vida não se parece tanto com *Sex and the City* quanto esperava. Você começa a se sentir como um elefante na savana, em busca de água na época de seca. Não tem nenhum Cosmopolitan, nenhum gato, nenhum pau à vista. A pílula se torna um amargo lembrete diário de seu celibato involuntário e parece gritar para você da prateleira do banheiro: "Ei, você tá me tomando à toa!".

Ao mesmo tempo você deve ter ouvido falar que os hormônios não fazem bem a você.[64] Para que introduzi-los no corpo se você nem está fazendo sexo? Então você pensa em aproveitar a solteirice para fazer uma purificação do corpo, dando uma pausa nos hormônios.

Mas a ideia não é tão boa quanto parece. Se já encontrou um método contraceptivo que funciona para você, não convém parar porque está solteira. A grande maioria que começa com contraceptivos hormonais tem alguns efeitos colaterais no início, mas em geral eles passam ou se atenuam depois de alguns meses. O organismo se adapta ao novo equilíbrio hormonal e se estabiliza. Quando você para, o corpo vai demorar a encontrar um novo equilíbrio, e então voltará a ter exatamente os mesmos efeitos colaterais quando reiniciar.

Por sinal, a trombose é a principal razão por que não recomendamos o uso intermitente da contracepção hormonal. Alguns estudos indicam que o risco de trombose é maior nos primeiros meses depois de você começar a tomar a pílula e, em seguida, passa a cair significativamente.[65] Se você interromper e recomeçar o uso toda vez que encontra um novo cara, o organismo não tem tempo de entrar em equilíbrio. O resultado será que encontrar o homem dos sonhos poderá significar risco aumentado de trombose.

Se ela é um efeito colateral perigoso, embora raro, de uma pausa dos hormônios, tem um que é bem mais comum. Um namorado pode surgir quando você menos espera, e o consultório médico não fica aberto 24 horas por dia. Não é surpreendente que uma pausa na pílula muitas vezes lhe renda uma desintoxicação maior que o esperado. De nove meses, na verdade. Uma em cada quatro mulheres que fazem uma pausa de meio ano na pílula engravida involuntariamente.[66]

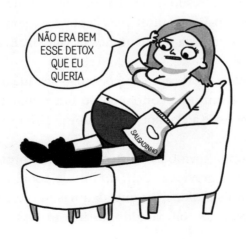

Algumas mulheres têm medo de que o uso prolongado da contracepção hormonal comprometa a possibilidade de engravidar mais tarde. Esse não é o caso, ainda que alguns meses possam se passar depois de você parar de tomar o contraceptivo hormonal até a ovulação começar outra vez. De fato, a chance de infertilidade é mais baixa nas mulheres que já usaram contraceptivos hormonais, pois elas parecem ter menor propensão à inflamação pélvica caso contraiam uma infecção sexualmente transmissível.[67] Infelizmente, há mulheres (e homens) que por vários motivos não conseguem ter filhos. O problema é que você não sabe se é uma delas antes de parar de usar contraceptivos e tentar ter filhos. Se você tiver 35 anos e a gravidez não se materializar, é fácil colocar a culpa na pílula que usou desde os quinze. No entanto, pesquisas mostram que a pílula não influi na fertilidade das mulheres, independente de ter sido usada por um ou dez anos.[68] A idade, por outro lado, influi.

UMA APOLOGIA À CONTRACEPÇÃO HORMONAL

No discurso público recente, tem-se falado muito sobre os lados problemáticos da contracepção hormonal. Estamos de pleno acordo com o seguinte: é uma pena que não tenhamos mais opções contraceptivas entre as quais escolher, e gostaríamos muito de ver uma pílula masculina no mercado. No entanto, o fato é que a contracepção é um mal necessário para nós mulheres, já que sexo gera filhos. Isso nunca vai mudar, não importa o quanto nos desagrada. E, afinal, queremos fazer sexo.

O mundo dos contraceptivos pode não ser ideal, mas não podemos encerrar o assunto da contracepção hormonal antes de oferecer uma pequena apologia a ela, pois seus lados positivos muitas vezes acabam sendo ofuscados.

A contracepção hormonal continua sendo a proteção mais eficaz que temos contra a gravidez, além do DIU de cobre e da esterilização. Os efeitos colaterais inofensivos que algumas mulheres apresentam ao usá-la não são nada se comparados aos incômodos que a maioria das mulheres sente durante a gravidez, incluindo dores pélvicas, grandes quantidades de secreção vaginal, pernas inchadas, hemorroidas e estrias. Para não falar dos efeitos colaterais perigosos, porém raros. O risco de trombose é muito maior quando você está grávida do que quando usa contracepção hormonal.

Pouca gente nota os efeitos positivos da contracepção hormonal. Já os mencionamos, mas não faz mal repeti-los:

- Ao que parece, a contracepção hormonal protege contra alguns dos tipos de câncer mais comuns e mais perigosos nas mulheres: o câncer de intestino, de ovário e do colo do útero.

- Ela resulta em menos cólicas menstruais, sangramentos mais curtos e menos volumosos, reduzindo a chance de anemia, que é um grande problema para muitas mulheres.

- Também permite que você administre os sangramentos para que ocorram quando lhe convém. Protege contra infecções pélvicas — uma importante causa de infertilidade feminina — ao deixar o tampão mucoso do colo do útero mais espesso e impermeável a bactérias.

- Reduz a chance de ter nódulos benignos nas mamas, algo que causa preocupação e leva a intervenções cirúrgicas em muitas jovens.

- É um bom remédio contra duas doenças femininas comuns e desagradáveis: a síndrome do ovário policístico e a endometriose.

Pode ser uma boa ideia se lembrar dessa lista quando as pessoas apresentam a contracepção hormonal como o pior inimigo da mulher. A pílula tem sido, e continua a ser, uma das invenções mais importantes do mundo em prol da igualdade de gênero.

GUIA DA CONTRACEPÇÃO

Acha difícil escolher o melhor método contraceptivo para você? Onze opções pode ser um pouco demais, mas não se desespere, pois criamos um guia para facilitar. Já que muitos métodos contraceptivos eficazes só podem ser vendidos sob prescrição médica, você vai ter que fazer a escolha com orientação, mas pode ser interessante refletir um pouco sozinha antes. Com base no que acha mais importante, pode escolher os métodos contraceptivos que combinam com você e descobrir quais deve evitar.

O mais importante para mim é evitar a gravidez

Nesse caso, você deve escolher os métodos contraceptivos mais eficazes, ou seja, os chamados contraceptivos de longa duração. No topo da lista, estão o implante subcutâneo e o DIU hormonal, seguido pelo DIU de cobre. Os contraceptivos combinados, como a pílula, também são eficazes desde que sejam usados corretamente.

A considerar: Contraceptivos de longa duração com baixo índice de Pearl, como implante subcutâneo, DIU hormonal e DIU de cobre.
Fora de cogitação: Métodos com índice de Pearl elevado, especialmente os que se baseiam na tabelinha.

Tenho risco aumentado de trombose, AVC ou ataque cardíaco

Nesses casos, é preciso ficar longe do estrogênio. Você ainda pode escolher os métodos contraceptivos que são mais eficazes em evitar a gravidez, ou seja, o implante subcutâneo e o DIU hormonal à base de progestina. Se gosta da pílula, existem anticoncepcionais orais sem estrogênio no mercado.

A considerar: Métodos sem estrogênio, como implante subcutâneo, DIU hormonal, pílula sem estrogênio e DIU de cobre.
Fora de cogitação: Contraceptivos combinados, como pílula comum, adesivo anticoncepcional e anel vaginal.

Quero diminuir o fluxo menstrual

A menstruação pode ser uma coisa chata, especialmente para quem tem um fluxo forte e sente dores. Algumas ficam com anemia em função dos sangramentos ou passam uma semana por mês de cama por causa das cólicas. Se você for uma delas, é bom saber que alguns métodos contraceptivos podem diminuir o fluxo, como os hormonais. Para encontrar o melhor método para você, faça alguns testes até acertar, sempre consultando o médico. Em geral, o DIU de cobre aumenta tanto o fluxo menstrual quanto as cólicas, por isso não é recomendado para você.

A considerar: Contraceptivos hormonais de modo geral, especialmente o DIU hormonal e os contraceptivos combinados.
Fora de cogitação: DIU de cobre.

Quero controlar o ciclo menstrual

Como você talvez se lembre de quando falamos de menstruação e contraceptivos hormonais, os anticoncepcionais que contêm estrogênio são usados para controlar os sangramentos, enquanto aqueles à base de progestina não oferecem qualquer controle sobre a menstruação. Se você já estiver usando um contraceptivo de estrogênio sem um bom resultado, pode mudar de um método com baixa dose de estrogênio para um com uma dose um pouco mais alta. Isso não representará elevação do risco de trombose.

A considerar: Contraceptivos combinados, ou seja, pílula, adesivo anticoncepcional e anel vaginal.
Fora de cogitação: Contraceptivos à base de progestina.

Tenho problemas com acne

O estrogênio é capaz de ajudar, ou seja, você pode avaliar, sob orientação médica, o uso de contraceptivos combinados. As espinhas são um efeito colateral que muitas vezes se deve às progestinas. Caso já esteja usando um contraceptivo combinado, uma possibilidade será tentar trocar por um tipo com uma progestina diferente ou uma dose mais alta de estrogênio. Lembre-se de que pode demorar até três meses até sentir o efeito.

A considerar: Contraceptivos combinados, como pílula, adesivo anticoncepcional e anel vaginal.

Fora de cogitação: Contraceptivos com a mesma progestina que você já experimentou.

Quero esconder o método contraceptivo dos outros

Para algumas mulheres, é importante esconder o fato de que usam contracepção. Alguns, como o implante subcutâneo, o DIU ou a injeção anticoncepcional, não são visíveis, pois ficam dentro do corpo. Se você achar importante esconder a contracepção de seu parceiro, talvez prefira usar um contraceptivo que não mude o ciclo menstrual. Uma opção nesse caso seriam os contraceptivos combinados ou o DIU de cobre. Em geral, eles deixam o ciclo regular, embora o volume total do fluxo possa mudar. Se a gravidez não for uma crise absoluta, você também pode usar a tabelinha para diminuir os riscos. Mas lembre-se de que uma em cada quatro mulheres que usam esse método acaba engravidando dentro do período de um ano.

A considerar: Contraceptivos invisíveis como implante subcutâneo e DIU hormonal, ou anticoncepcionais que mantêm o ciclo regular, como os contraceptivos combinados.
Fora de cogitação: Depende de como você quer esconder a contracepção.

Quero me proteger contra infecções sexualmente transmissíveis

A camisinha é o único método que protege contra as infecções sexualmente transmissíveis. Recomendamos que use a camisinha em combinação com outro contraceptivo até que você e seu parceiro tenham feito os exames.

A considerar: Camisinha em conjunto com outro contraceptivo.
Fora de cogitação: Não usar camisinha.

Posso usar a contracepção hormonal se tomo outros medicamentos?

Os medicamentos interagem. Por exemplo, se você usar medicamentos contra epilepsia ou doenças mentais, isso pode afetar sua contracepção ou vice-versa. Cabe ao médico monitorar essa questão. Talvez ele sugira a você uma solução sob medida.

A considerar: O médico deve ajudar a encontrar a melhor solução para quem usa outros medicamentos.

Tenho endometriose

A contracepção hormonal é o primeiro passo do tratamento. O objetivo é evitar menstruar, por isso você não deve fazer pausas.

A considerar: Uso contínuo de contraceptivos combinados ou inserção do DIU hormonal.

Tenho síndrome do ovário policístico ou menstruação muito irregular

Caso você tenha menos de quatro menstruações por ano SEM usar contraceptivos hormonais, é aconselhável começar a usar contracepção hormonal para se livrar do endométrio a intervalos regulares. No caso de menstruações extremamente raras, você pode ter hiperplasia endometrial, ou seja, crescimento excessivo do endométrio, o que não é bom no longo prazo. Depois de usar um contraceptivo hormonal e ter alguns sangramentos de privação, o problema está resolvido e você pode pular os sangramentos a seu critério.

A considerar: Contraceptivos combinados, como pílula, adesivo anticoncepcional e anel vaginal.

O contraceptivo que eu uso diminui a libido

É incerto se a contracepção hormonal causa diminuição da libido e, se for o caso, quais serão os mecanismos por trás disso. Uma teoria é de que a causa seria menos testosterona ativa. Diversos tipos de progestógenos têm efeitos diferentes sobre a testosterona. Aquelas com drospirenona reduzem o nível de testosterona, o que pode inibir a acne, mas talvez também o desejo sexual. Por outro lado, a progestina levonorgestrel, encontrada em alguns anticoncepcionais e no DIU hormonal, tem um efeito que se parece mais com a testosterona; portanto, é menos provável que cause diminuição da libido.

A considerar: Contraceptivos com a progestina levonorgestrel e DIU hormonal. Contraceptivos sem hormônios, como DIU de cobre.
Pouco interessante: Contraceptivos com progestina drospirenon.

ABORTO

O aborto provocado, ou seja, a terminação intencional de uma gravidez, desperta fortes emoções. Por um lado, a mulher tem direito de decidir sobre o próprio corpo. Por outro, o aborto diz respeito a uma nova vida e aos direitos que essa criança em potencial deveria ter a partir do momento que fosse concebida. Do ponto de vista ético, não existe uma resposta simples para essa questão. Sempre haverá uma parte que sai perdendo, seja a mulher grávida, o pai da criança em potencial, os profissionais da saúde que realizam o aborto ou o feto.

Para nós, os direitos da mulher pesam mais: é ela que se submete ao desgaste físico e mental da gravidez e do parto. Além disso, muitas vezes é ela quem acaba ficando com a responsabilidade de cuidar da criança e sustentá-la. Um filho desencadeia uma grande transformação emocional, financeira e social para a mulher e, em geral, afeta mais fortemente aquelas que vivem em condições sociais mais difíceis. Deveria ser escolha da mulher assumir ou não esses encargos, já que recaem sobre ela em tão grande medida. Não existe qualquer outra área da política em que achamos tudo bem impor a um cidadão um custo pessoal tão alto para satisfazer as normas morais da sociedade como fazemos ao impor a uma mulher a gestação de uma criança contra sua vontade.

Dito isso, deve haver limites. Em algum ponto da gravidez, há um consenso da grande maioria de que o aborto não pode se basear exclusivamente na escolha da mulher e de que o feto não é mais apenas um feto, e sim uma criança com direitos que prevalecem sobre as preferências e os direitos da gestante. Onde se coloca esse limite varia de país a país, mas de qualquer forma o limite superior raramente é contestado. Na maioria dos países com aborto legal e acessível, o maior número de abortos ocorre no início da gravidez, enquanto os raros abortos que são realizados mais tarde geralmente se devem a falhas muito graves ou fatais no feto, ou são feitos para salvar a vida da mãe.

Existem maneiras bastante diferentes de regular o aborto, desde a proibição absoluta no Chile e em Malta até o direito ao aborto durante as primeiras doze semanas da gravidez na Noruega, e o sistema canadense, onde não há uma lei a respeito, e a interrupção da gravidez é considerada uma questão clínica a ser decidida pela mulher e por seu médico. Também há grandes diferenças no que diz respeito à acessibilidade ao aborto, no sentido de que talvez seja tão caro ou seja oferecido em tão poucos lugares que muitas mulheres não têm acesso real a ele, embora não seja proibido. Esse é, por exemplo, o caso em muitos lugares nos Estados Unidos.

Não importando o que você sente em relação à questão do aborto, é fato incontestável que não ajuda proibi-lo ou dificultar o acesso a ele se se quer reduzir seus números. Em geral, é nos países com a legislação mais restrita que encontramos os índices mais altos de aborto, enquanto os países com bom acesso ao aborto legal muitas vezes têm baixos índices. Em todas as épocas e todos os cantos do mundo, mulheres involuntariamente grávidas resolveram as coisas por conta própria, apesar de ameaças de castigo e expulsão da sociedade, para não falar do risco de ser submetidas a graves agressões ou à morte. A ideia de levar adiante uma gravidez indesejada pode ser tão intolerável que supera os perigos e as ameaças de persecução judicial.

Agulhas de tricô, aborteiras, escadas íngremes e venenos ainda são a última saída para as mulheres naquelas partes do mundo onde o aborto é ilegal ou inacessível. A cada ano, 20 milhões de mulheres se veem obrigadas a realizar abortos inseguros, o que representa quase uma gravidez em cada dez em nível mundial. Entre essas mulheres, 50 mil morrem absolutamente sem necessidade,[69] e 6,9 milhões precisam ser tratadas pelos serviços de saúde em função de complicações após abortos perigosos. O acesso ao aborto seguro teria preservado sua vida. Em outras palavras, o aborto legal e seguro é essencial para garantir a saúde da mulher. A proibição do aborto não salva crianças — só prejudica mulheres desesperadas.

Dito isso, o aborto não é uma saída fácil. Diríamos que há poucas mulheres que desejam um aborto ou que o usam deliberadamente como alternativa à contracepção. Muitas vezes, acontece em consequência de sexo desprotegido na hora errada, de falha do método contraceptivo, de falta de acesso a contraceptivos modernos ou, na pior das hipóteses, de abuso e violência sexual. Se o objetivo for manter os números de aborto baixos, a medida mais eficiente é garantir contraceptivos baratos e de fácil acesso, além de fornecer uma boa educação sexual. Infelizmente, a legislação restritiva sobre o aborto muitas vezes anda de mãos dadas com o difícil acesso a justamente esses dois serviços de saúde. É como o avestruz que enterra a cabeça na areia pensando que o problema desaparece só porque ele não o vê mais.

Onde quer que você viva, num país com aborto facilmente acessível ou não, é bom saber um pouco mais sobre o procedimento dos serviços de saúde. A prática varia de um país a outro, dependendo se ocorre num hospital ou em clínicas especializadas e nas regras que se aplicam, mas os métodos são os mesmos. Quem engravida sem querer talvez prefira dedicar sua energia a coisas mais importantes do que entrar em contato pela primeira vez com os detalhes práticos.

O ESTÁGIO DA GRAVIDEZ

Uma fonte comum de confusão quando se trata do aborto é saber em que ponto da gravidez você está. Em muitos países, a legislação sobre o aborto contém prazos, permitindo o aborto até a 12ª semana, por exemplo. Mas quando será que a gravidez tem doze semanas? Seria natural pensar que a contagem é feita a partir da data em que se fez sexo desprotegido, mas, por incrível que pareça, esse não é o caso. A conta é feita desde o primeiro dia da última menstruação, isso porque é o último momento em que se pode ter certeza de que você não estava grávida. Visto dessa forma, de acordo com a lei, a pessoa estaria "grávida" por duas semanas antes de sequer ter tido a relação sexual que a fez engravidar. Não é lógico, mas é a regra.

Antes de realizar um aborto, o médico em geral fará um exame de ultrassom. Uma sonda pequena será inserida na sua vagina para ver em que altura da gravidez você está. Por exemplo, se o feto no útero tiver um comprimento acima de 6,6 centímetros, considera-se que ele tenha mais de doze semanas. Esse exame é prático, já que muitas mulheres têm um ciclo menstrual irregular ou não se lembram da data da última menstruação. Além disso, é uma espécie de garantia para o médico de que você está contando a verdade. Caso haja dúvida, o exame de ultrassom é a resposta jurídica à pergunta sobre o estágio da gravidez.

DOIS MÉTODOS DE ABORTO

O aborto pode ser realizado com medicamentos ou por meio de uma pequena cirurgia. O do primeiro tipo é conhecido como aborto medicinal, enquanto o do segundo tipo é chamado de aborto cirúrgico ou curetagem.

A) *ABORTO MEDICINAL*

Um aborto medicinal começa com a ingestão de um comprimido, normalmente num hospital ou no consultório médico. Ele contém uma substância chamada *mifepristona*, que leva o organismo a acreditar que você não está mais grávida. Todos os processos complexos destinados a fazer o óvulo fecundado crescer, tornar-se um feto e depois um bebê são interrompidos. O aborto é iniciado, mas o feto continua dentro do útero. Mesmo que o aborto não seja concluído, não existe a possibilidade de se arrepender depois de ter tomado o comprimido. Via de regra, o feto não vai mais se desenvolver da maneira normal.

Você precisa esperar de um a dois dias. É bem comum ficar com um pouco de enjoo, ter pequenos sangramentos e sentir cólicas menstruais nesse período, mas, fora isso, você pode levar uma vida normal.

Passados uns dois dias, o aborto será concluído. Se você é uma mulher saudável e estava com menos de dez semanas, pode muito bem fazer isso em casa. A presença de outro adulto é importante por precaução, caso haja complicações, embora sejam raríssimas. Se você desejar ou se estiver grávida há mais de dez semanas, em muitos lugares é possível ser internada como paciente ambulatorial num hospital ou numa clínica e tomar a última dose das pílulas abortivas ali.

O procedimento é o mesmo, não importando onde você o faz: você põe quatro comprimidos de misoprostol na vagina ou debaixo da língua. Em países onde o aborto é ilegal, está ficando cada vez mais comum que as mulheres realizem o aborto adquirindo misoprostol on-line ou de outras formas. Os comprimidos fazem o útero se contrair e expelir o conteúdo, lembrando um pouco a menstruação, só que um feto pequenino sai juntamente com o sangue.

Quando o aborto estiver em curso, você terá um sangramento mais forte que uma menstruação comum. O sangue sai empelotado e bem vermelho. Se você tiver medo de ver o feto, basta dizer que quanto mais cedo o aborto ocorrer menor será a chance de identificá-lo. Na Noruega, a maioria dos abortos é feita antes da nona semana de gravidez, e a essa altura o feto lembra um girino transparente de 1,5 centímetro de comprimento, envolto por muco e sangue. As imagens que você pode ter visto na internet de minibebês fofinhos são falsas, tendo sido feitas para que as mulheres se sintam culpadas.

Para 95% a 98% das mulheres, o aborto acaba em algumas poucas horas.[70] Você deve se lembrar de tomar analgésicos, porque dói bastante. Se sentir dor demais, tiver febre ou sangrar muito tempo depois, você precisa ligar para o hospital ou ir para o pronto-socorro. É comum dizer que se encher um absorvente noturno de sangue por hora durante mais de duas horas deve procurar o médico.

Depois do aborto, é bastante comum sangrar quantidades pequenas e sentir um pouco de dor por duas a três semanas. Para evitar uma infecção, é importante usar absorventes externos, nunca internos. Além disso, você não deve ter relação sexual antes de parar de sangrar, porque o sangue significa que o útero ainda está se livrando dos restos da gravidez, e assim as bactérias que por ventura entrarem na vagina podem facilmente ir mais para dentro do seu corpo. Não é comum ter uma infecção pós-aborto, mas mesmo assim é importante preveni-la.

Às vezes aparecem matérias assustadoras na mídia sobre mulheres que fizeram um aborto medicinal e, meses depois, descobriram que ainda estavam grávidas. Se você seguir as orientações do médico, isso é pouco provável. Foi visto que uma em cada cem pacientes continua grávida depois de um aborto medicinal. Você vai saber disso se não tiver um sangramento de verdade depois dos últimos comprimidos. Nesse caso, deve entrar em contato com o hospital imediatamente. Os comprimidos que você toma interrompem a gravidez, e não é bom ficar com os restos dela dentro do útero. Todas as mulheres que abortarem devem fazer um teste um mês depois para confirmar que a gravidez foi completamente interrompida. Além disso, você deve procurar o médico se não voltar a menstruar de quatro a seis semanas depois que os sangramentos cessarem.

B) ABORTO CIRÚRGICO

O aborto cirúrgico acontece de forma um pouco diferente e precisa ser feito num hospital ou numa clínica de aborto. Em geral, você vai receber dois comprimidos, que fazem o colo do útero dilatar, para inserir na vagina na manhã do dia que realizará o aborto. Se for usada anestesia geral, é preciso estar em jejum. Isso significa que você não deve comer, beber ou fumar. Em muitos lugares, o aborto é realizado apenas com anestesia local.

A cirurgia em si dura por volta de dez minutos. O médico insere os instrumentos cirúrgicos pela vagina e chega ao útero pelo colo. Em seguida, suga o feto e os produtos da gravidez com a ajuda de um pequeno aspirador, e depois raspa as mucosas de leve para garantir que tudo seja eliminado. Após o aborto, você vai ficar internada no hospital durante algumas horas para que os médicos possam garantir que está tudo bem. Normalmente, tem alta no mesmo dia.

Assim como ocorre com o aborto medicinal, você pode sangrar e sentir dores por algum tempo depois. As mesmas regras se aplicam a absorventes e relações sexuais, e você também deve procurar o médico se passar mal, sangrar muito ou não voltar a menstruar dentro de seis semanas.

Como acontece em qualquer cirurgia, há um pequeno risco de complicações associadas à anestesia e ao próprio procedimento. Pode haver lesões no útero, na bexiga ou no trato urinário. Em função dessas raras complicações, muitos países recomendam o aborto medicinal. É sempre melhor evitar uma cirurgia, mas de modo geral um aborto cirúrgico realizado por profissionais da saúde é muito seguro. Há mulheres que o preferem para evitar o processo mais prolongado do aborto medicinal.

Algumas talvez tenham ouvido falar que um aborto cirúrgico é capaz de dificultar uma futura gravidez. Essa noção se deve a uma condição rara chamada síndrome de Asherman. Ela pode ocorrer se o cirurgião tiver que raspar muita coisa do útero e acabar danificando as camadas mais profundas do endométrio. Se isso acontecer, você pode ficar com cicatrizes e aderências fibrosas dentro do útero que tornam difícil engravidar mais tarde. Os ginecologistas de hoje morrem de medo de isso acontecer e fazem de tudo para se precaver. Em outras palavras, é pouco provável que uma curetagem descomplicada tenha algo a ver com suas chances de engravidar no futuro. No entanto, quanto mais ocorrências, maior o risco.[71] Esse é um dos motivos por que um aborto nunca deve ser usado como método contraceptivo.

Descobrir uma gravidez não planejada pode ser uma experiência traumática. É claro que algumas mulheres ficam positivamente surpresas, mas não é incomum sentir um leve pânico. A gravidez é capaz de desencadear processos emocionais para os quais você talvez não esteja preparada. Então é bom ter alguém com quem conversar. Todos os profissionais do sistema de saúde são obrigados a manter sigilo profissional e podem orientá-la, não importando o que você optar por fazer: abortar, ter o filho ou dá-lo para adoção. Também é bom falar com seu parceiro, seus amigos e seus familiares para receber os conselhos e os cuidados de que precisa, independentemente de qual for sua escolha.

Problemas nas partes íntimas

Nosso aparelho genital é como todas as outras partes do corpo. Enquanto as coisas funcionam do jeito que deveriam, não pensamos muito nele, mas, assim que algo começa a ir mal, pode monopolizar nossa atenção. Quem já passou por uma candidíase ou sofre com as cólicas menstruais sabe muito bem disso. Nesses dias somos capazes de amaldiçoar termos nascido mulheres. O que não faríamos para trocar as contrações mensais do útero por um eventual chute no saco?

Este capítulo vai tratar de tudo o que pode nos causar problemas lá embaixo. Temos certeza absoluta de que a maioria das mulheres vai vivenciar alguns desses incômodos no decorrer da vida. Outras questões, como o câncer do colo do útero, felizmente, são raros.

Às vezes ficamos em dúvida se íamos criar mais ansiedade do que o necessário com este capítulo. Será que falar de doenças perigosas e raras, muitas vezes com sintomas vagos, poderia levar as leitoras a ter preocupações desnecessárias?

Esperamos que esse não seja o caso. Lembre-se de que o corpo sempre emite pequenos sinais de bem-estar e incômodos, para sentir que estamos vivas — afinal, não somos máquinas. Algumas de nós são mais atentas a esses sinais que outras, mas exagerar pode dar origem a ansiedade com a saúde. Acreditamos que o conhecimento é o melhor antídoto contra esse tipo de ansiedade. Conhecimento gera segurança, no entanto, fazer uma busca desesperada no Google por sintomas pode agravar o medo. É preciso saber distinguir entre fenômenos normais pelos quais todas nós passamos de vez em quando e os sinais de algo mais sério.

Com o blog, descobrimos que existe uma falta impressionante de conhecimento sobre doenças femininas bem comuns. Muitas mulheres são acometidas por condições que as pessoas à sua volta desconhecem, e tendem a se sentir sozinhas e alvo de suspeitas. Muitas não sabem onde procurar ajuda. Por exemplo, antes de começar a cursar medicina, nunca tínhamos ouvido falar de endometriose. Só que uma em cada dez mulheres tem essa doença, e muitas sofrem para conciliar a rotina e as dores. Isso não é aceitável. Imagine se um em cada dez homens tivesse que faltar ao trabalho uma semana por mês por causa de dores alucinantes no saco. Seria uma questão de interesse nacional e parte do currículo de todas as escolas.

Em outras palavras, está na hora de falar mais alto sobre *nossos* sofrimentos. Só assim podemos garantir que as pessoas recebam a ajuda necessária. Será que assim a pesquisa na área das doenças femininas também passará a receber mais recursos, contribuindo para a descoberta de bons tratamentos no futuro? A esperança é a última que morre.

Vamos começar com uma das queixas mais comuns de todas: os distúrbios menstruais.

DISTÚRBIOS MENSTRUAIS

A menstruação é uma parte significativa da vida da maioria das mulheres. Desde a puberdade até completarmos entre 45 e 52 anos (aproximadamente), o ciclo menstrual faz uma roda eterna, mês após mês, com algumas exceções.

É normal ficar preocupada e confusa quando algo acontece com a menstruação e o ciclo foge do suposto padrão. *Droga*, você pensa, e não está sozinha. Curiosamente, alterações no sangue e no muco vindos do útero podem parecer muito preocupantes, pois é fácil pensar que há algo de errado com *a própria essência de sua feminilidade*. Você entra em crise e fica com os pensamentos a mil. Será que tem alguma coisa errada comigo? Será que não posso ter filhos daqui a dez anos como estava planejando? Será que é câncer?

Temos diversos tipos de distúrbios menstruais, envolvendo dores, falta de regularidade, hemorragia ou simplesmente ausência de menstruação. Vamos falar sobre os casos mais comuns.

QUANDO A MENSTRUAÇÃO SOME

Uma das coisas mais comuns, e talvez a mais preocupante, é quando a menstruação some sem deixar rastros. Ou *deixando* rastros. Às vezes a pessoa fica com manchas menstruais, mesmo que o fluxo normal tenha desaparecido.

A suspensão da menstruação por mais de três meses em mulheres que antes tinham um ciclo regular ou por nove meses em mulheres com menstruação irregular é chamada de *amenorreia*.[1] Uma menstruação regular significa apenas que o ciclo menstrual tem a mesma duração toda vez e que a menstruação vem na mesma altura a cada ciclo, possibilitando a previsão de sua chegada. Amenorreia vem do grego e significa "sem fluxo mensal".

A falta da menstruação é comum. Até 8% das mulheres entre dezesseis e 24 anos passam por isso todo ano, e as causas podem ser diversas.[2] A primeira coisa que você deve considerar é que a gravidez interrompe o ciclo menstrual. *Mas usei camisinha*, você pensa, com a menstruação três dias atrasada. Você não está pronta para ter um filho agora e está prestes a entrar em pânico.

Um teste de gravidez na hora certa pode descartar essa alternativa. É superimportante conferir se você está grávida, caso haja alguma possibilidade disso. Será que houve uma falha do método contraceptivo? Você esqueceu a pílula? Confiou no coito interrompido ou na tabelinha? Compre um teste de gravidez — ele é válido três semanas depois de uma relação desprotegida ou falha contraceptiva. Se você não teve relação sexual ou usa um contraceptivo que não está sujeito a erro, como o implante anticoncepcional ou o DIU hormonal, o caso é outro. Se estiver em dúvida, faça um teste, mas há outras causas possíveis para a ausência do sangramento mensal.

Uma causa rara, mas divertida, de amenorreia são as viagens. Não sabemos por que é assim, mas longas viagens de avião, especialmente atravessando fusos horários, podem interferir no ciclo menstrual, fazendo com que a menstruação desça na hora errada, como se estivesse com jet lag.

No entanto, motivos ainda mais comuns para a falta da menstruação são mudanças de peso e muito exercício físico. É difícil determinar com exatidão qual deve ser a mudança de peso ou quanto você precisa treinar para que isso aconteça. Com frequência, atletas profissionais têm amenorreia, mas não é necessário ser profissional para sofrer disso. De acordo com os critérios mais rigorosos, um diagnóstico de anorexia exige a perda da menstruação, mas é possível não menstruar em função de mudanças de peso sem ter anorexia.

Ficar doente também é uma causa comum, assim como o estresse mental. Como você está se sentindo também afeta a menstruação. Talvez esteja sobrecarregada ou tenha sido exposta a grandes traumas psicológicos, como uma guerra, um acidente ou uma morte na família.

Em suma, a menstruação é um sinal de disposição. A gravidez é um desgaste, e se você por algum motivo não tem a energia necessária para gestar uma criança, a menstruação muitas vezes some a fim de protegê-la contra algo para que você não está preparada. O corpo, a mente e a menstruação estão interligados. Se você ficar sem menstruar e não entender o que está acontecendo, é bom consultar um médico.

Exemplos de doenças que podem causar a amenorreia são a síndrome do ovário policístico e distúrbios metabólicos. Os métodos contraceptivos também afetam a menstruação. Os contraceptivos à base de progestina, tais como o DIU hormonal, a injeção anticoncepcional, a pílula sem estrogênio e o implante subcutâneo, tendem a interromper a menstruação com o tempo. É absolutamente normal e não significa que algo está errado. O sangramento que vem quando você usa contraceptivos hormonais não é uma menstruação comum, mas algo que chamamos de sangramento de privação. O sangramento de privação não é um sinal de disposição correspondente. Se você não menstruar por causa de contraceptivo hormonal, não é um caso de amenorreia.

Por fim, é bom saber que a menstruação irregular é bastante comum nos primeiros anos após a menarca. A menstruação também pode desaparecer por algum tempo. Demora um pouco para os hormônios se equilibrarem e a ovulação se tornar mensal. Isso se ajeita com o tempo.

ESTÁ DOENDO!

Mais da metade das mulheres sofre de fortes cólicas menstruais: dores desagradáveis e espasmódicas na parte inferior do abdômen. Desde que você tenha descartado alguma causa específica para as cólicas, como doenças que provocam fortes dores menstruais, trata-se de dismenorreia primária. Algumas mulheres também sentem dores na região lombar, nas coxas ou na vagina. As cólicas são piores nos primeiros dias da menstruação, e com frequência são acompanhadas por outros incômodos, tais como enjoo, ânsia de vômito e diarreia. Uma em cada seis mulheres tem dores tão fortes que precisa faltar alguns dias ao trabalho ou à escola todo mês.[3]

As cólicas menstruais são provocadas pelas contrações do útero. No final de cada ciclo, aquele pequeno conjunto oco de músculos se contrai para expelir o endométrio, a camada interna da parede mucosa do útero que sai na forma do fluxo menstrual.

O útero talvez seja um pouco forte demais para seu próprio bem. Ele faz tanta pressão que não consegue respirar, e isso dói! É claro que o útero na verdade não respira, mas todas as células do organismo precisam de oxigênio, que é transportado pelo sangue. O que acontece é basicamente que o útero corta o próprio suprimento de sangue na ânsia de se livrar do endométrio. É essa falta de oxigênio que dói, não as contrações em si.

Mas, espere um pouco, você já não ouviu falar de algo semelhante? Se trabalha na área da saúde ou se, por exemplo, tem um avô com angina, isso deve soar bastante familiar. Pois as dores causadas pela falta de oxigênio são exatamente o que acontece com os que têm vasos sanguíneos obstruídos no coração. Eles podem sentir dor no peito ao fazer alguma atividade física. Se seu avô sobe uma escada, seu coração precisa de mais oxigênio, mas os vasos estreitos não conseguem transportar o sangue com rapidez suficiente. Então o coração tem dores por falta de oxigênio. Exatamente a mesma coisa acontece no útero quando ele fica se contraindo adoidado.

Um infarto também pode causar dor no peito. Nesse caso, há tão pouco oxigênio que parte do coração sofre asfixia e morre. Se você ficou preocupada agora, podemos tranquilizá-la dizendo que cólicas menstruais não são a mesma coisa que um ataque cardíaco. Elas não são perigosas! Você não vai perder partes do útero, mas é um pouco curioso pensar que a falta de oxigênio em ambos os casos é a causa da dor. Não é a mesma coisa, mas é similar.

Então, qual é o motivo por que algumas sentem tanta dor, enquanto outras não?

Acredita-se que a resposta pode estar ligada ao nível de atividade das suas enzimas, pequenas proteínas que cuidam do andamento dos processos químicos do organismo. Um grupo de enzimas chamado cox participa da produção das *prostaglandinas*, que é o que se dá para grávidas a fim de induzir o trabalho de parto. Elas levam o útero a se contrair, desencadeando a falta de oxigênio que acabamos de mencionar.

Alguns especialistas acham que mulheres com cólicas menstruais muito fortes têm enzimas cox particularmente ativas.[4] Assim, elas acabam tendo mais prostaglandinas. Isso provoca contrações uterinas mais intensas, de modo que o útero tem dificuldade de relaxar entre as contrações. As prostaglandinas também deixam os nervos da área genital hipersensíveis à dor.

Caso você já tenha se perguntado se tem baixa tolerância à dor ou perceba que as pessoas não te levam a sério quando descreve suas cólicas, podemos apresentar uma pequena analogia com o parto que deveria convencer todo mundo. Nas mulheres com dismenorreia, verificou-se que as contrações do útero podem chegar a uma pressão equivalente a 150-80 mmHg.[5] Isso talvez não diga nada a você, mas, para comparação, a pressão na fase de expulsão do trabalho de parto é por volta de 120 mmHg. Durante o trabalho de parto, você tem três a quatro picos de contrações uterinas a cada dez minutos. Durante a menstruação, as mulheres com dismenorreia podem ter entre quatro e cinco. Em outras palavras, a pressão das cólicas menstruais severas pode ser no mínimo tão alta quanto a da fase expulsiva do parto, e as dores vêm em intervalos um pouco mais curtos. Então dá para entender por que dói pra caramba. Felizmente, é normal que as dores horríveis diminuam ao longo dos anos.

Para aguentar viver com as cólicas, é importante usar os analgésicos corretamente. O ibuprofeno, que é o princípio ativo de diversos remédios, inibe diretamente as enzimas cox, diminuindo a produção de prostaglandinas. Por isso, esse é o fármaco mais eficaz contra as cólicas menstruais. Se você costuma ter fortes dores, deve começar a tomar o ibuprofeno um dia antes de menstruar, ou pelo menos assim que sentir qualquer indício de dor. Em seguida, deve tomar analgésicos a cada seis a oito horas nos primeiros dias da menstruação. Muita gente espera até estar com muita dor, mas aí o efeito é bem menor, uma vez que as prostaglandinas já foram produzidas.[6]

Em geral, a maioria dos contraceptivos hormonais tem um bom efeito sobre as cólicas menstruais, além de representar uma solução mais duradoura, já que são usados regularmente.

Por fim, é preciso dizer que para algumas mulheres as cólicas podem ter outras causas subjacentes. Isso se aplica sobretudo àquelas que começam a ter dores que se manifestam sorrateiramente com o passar do tempo. *Não era assim antes*. Então pode se tratar de tumores constituídos por tecido muscular, os chamados *miomas*, ou endometriose, que é a presença de tecido endometrial fora do útero. Também é possível ter cólicas mais fortes em função do DIU de cobre. Esse é seu caso? Então é hora de trocar de método contraceptivo.

Se você apresentar cólicas súbitas e fortes, condições mais graves e agudas devem ser cogitadas. Por exemplo, é possível ficar grávida fora do útero. Isso é algo que acontece caso um óvulo fecundado não chegue ao útero do jeito que deveria. Então o feto começa a crescer, por exemplo, dentro da tuba uterina, onde não há espaço. A gravidez fora do útero pode se manifestar na forma de cólicas menstruais fortes, muitas vezes com predominância de um lado. Então você deve ir para o hospital.

MENSTRUAÇÃO IRREGULAR

Nos primeiros anos de menstruação, nos anos antes da menopausa e por conta de contraceptivos hormonais, é normal que a menstruação seja um pouco irregular. Com exceção dessas situações, o ciclo deve se firmar numa duração regular entre 21 e 35 dias. Aproximadamente.

No entanto, se você já menstrua há anos e o sangramento ainda é (ou de repente fica) tão imprevisível como o enredo de *Garota exemplar*, é preciso ficar atenta. Sangramentos irregulares — como manchas menstruais, pequenas gotinhas entre cada menstruação, sangramentos em momentos inesperados, depois do sexo ou associados ao sexo — podem ser muitas coisas.

Assim como a menstruação pode desaparecer, ela pode atrasar ou chegar inesperadamente devido a estresse, mudanças de peso ou exercício físico intenso. Esses fatores afetam nossos hormônios. Outras causas incluem doenças metabólicas e a síndrome do ovário policístico.

O câncer do colo do útero ou infecções sexualmente transmissíveis podem deixar essa região inflamada, fazendo-a sangrar com facilidade. Nessas condições, a relação sexual é capaz de provocar pequenos sangramentos durante ou depois, que devem sempre ser examinados por um médico.

Se você usa contraceptivos combinados (pílula, adesivo anticoncepcional ou anel vaginal) e sofre de sangramentos irregulares, pode ser uma boa ideia conversar com seu médico ou outro profissional de saúde. É possível que a troca para um contraceptivo com um pouco mais de estrogênio ajude.

SANGUE DEMAIS!

Como você pode ver pelos diferentes tamanhos dos absorventes internos nas prateleiras dos supermercados, não é certeza que suas amigas sangrem tanto ou tão pouco como você. As que sangram menos precisam apenas de um absorvente diário na calcinha e o problema está resolvido. Outras trocam os absorventes internos superplus a intervalos de poucas horas, e o medo de saturá-lo cria um anseio por tipos com maior capacidade de absorção, como o superplusplusplus.

A perda de sangue durante um ciclo varia muito, mas a média fica entre 25 e trinta mililitros, quer dizer, mais ou menos o tamanho de um café expresso. Sangrar um expresso duplo também está dentro do normal.[7]

Mas você pode estar dando risada agora. *Um cafezinho? Durante o período menstrual inteiro? Hahaha! Até parece! Um expresso duplo por dia, no mínimo!*

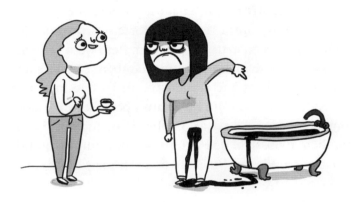

Para algumas, a menstruação se apresenta menos como uma xícara de café e mais como a banheira da condessa Báthory, uma assassina em série da Transilvânia que supostamente se banhava em sangue de virgens para preservar sua beleza. É claro que ninguém sangra uma banheira inteira durante um ciclo, mas pode parecer assim quando o fluxo não para, passando pelo absorvente interno, pela calcinha e pela calça antes de acabar no sofá branco da sogra. Muitas mulheres sofrem de anemia e precisam tomar um suplemento de ferro. Ficam fracas e pálidas, têm dores de cabeça frequentes e pouca energia. A menstruação realmente pode tirar o ânimo de alguém!

São considerados anormais os sangramentos menstruais que durem mais de oito dias por ciclo ou cujo volume fique acima de oitenta mililitros,[8] isto é, mais de dois expressos e meio. Não exatamente uma banheira, mas mesmo assim uma quantidade de sangue razoável.

É comum que meninas sangrem mais no período que se segue à menarca. Deve melhorar com o tempo e raramente é motivo de preocupação. No entanto, algumas têm sangramentos tão volumosos que é bom verificar a existência de doenças subjacentes. De fato, alguns tipos de hemofilia podem levar você a sangrar mais, embora seja raro.

O DIU de cobre, por outro lado, é um vilão comum quando se trata de fortes sangramentos. Para muitas, esse método contraceptivo funciona muito bem, mas para outras o fluxo e as cólicas menstruais aumentam. Isso se aplica sobretudo àquelas que já têm sangramentos intensos. Os contraceptivos combinados, por sua vez, podem ser usados como tratamento contra um fluxo forte. Os progestógenos, que tendem a eliminar a menstruação por completo ou a reduzir a quantidade de fluxo de maneira significativa, também são boas apostas.

No caso de mulheres que já menstruam há tempos e começam a ter problemas de excesso de fluxo, a causa pode ser uma doença subjacente, como a síndrome do ovário policístico, que mexe com os hormônios. Também é possível que a fonte sejam miomas, nódulos de tecido muscular na parede uterina. Você pode ler mais sobre essas doenças a seguir.

ENDOMETRIOSE: MIGRAÇÃO SANGRENTA

Nós mulheres achamos natural que a menstruação doa, mas algumas têm cólicas menstruais tão fortes que a vida inteira é colocada em suspenso. Vários dias por mês elas ficam deitadas, encolhidas no sofá, com bolsas de água quente, tomando um analgésico atrás do outro. Não é para ser assim. Se você se sentir desse jeito, há uma chance de que sofra de algo chamado endometriose, uma doença que afeta aproximadamente uma em cada dez mulheres. Um terço das que apresentam dores nesse nível na área genital e no baixo-ventre tem endometriose.[9]* Isso não se aplica a dores na vulva, às quais voltaremos mais tarde.

---

* É difícil saber com precisão o número das mulheres afetadas, pois muitas não apresentam sintomas, e o diagnóstico de certeza só pode ser feito através de um procedimento cirúrgico.

Como você talvez perceba pelo nome, a endometriose está relacionada ao endométrio, a mucosa que reveste a parte interna do útero. É essa membrana que se forma a cada ciclo, preparando-se para receber um óvulo fecundado. Se você não engravidar, ela é expelida na forma de menstruação. Mas isso você já sabe. O que é diferente no caso da endometriose é que o tecido endometrial também está presente *fora* do útero. Em algumas, ele passa apenas para a parede muscular do útero, o que chamamos de adenomiose.

Não sabemos ao certo como esse tecido acaba fora do útero. Uma das principais teorias é de que o fluxo menstrual escorre no sentido errado, ou seja, em vez de sair pelo colo do útero, ele passa pelas tubas uterinas e termina no abdômen. Isso ocorre até certo ponto com todas as mulheres enquanto menstruam, mas, no caso de algumas com suscetibilidade maior, parece que o organismo não consegue resolver essa situação. Então, pequenos grupos de células endometriais podem se confundir quanto a onde pertencem, alojando-se, por exemplo, nos ovários, na pelve, no intestino ou em outros lugares do abdômen.

Em geral, essas células endometriais são encontradas perto dos órgãos genitais internos, mas, em casos extremamente raros, podem ser encontradas até nos sacos que envolvem os pulmões. Isso levou alguns a questionarem se outros mecanismos além do fluxo menstrual extraviado possam causar a endometriose. Será que um tipo de células-tronco, isto é, células capazes de se tornar o que quiserem, se desenvolveram de forma errada no lugar errado? Ou será que células do endométrio são transportadas para outros lugares do corpo? Talvez tenhamos a resposta definitiva daqui a alguns anos.

As colônias endometriais não se esquecem de onde vieram, ainda que vivam numa casa nova. Elas se comportam como se estivessem morando no útero. Isso significa que reagem aos hormônios do ciclo menstrual da mesma forma que o endométrio normal. Por incrível que pareça, isso faz com que você tenha uma pequena menstruação fora do útero todo mês.

Isso não é bem-vindo. O sistema imunológico, em especial, bate o pé quando o tecido endometrial se instala numa vizinhança que costuma ser sossegada e organizada, pois nosso organismo tem regras rigorosas sobre o que deve acontecer e onde. Caso essas colônias endometriais comecem a sangrar num lugar diferente, cria-se rapidamente um alvoroço. Os novos vizinhos não entendem se de repente recebem um esguicho inesperado de sangue e, como é de esperar, chamam a polícia, ou seja, nossas células imunológicas. Elas chegam depressa para cuidar da situação. O resultado é que você fica com uma inflamação no tecido em volta da colônia endometrial. E isso dói.

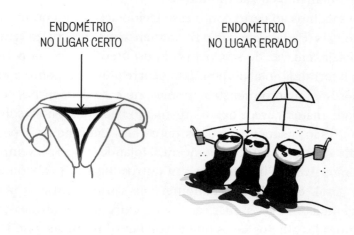

A maioria terá dificuldade de distinguir entre tais dores e cólicas menstruais fortes, mas algumas vão senti-las em lugares inusitados. Por exemplo, você pode sentir dor ao fazer xixi ou cocô, se os colonos tiverem se instalado perto do trato urinário ou no reto.

O que todas essas dores têm em comum é que são cíclicas, ou seja, elas seguem um padrão regular. Em geral, chegam um ou dois dias *antes* da menstruação e podem durar até vários dias depois dela. Outra diferença das cólicas menstruais comuns é que elas normalmente se desenvolvem aos poucos, vários anos depois de você menstruar pela primeira vez. Algumas meninas sentem dores desde o início da adolescência, mas isso é raro. Portanto, o diagnóstico da endometriose tende a ser feito só depois dos dezenove anos.

Com o tempo, as inflamações mensais em torno das colônias podem causar cicatrizes e aderências dentro do corpo. Por exemplo, a bexiga pode se grudar ao útero. Essas cicatrizes internas são capazes de causar diversos tipos de problemas, tais como dores crônicas. Para quem tem endometriose, as dores crônicas e persistentes na área genital são um problema comum. Muitas também sentem dores lancinantes e profundas durante a relação sexual. A dor é sentida na parte inferior do abdômen, não na vagina ou na vulva.

Outro problema é que muitas mulheres com endometriose têm dificuldade de ter filhos. A endometriose é responsável por mais ou menos um quarto dos casos de infertilidade.[10] Não se sabe exatamente qual é a razão dos problemas de fertilidade. Cicatrizes e aderências podem danificar as tubas uterinas e os ovários, mas parece que há outros mecanismos operando, envolvendo tanto o sistema imunológico como os hormônios. Se você tiver endometriose e dificuldade de engravidar, pode recorrer à fertilização artificial. Também há a possibilidade de cirurgia. Foi observado que mais mulheres engravidam, naturalmente ou por meio da fertilização artificial, ao remover as colônias endometriais dessa maneira.[11] É aconselhável fazer a cirurgia uma única vez, aguardando até o momento em que você estiver pronta para ter filhos.

Não sabemos por que algumas mulheres têm endometriose. Até certo ponto é hereditário, mas muitos outros fatores parecem influir. Parece que não há nada que se possa fazer para evitar a endometriose. É questão de azar. Algumas de nós simplesmente têm um endométrio que prefere migrar para fora do útero.

O problema com a endometriose é que você não sabe se tem ou não por meio de testes simples. Exames de sangue, ginecológicos ou de imagens não revelam nada sobre o endométrio com vontade de migrar. A única maneira de confirmar sua existência é abrir o abdômen e olhar, algo que se faz através da laparoscopia, inserindo microcâmeras em pequenos furos na cavidade abdominal. Como em qualquer cirurgia, pode haver complicações, por isso só se faz esse procedimento em caso de sintomas intensos e após descartar outras causas.

Muitas vezes, os médicos tentam fazer um tratamento contra a endometriose para ver se funciona. Felizmente, para a maioria, ele é simples, além de inofensivo: envolve uso de pílula anticoncepcional sem interrupção ou DIU hormonal, bem como analgésicos com propriedades anti-inflamatórias, como o ibuprofeno. Ao usar a pílula anticoncepcional direto, você impede as colônias endometriais de sangrar, algo que pode levá-las a encolher com o tempo.[12] O ibuprofeno atua contra as dores, ao mesmo tempo que talvez reduza a inflamação. Isso não eliminará as colônias, mas reduzirá os incômodos.

Se essa abordagem terapêutica não funcionar, existem maneiras mais avançadas de tratar a endometriose, tais como cirurgia ou uma medicação hormonal mais forte. Isso é trabalho para especialistas. Infelizmente, a endometriose é uma doença crônica que só passa com a menopausa. O tratamento não a cura. Mesmo colônias removidas por meio de cirurgia voltam com o passar do tempo. É importante saber, no entanto, que há métodos para diminuir as dores.

SÍNDROME DO OVÁRIO POLICÍSTICO: A DOENÇA INVISÍVEL

"A única coisa pior que a menstruação é não menstruar", uma amiga costuma dizer. Muitas ficam preocupadas se a menstruação some ou aparece menos que uma vez por mês. Uma causa comum para a menstruação irregular é uma condição chamada *síndrome do ovário policístico* (SOP). Você nunca ouviu falar disso antes? Não é a única, mas há bons motivos para que todas se conscientizem a respeito, pois é o distúrbio hormonal mais comum nas mulheres em idade fértil, atingindo entre 4% e 12% delas, a maioria sem saber.[13]

O nome da doença se deve ao fato de que cistos nos ovários são um sintoma comum. Parecem pequenas bolhas cheias de líquido transparente e fazem os ovários lembrarem cachos de uvas. Diferentemente de outros tipos de cistos nos ovários, são tão pequenos que não estouram, por isso você não percebe sua existência.

Embora esse seja o lado mais conhecido da SOP, é apenas uma pequena parte do quadro. Trata-se de uma síndrome, o que quer dizer que consiste num conjunto de problemas que muitas vezes, mas nem sempre, ocorre ao mesmo tempo. Eles se devem a uma série de distúrbios no sistema endócrino. Não há apenas complicações nos ovários, mas também no pâncreas, no sistema digestório e na hipófise.

Os ovários têm como missão armazenar todos os óvulos e cuidar da ovulação a cada mês. No caso da SOP, pode haver problemas com essas tarefas porque a hipófise e os ovários secretam níveis errados dos hormônios que regulam o ciclo menstrual. O resultado é que a ovulação fica mais rara ou para. Isso você percebe no dia a dia, com a menstruação se tornando menos frequente ou desaparecendo por completo.

Já que a ovulação é necessária para engravidar, muitas mulheres com SOP demoram mais que o normal para ficarem grávidas ou precisam de ajuda para tal.[14] Essa é uma das razões mais comuns para a dificuldade de engravidar.[15] A síndrome também é associada a um risco maior de complicações durante a gravidez, tais como o aborto espontâneo e a diabetes gestacional.

Mais tarde na vida, suspeita-se que as mulheres com SOP não tratada têm um risco ligeiramente maior de câncer endometrial, o câncer ginecológico mais comum no mundo ocidental.[16] Um estudo de revisão relatou que, enquanto o risco de ter câncer endometrial ao longo da vida é de cerca de 3% em mulheres saudáveis, em mulheres com SOP que não receberam tratamento é de 9%.[17]

O motivo por que se acredita que a síndrome não tratada aumenta o risco de câncer endometrial é, entre outros, que o endométrio de alguém com SOP é criado o tempo todo sem ser trocado regularmente pela menstruação. Dessa forma, as células endometriais ficam "velhas", e é possível que comecem a se comportar de forma anormal. Isso pode ser facilmente prevenido ao garantir três ou quatro sangramentos menstruais ao longo do ano com a ajuda da pílula anticoncepcional ou de outro medicamento com hormônio.

Só para deixar bem claro, não é a mesma coisa que acontece quando você pula a menstruação com contraceptivos hormonais. No caso da SOP, o endométrio recebe sinais contínuos para crescer, enquanto a contracepção hormonal impede o crescimento endometrial. O resultado em ambos os casos pode ser pouca menstruação, mas os mecanismos são totalmente diferentes.

Todas as mulheres produzem um pouco de hormônios masculinos, os chamados androgênios, mas normalmente a balança pesa a favor das variantes femininas. Se os androgênios estiverem em vantagem, você pode ter um aumento no crescimento de pelos onde não costuma tê-los, como o crescimento de barba ou uma larga faixa de pelos no abdômen inferior. Isso se chama hirsutismo e afeta mais da metade das mulheres com SOP.[18] Não estamos falando de um pouquinho de penugem a mais, e sim de pelos bem grossos e escuros. Muitas delas também têm problemas com acne que se estendem bem além do fim da puberdade. A maneira como elas engordam também é afetada. As mulheres tendem a acumular gordura em torno da bunda e dos quadris, mas os hormônios masculinos das que têm SOP as fazem engordar na região do abdômen. Essa é a gordura menos saudável. Os androgênios também têm efeitos que você não nota: é possível ter níveis inconvenientemente elevados de colesterol e triglicérides no sangue, o que não faz bem para as paredes dos vasos sanguíneos.

O pâncreas também tende a se comportar de forma anormal no caso de SOP. Além de substâncias que digerem a comida, esse órgão do sistema digestório produz a insulina, um hormônio que é liberado após as refeições e dá o sinal às células do corpo para absorver e metabolizar a glicose. Em 50% a 70% das mulheres com SOP, as células não reagem do jeito que deveriam aos sinais da insulina do pâncreas.[19] Elas são resistentes à insulina, o que o pâncreas compensa produzindo ainda mais insulina, na esperança de que a mensagem chegue.

O alto nível de insulina não é bom para o organismo. Se a resistência a ela não for controlada, você poderá, com o tempo, desenvolver diabetes do tipo 2. Mulheres com SOP têm uma chance muito maior de desenvolver diabetes que outras mulheres com peso e estilo de vida semelhantes.[20] Em estudos americanos, verificou-se que, ao atingir quarenta anos de idade, entre 20% e 40% das pacientes com SOP foram diagnosticadas com pré-diabetes ou diabetes tipo 2 totalmente desenvolvida.[21] A combinação de resistência à insulina, níveis alterados de gordura no sangue e aumento de gordura abdominal levam a doenças cardiovasculares, risco que só é aumentado com a idade.

Por isso, é preciso levar a síndrome do ovário policístico a sério. Se você tiver menstruação irregular, ela é uma possível causa. Para verificar se tem a doença, o médico vai medir seus níveis hormonais e fazer ultrassom dos ovários para procurar cistos. Se o resultado for positivo, alguns fatores serão importantes para garantir sua saúde.

A recomendação mais importante para mulheres com SOP é controle de peso e mudanças no estilo de vida. Quem estiver com sobrepeso pode ter menos problemas após emagrecer. Quem estiver com peso normal obviamente não precisa pensar nisso. Perder peso é sempre difícil, mas qualquer tipo de exercício físico e uma alimentação saudável melhoram a saúde! De fato, para até quatro em cada cinco mulheres com excesso de peso, perder 5% do peso corporal é o suficiente para voltar a ter ovulações normais,[22] algo que significa passar, por exemplo, de oitenta para 76 quilos. Além do mais, isso pode reduzir a resistência à insulina e a chance de diabetes e doenças cardiovasculares. Os problemas com hirsutismo e acne também diminuem, já que o sobrepeso em si aumenta a produção de hormônios masculinos.

Também aconselhamos que você consulte um médico com conhecimentos sobre SOP para discutir o uso de um contraceptivo combinado, como pílula, adesivo anticoncepcional ou anel vaginal. Esse é um dos componentes mais importantes do tratamento da SOP. O estrogênio da pílula reduz a produção e a atividade dos hormônios sexuais masculinos nos ovários, algo que ajuda tanto contra o hirsutismo como contra a acne. Além disso, é possível reduzir o desenvolvimento de mais cistos e o risco de câncer endometrial. As mulheres que devem evitar tomar estrogênio, em função de elevado risco de trombose, por exemplo, podem usar o DIU hormonal ou o implante anticoncepcional, mas infelizmente esses contraceptivos não vão ter nenhum efeito sobre os hormônios sexuais masculinos.

Reflita sobre querer ter filhos ou não. Para quem quer ter filhos, pode ser bom não esperar demais. Muitas mulheres com SOP precisam de ajuda para engravidar, o que leva tempo. É bom estar preparada para isso.

MIOMAS: TUMORES BONZINHOS

Você teve uma surpresa um pouco desagradável da última vez que foi ao ginecologista? Várias de nós temos tumores benignos, os chamados *miomas*, no útero. Não é de estranhar que você comece a suar um pouco ao ouvir que tem um tumor, mas nesse contexto pode relaxar. Recline-se na cadeira ginecológica e respire fundo. Os miomas são tumores bonzinhos que crescem na parede muscular do útero. Eles não têm nada a ver com câncer agora e nunca terão. Muitas vezes, os médicos os chamam tumores musculares para salientar a diferença entre eles e os caras malvados.

Miomas consistem no que chamamos de *tecido muscular liso*, ou seja, músculos que não podemos controlar conscientemente, como aqueles que temos no intestino e no estômago. Muitas vezes são esféricos e parecem feitos de borracha. Se você tivesse um na mesa à sua frente, poderia dividi-lo ao meio com uma faca e ver que tem cor de pérola por dentro, não vermelho como talvez imaginasse. Na verdade, os miomas lembram mesmo as pérolas que crescem dentro das ostras no fundo do oceano.

Eles podem crescer em diversos lugares no útero, tanto no interior da parede como na parte externa dela, e ainda dentro da cavidade uterina. Algumas mulheres só têm um mioma, mas é comum ter uns seis ou sete.[23] Eles podem ser bem pequenos ou, na pior das hipóteses, chegar ao tamanho de uma toranja. As bolinhas não crescem de forma constante ao longo do tempo. Algumas se desenvolvem muito em pouco tempo, outras param quando atingem um centímetro de diâmetro, enquanto outras ainda diminuem e desaparecem por conta própria.

Até a mulher atingir a menopausa, o surgimento de miomas é bastante comum. Como tantas outras coisas na região genital, os nódulos musculares reagem ao estrogênio, portanto só surgem após a puberdade e tendem a desaparecer depois da menopausa. Até uma em cada cinco mulheres descobre que tem esses nódulos musculares.[24] Provavelmente, o número de mulheres com miomas é ainda maior, mas muitas vezes eles são tão pequenos que você nem os percebe. Enfim, já que os miomas não fazem nada, não é aconselhável procurá-los só para saber se existem. Tudo bem tê-los, desde que não causem problemas.

A grande maioria dos nódulos musculares é assintomática, mas sobretudo os miomas que crescem para dentro da cavidade uterina podem causar sangramentos menstruais fortes ou de longa duração. Os sangramentos intermenstruais não são comuns em caso de miomas. Tampouco a dor é um sinal clássico, a não ser que os nódulos fiquem grandes demais ou se o mioma começar a se desintegrar e morrer, por perda do suprimento de sangue, por exemplo. Isso pode ser assustador, especialmente se acontecer durante uma gravidez, mas não é perigoso.

Se você imaginar um útero com seis ou sete pérolas do tamanho de bolas de tênis, é fácil entender que os miomas também têm o potencial de causar outros problemas. Por exemplo, é possível que apertem a bexiga, que fica logo na frente do útero, dando vontade de fazer xixi. Também podem provocar uma sensação de inchaço e peso que lembra um pouco a gravidez, e o abdômen pode crescer, dando a impressão de que está grávida de alguns meses.

Como uma espécie de ironia cruel, na pior das hipóteses, os miomas são capazes de levar à infertilidade.[25] Felizmente, isso se aplica a um pequeno número de mulheres, mas não obstante os miomas são a causa para 1% a 2% daquelas com dificuldade de engravidar.[26] Não se sabe ao certo o que de fato impede a gravidez quando você tem miomas, mas a causa principal parece ser a localização, e não o tamanho.[27]

Os nódulos musculares que se projetam para dentro do útero podem dificultar a fixação do óvulo fecundado, pois ele vai se fixar justamente na parte interna do útero. Os miomas também podem obstruir a abertura para as tubas uterinas, impedindo os espermatozoides de chegar até o óvulo que aguarda impaciente alguém com quem se unir. Se houver suspeita de que os miomas sejam a causa da infertilidade, eles podem ser removidos, mas não está claro até que ponto o efeito será positivo.[28]

Algo que é mais incerto é como os miomas afetam a gravidez, caso ela seja possível. Outra vez, os nódulos que crescem para dentro da cavidade uterina tendem a criar mais problemas. Em alguns estudos, viu-se risco aumentado, entre 22% e 47%, de aborto espontâneo no caso de miomas desse tipo.[29] Fora isso, eles não parecem ter grande efeito adverso sobre a gravidez, com a exceção de que a cesárea é um pouco mais frequente se os miomas estiverem bloqueando o caminho do bebê dentro do canal de parto. Em suma, não há necessidade de fazer uma cirurgia para remover os miomas antes de ter filhos.[30]

É possível limitar o crescimento dos miomas, mas como? Uma solução simples é experimentar um contraceptivo de longa duração à base de progestina, por exemplo, o implante anticoncepcional ou o DIU hormonal.[31] Se você sofrer de fluxo menstrual volumoso, a contracepção hormonal também pode ajudar. O uso de contraceptivos com baixa dosagem de estrogênio não faz os miomas crescerem, por isso nada impede que você use tais opções.

Para a maioria, os miomas no útero são um pouco como sardas: você pode ter muitas ou poucas, grandes ou pequenas, sem qualquer incômodo. Não faz sentido remover os nódulos musculares só porque estão aí. Eles devem ser removidos apenas se causarem problemas. E lembre: os miomas nunca vão se tornar cancerosos.

VULVA DOLORIDA

Você sofre de dor na região genital sem que os médicos consigam descobrir por quê? Como deve saber, não está sozinha, mas a falta de fatos ainda assim é frustrante. A dor compromete sua rotina e dificulta a relação sexual, mas ninguém sabe ao certo de onde vem.

Há uma série de causas para a dor no aparelho genital. A candidíase e outras afecções ginecológicas tendem a causar ardor e coceira intensos, e as infecções sexualmente transmissíveis podem provocar dor durante a relação sexual. Existem dermatoses dolorosas que afetam a vulva e, em casos mais raros, o câncer ginecológico pode ser a causa do incômodo. As glândulas de Bartholin também podem se inflamar, e a lista continua.

O que tais problemas têm em comum é que são verificáveis. Se você procurar um médico com a queixa, ele vai examiná-la e descobrir a causa da dor com a ajuda de exames e testes. Não é estranho sentir dor na região genital se você tiver repetidas crises de herpes, mas o que fazer se os médicos ficarem procurando sem encontrar nada?

Se você tem dor na genitália e não descobre o motivo, a designação que geralmente se usa é *vulvodinia*. "Dinia" vem da palavra grega para dor, portanto "vulvodinia" significa "dor vulvar".

Pode ser interessante frisar desde já que essa dor é absolutamente real, embora os médicos não encontrem uma causa. Diante da falta de respostas claras sobre o que as aflige, muitas mulheres com vulvodinia ficam com a sensação de não serem levadas a sério. Talvez tenham se submetido a muitos exames e passado por um médico depois do outro sem ninguém encontrar nada de errado. Será que isso significa que a dor é imaginária? Não. Ela é real e levamos você a sério.

A vulvodinia se apresenta de diversas formas, algo que pode significar duas coisas: primeiro, que existem várias afecções desconhecidas que causam a dor, mas, como não se sabe nada ao certo, reunimos todas sob essa designação geral; segundo, que os diferentes tipos de dor vulvar inexplicável podem ser expressão de uma única doença com sintomas que variam de uma pessoa a outra.

Não sabemos qual é a explicação e muito menos qual é a causa da dor. Vai ser muito interessante acompanhar a pesquisa na área, pois, felizmente, a medicina sempre progride. Na Idade Média, acreditava-se que todas as doenças eram causadas por um desequilíbrio nos humores corporais e que a flebotomia, ou seja, a sangria, era uma ideia fantástica e uma cura milagrosa para tudo, desde a depressão até o câncer. Para dar um exemplo um pouco mais recente, não faz muito tempo que os médicos acreditavam que a úlcera gástrica se devia a fatores de estilo de vida como estresse e muito café. No entanto, ficou evidente que o vilão era uma bactéria específica conhecida por *Heliobacter pylori*.

Pode ser assim com a vulvodinia também. Será que é uma doença neurológica? Uma espécie de bactéria ou vírus que leva a uma infecção? Uma reação a outro tipo de tratamento? Vamos ver.

A vulvodinia está associada à dor espontânea ardente na vulva, ou o que na terminologia médica se chama de *alodinia* e *hiperalgesia*. A alodinia implica que os estímulos normalmente indolores, tais como um aperto ou um toque, de repente se tornam dolorosos. Um dedo, por exemplo, pode provocar dor ardente na região genital. Muitas vezes a alodinia ocorre em lugares que de alguma forma foram danificados. Não temos certeza se isso se aplica. No caso da hiperalgesia, os estímulos que normalmente doem ficam ainda mais dolorosos. Por exemplo, uma leve picada de agulha que em geral passaria quase despercebida é capaz de resultar em dor intensa. Tanto a hiperalgesia quanto a alodinia são dores neuropáticas. Isso significa que ocorrem em função de uma lesão ou doença nos nervos periféricos, ou seja, os nervos situados fora do cérebro e da medula espinhal.

A vulvodinia está geralmente associada a dores ardentes e neuropáticas, mas não podemos afirmar que não haja outros tipos de dor. É possível que variem de pessoa para pessoa, e, como já foi dito, não sabemos se todas as formas de vulvodinia são a mesma doença. Outro fator importante é que interpretamos a dor de maneira diferente. Isso se aplica a tudo, não apenas à dor vulvar. Por exemplo, algumas podem interpretar o incômodo como coceira e atribuí-lo a algo que já conhecem, como candidíase, recorrendo a frequentes tratamentos antimicóticos descabidos.[32]

Também varia onde a dor está concentrada, e esse é um dos fatores que dividem a vulvodinia em grupos. Algumas sentem dor na vulva inteira, ou seja, em volta da abertura vaginal, no clitóris, nos grandes e pequenos lábios e em torno deles. Isso se chama *vulvodinia generalizada* e é comum em mulheres um pouco mais velhas. Várias têm dor num lugar específico da vulva. Isso se chama *vulvodinia localizada* e ocorre com maior frequência entre jovens. O mais comum é ter dor no clitóris ou bem ao lado da abertura vaginal, na região conhecida por *vestíbulo*, e por isso essas duas vulvodinias localizadas receberam nomes próprios, a saber, *clitorodinia* e *vestibulodinia*.

Anteriormente, a vulvodinia e, em especial, a vestibulodinia eram chamadas de *vestibulite*, um termo que você talvez tenha ouvido ou visto na mídia. Quando um nome termina em "ite" na linguagem médica, significa que se trata de uma *inflamação*. Por exemplo, vaginite é uma inflamação vaginal. Já que ninguém conseguiu provar que quem sofre de vulvodinia tem alguma inflamação na região, optaram por descartar o termo. É muito mais coerente usar apenas a designação vulvodinia ou dor vulvar.[33]

Há uma grande diferença na maneira como a dor se apresenta. Algumas têm o que chamamos de *dor provocada*, enquanto outras têm *dor espontânea*. Tipicamente, a dor provocada leva à dor neuropática, ou seja, hiperalgesia ou alodinia. A provocada implica que dói quando algo entra em contato direto com a região genital. Isso pode se manifestar de formas um pouco diversas. Um toque ou uma pressão que em circunstâncias normais não doeriam podem causar dor severa. Exemplos incluem a pressão de um banco de bicicleta, uma relação sexual, o uso de absorvente interno e o contato direto com o clitóris. É possível ficar tão sensível que até o contato com roupas soltas ou calcinha gera dor. Um teste comum que os médicos usam para ver se você sofre de dor provocada é apertar a área sensível com um cotonete, encostando-o, por exemplo, na abertura vaginal.

Dor espontânea significa que ela vem de repente, sem qualquer contato. Muitas vezes, é do tipo ardente. Também é possível ter uma mistura de dor provocada e espontânea. Algumas têm uma sensação constante de ardor, enquanto outras sentem dor de vez em quando.[34] Tipicamente, a vulvodinia localizada, assim como a vestibulodinia, gera mais dor provocada, enquanto a vulvodinia generalizada leva a mais dor espontânea, além de dor desencadeada pelo contato com a roupa.[35]

Não foi encontrada uma ligação certa entre a vulvodinia e outras afecções ginecológicas, tais como as infecções sexualmente transmissíveis. No entanto, uma teoria popular é que existe uma conexão entre a vulvodinia e o uso frequente de tratamento contra micose genital. Isso não significa que você obrigatoriamente vai ficar com vulvodinia por usar um tratamento antimicótico. Como já comentamos, muitas acham que a dor vulvar é causada por micose e usam um tratamento antimicótico para se livrar do incômodo. Em consequência, fica difícil determinar se o tratamento desencadeia a vulvodinia ou se é a existência de vulvodinia que leva a ele.

Um estudo encontrou uma correlação entre repetidas infecções fúngicas e a vulvodinia, mas os testes foram realizados em ratos, então é difícil tirar conclusões que dizem respeito a nós.[36] As ratas em questão ficaram com alodinia. O mesmo estudo constatou que a área dolorida tendia a se tornar especialmente sensível, pois o número de terminações nervosas com possibilidade de captar dor aumentou. Isso sugere que repetidas infecções fúngicas afetaram a capacidade das ratas de sentir dor do ponto de vista puramente neurológico.

Outros estudos mostraram inervação alterada nas mulheres com vulvodinia. Ao que parece, algumas que têm dor na vulva desenvolvem mais fibras nervosas sensíveis à dor.[37] Não está claro qual é a causa de tais alterações.

A SÍNDROME DAS MOÇAS CERTINHAS?

Se você leu sobre a vulvodinia na mídia, certamente percebeu o interesse pelos possíveis aspectos psicológicos da doença. Muitos terapeutas, talvez sobretudo os sexólogos, que trabalham com a interação entre mente e sexualidade, ressaltam isso em sua abordagem. Será que a dor vulvar afeta as mulheres que fazem sexo sem vontade? Será que as impactadas são "certinhas" ou aquelas com experiências sexuais ruins ou dolorosas na bagagem, como as que foram sujeitas a abuso e violência sexual? Todos esses questionamentos são usados em conexão com dor vulvar inexplicável, mas será que têm fundamento?

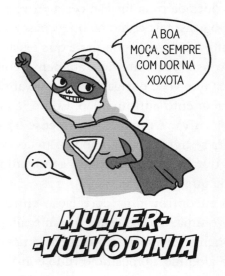

É fácil colocar o rótulo "causa psicológica" nas afecções cuja causa fisiológica não se encontra de imediato, mas isso deve ser evitado. Se as mulheres não se reconhecem nesse tipo de descrição, isso pode desencadear confusão e raiva. Em especial, a ideia de "boa moça" pode criar uma imagem equivocada da própria mulher ou de sua personalidade como sendo a culpada pela dor, ou seja, ser "comportada" supostamente resultaria em incômodos físicos debilitadores. Dito isso, é possível que, para algumas mulheres, a dor genital tenha causas psicológicas, sem que isso seja motivo de vergonha.

Muitas pacientes com vulvodinia usam a terapia de conversação como parte do tratamento. Ela é capaz de fazer efeito porque oferece uma chance de trabalhar eventuais aspectos psicológicos da dor, mas também porque a vulvodinia por si só é capaz de gerar um grande desgaste mental, para o qual talvez seja necessária ajuda.

Sabemos que todas as formas de dor estão intimamente ligadas à mente. Muitas mulheres que sentem dor vão passar a desenvolver um comportamento evasivo e a apresentar tensões que possam agravar o problema inicial, desencadeando um círculo vicioso. A expectativa de uma relação sexual dolorosa pode levar você a contrair a vagina inconscientemente como uma defesa, de modo que suas tentativas vão doer ainda mais.

Da pesquisa, é conhecido o fato de que o cérebro fica mais sensível diante de novos impulsos quando você vive com dor por muito tempo. Dor gera dor. Em ambos os casos, técnicas de relaxamento e psicoterapia podem ajudar a quebrar o ciclo. No entanto, isso não é a mesma coisa que afirmar que a vulvodinia tem um fundo psicológico.

Pelo que sabemos, não existe pesquisa que tenha mostrado uma correlação clara entre a vulvodinia e abuso ou violência sexual anterior. Mesmo assim, esse tipo de experiência pode ser um fator subjacente para algumas mulheres. As pesquisas que comparam o perfil psicológico de mulheres com e sem vulvodinia apresentam resultados variados. Um estudo que comparou 240 mulheres com vulvodinia ao mesmo número de mulheres sem relatou que mulheres com transtorno de ansiedade anterior tinham muito mais propensão a desenvolver vulvodinia.[38] Outro estudo, que comparava dois grupos pequenos de mulheres, não encontrou nenhuma diferença no perfil psicológico daquelas com e sem vulvodinia.[39] Se a vulvodinia é uma doença com fundo psicológico ou não, é uma questão controversa. É perfeitamente possível sofrer disso sem um histórico de desafios psicológicos ou experiências sexuais traumáticas.

Já que se sabe tão pouco sobre o que provoca a vulvodinia, o tratamento ainda é experimental e diversificado. Estão testando diversos métodos que ajudam contra outras dores sindrômicas, na esperança de que ajudem também nesse caso. De qualquer forma, o primeiro passo é encontrar um médico com competência na área. Há ginecologistas e clínicas gerais com interesse especial por dor vulvar.

Como já foi mencionado, as dores neuropáticas estão envolvidas em algumas formas de vulvodinia, e nesse caso existem medicamentos relativamente bons, por exemplo antidepressivos especiais e alguns medicamentos para epilepsia. Esses tipos de remédio que ajudam contra a neuralgia se mostraram eficazes em algumas mulheres com vulvodinia.[40] Outras podem sentir o efeito do estrogênio, por exemplo, na forma de contraceptivos hormonais como o anel vaginal. Ele afeta a mucosa da vagina, tornando-a mais espessa. Um gel analgésico também é capaz de reduzir a dor, e as que sofrem de dor provocada mas têm vontade de fazer sexo de qualquer forma podem se beneficiar dele durante a relação sexual. Além da terapia de conversação, muitas vão tirar proveito da fisioterapia. Pode-se aprender exercícios específicos que facilitam o relaxamento da musculatura do assoalho pélvico. Muitas portadoras de vulvodinia provocada também sofrem de outras moléstias, cujo quadro inclui tensão muscular, dor no pescoço e no ombro ou cefaleia tensional.

Um conselho geral dado às mulheres com vulvodinia é que não devem fazer aquilo que provoca a dor. Por exemplo, se você fica com dor durante a relação sexual, é importante que não se force a ter relação sexual. Caso queira fazer sexo mesmo assim, pode experimentar alternativas ao coito que não causem dor, sozinha ou com seu parceiro. Nesse quesito, os sexólogos sabem dar bons conselhos, e é interessante levar o parceiro a essas sessões. Também se recomenda tomar cuidado com o uso de sabonete e creme na região genital, já que podem agravar a dor.

VAGINISMO

Muitas pessoas falam da vulvodinia em junção com o que se chama de *vaginismo*, outro diagnóstico difícil e um tanto controverso, que significa que a mulher involuntariamente contrai ou fica com tensão nos músculos do assoalho pélvico que circundam a abertura vaginal. Com frequência, mulheres que sofrem disso são relutantes à penetração vaginal, tanto a sexual quanto a feita em exames ginecológicos, pois sentem ou esperam sentir dor e desconforto. Em outras palavras, o vaginismo é um diagnóstico problemático que pode dificultar o sexo, o uso de absorvente interno e exames médicos.

Algumas pensam no vaginismo como um espasmo muscular involuntário que torna a vagina mais estreita do ponto de vista físico. A pesquisa que usa aparelhos para medir a atividade muscular não encontrou uma prova clara de que as mulheres com vaginismo têm qualquer tipo de "espasmo muscular", e há falta de consenso na comunidade científica sobre quais são os músculos que estariam envolvidos no vaginismo.[41]

Os diagnósticos de vestibulodinia e vaginismo se mesclam. A dor do vaginismo muitas vezes é descrita como igual ou similar àquela que se tem no caso da vestibulodinia. Ela se concentra sobretudo na abertura vaginal, distinguindo-se da dor profunda que surge no caso de uma inflamação do colo do útero causada por infecções sexualmente transmissíveis ou endometriose. É difícil dizer se os dois diagnósticos são duas faces do mesmo quadro ou duas afecções distintas que frequentemente ocorrem em conjunto.[42]

Ambos os tratamentos envolvem muitos dos mesmos elementos. No caso do vaginismo, é comum treinar a capacidade de ter algo dentro da vagina, iniciando com a inserção, pela própria mulher, de objetos bem finos, os chamados dilatadores, aumentando gradativamente seu tamanho. A inserção sempre é feita com um gel analgésico. Esse tipo de tratamento pode ser feito em colaboração com ginecologistas, sexólogos ou fisioterapeutas.

O vaginismo e a vulvodinia são afecções extremamente debilitadoras com forte impacto sobre a vida sexual da paciente, que, para muitas, não pode ser normal enquanto o quadro persistir, de modo que os relacionamentos ficam abalados ou até acabam. Várias mulheres afetadas têm medo de nunca conseguir um namorado ou ter filhos, e de passar o resto da vida sozinhas. Elas se sentem inadequadas. O fato de que ainda sabemos tão pouco sobre essas doenças pode provocar amargura, e muitas tendem a se sentir estigmatizadas pelo sistema de saúde. Um pequeno consolo enquanto aguardamos maiores conhecimentos é que a maioria delas melhora e muitas se recuperam completamente, embora a vulvodinia com frequência seja um quadro crônico de longa duração.

CLAMÍDIA, GONORREIA E AFINS

Ninguém pode ver pela aparência de qualquer mulher ou homem se ele ou ela tem uma infecção sexualmente transmissível ou não. Muitos nem sabem que eles mesmos já estão infectados, e é aí que está o cerne do problema: as pessoas continuam a fazer sexo sem camisinha embora tenham uma doença venérea, então ela acaba se espalhando.

Costumamos chamar as doenças venéreas de infecções sexualmente transmissíveis (ISTs). Elas podem ser transmitidas quando você faz sexo ou tem contato sexual com alguém que já está infectado, e são causadas por diversos tipos de microrganismos, tais como bactérias, vírus e parasitas. Algumas das ISTs só passam através de fluidos corporais como o sangue e o sêmen. Outras são transmitidas pelo contato entre a pele e as mucosas.

Algumas são muito comuns em certas partes do mundo, enquanto outras são raras. Não é improvável que você venha a contrair uma ou mais infecções sexualmente transmissíveis no decorrer da vida, pois essa é uma das desvantagens de uma vida sexual ativa.

Já que a sexualidade por muito tempo foi associada a sentimentos de vergonha e culpa, sobretudo entre as mulheres, as doenças venéreas também evocaram tais emoções. Ainda há poucas pessoas que falam abertamente sobre seus problemas com verrugas genitais e clamídia. Embora essas doenças sejam comuns e às vezes seja difícil se proteger delas, muitas mulheres ficam com a sensação de que deveriam ter feito menos sexo casual e ter evitado expor o parceiro ao contágio. Esperamos que o conhecimento e a normalização das infecções sexualmente transmissíveis possam eliminar parte dessas emoções dolorosas de vergonha.

Em primeiro lugar, a transmissão tem a ver com a falta de uso da camisinha; em segundo lugar, com sorte e azar. Não é uma questão de "moralidade". Algumas têm relação sexual com centenas de parceiros sem usar camisinha e escapam milagrosamente de qualquer infecção, enquanto outras fazem sexo desprotegido uma única vez e acabam com verrugas genitais.

Antes de termos medicamentos modernos e antibióticos, algumas das infecções sexualmente transmissíveis estavam associadas a mais do que simples vergonha. Elas causavam moléstias graves e, na pior das hipóteses, morte. Por muito tempo, a gonorreia era uma causa comum de cegueira em crianças, que eram infectadas pela mãe durante o parto. Chegou a ser tão comum que todos os recém-nascidos na Noruega recebiam tratamento na forma de um colírio assim que vinham ao mundo. Quanto à sífilis, na peça *Espectros*, de Ibsen, a doença é como um personagem. A sífilis de Osvald, artista de alma sofrida, enfim ataca seu cérebro e seu sistema nervoso central. Hoje podemos eliminar essa doença com penicilina, curando por completo as pessoas infectadas. Isso não era possível em 1881, ano em que a peça foi publicada. Assim como Osvald, várias pessoas acabavam morrendo desse modo.

Apesar dos avanços da medicina, as infecções sexualmente transmissíveis ainda representam um importante entrave para a saúde da população mundial. Desde a década de 1980, quando matou milhares de pessoas, a aids figura na mídia. E com razão. É uma doença em que o sistema imunológico, ou seja, a defesa do organismo contra bactérias, vírus e outras porcarias, entra em colapso. O microrganismo culpado por isso é o vírus HIV. Em 2015, 1,1 milhão de pessoas morreram de causas relacionadas ao HIV; mais de 36,7 milhões de pessoas vivem hoje com o vírus. Desde o início da epidemia, 35 milhões de pessoas já morreram.[43] Uma vez que seja infectada com o HIV, não tem como se livrar dele. Com um tratamento eficiente, os soropositivos podem levar uma vida praticamente normal e não ser contagiosos. Há remédios que mantêm o vírus sob controle, mas, infelizmente, apenas metade das pessoas infectadas no mundo tem acesso a eles. Você faz o teste de HIV e de sífilis por meio de um exame de sangue, mas não é preciso se testar regularmente a não ser que esteja especialmente suscetível à infecção.

A doença bacteriana mais comum na Noruega é a clamídia. Em 2014, foram feitos 292 772 testes, dos quais 24 811 eram positivos, ou seja, um total de 8%![44] Nas faixas etárias de quinze a dezenove anos e vinte a 24 anos, o número de testes positivos é mais alto. No caso dos jovens de quinze a dezenove anos, 13,6% dos testes das meninas e 16,1% dos testes dos meninos deram positivo. Entre os de vinte a 24 anos, 10,6% dos testes das meninas deram positivos e 16,3% dos testes dos meninos. Calcula-se que há elevados números de casos não registrados, já que muitos não fazem o teste.

A maioria dos testes positivos são de mulheres, representando até 60%. Isso não significa que elas contraem clamídia com maior frequência, mas que fazem mais testes. Como você vê pelos números das faixas etárias de quinze a dezenove e de vinte a 24, um percentual maior dos meninos tem clamídia de fato. Isso significa que mais homens que mulheres por aí têm a infecção sem saber.

Ao que parece, alguns homens contam com as mulheres para cuidar dos testes, esperando receber um telefonema se uma parceira anterior descobrir alguma coisa. É uma estratégia muito pouco segura. Você pode muito bem ter clamídia mesmo que o teste de seu parceiro sexual tenha dado negativo. O risco de infecção não é de 100% para cada relação. A camisinha é imprescindível quando você faz sexo com uma nova pessoa, mesmo que já tenha se testado. Não é certo que seu parceiro tenha sido tão cuidadoso quanto você. Além do mais, às vezes você não usa a camisinha, e não há o que fazer. Nesse caso, é importante que se teste.

O micoplasma e a gonorreia são duas doenças bacterianas que lembram um pouco a clamídia. A camisinha protege bem contra as três. O micoplasma é uma doença que os clínicos gerais muitas vezes esquecem. Ele é um pouco como o irmão mais novo da clamídia. Parece muito com ela, tem os mesmos sintomas e provavelmente as mesmas sequelas, mas vamos voltar a isso. Mesmo assim, não são feitos testes de rotina para micoplasma, a não ser que o paciente apresente sintomas. O tratamento é diferente, por isso é importante que a doença seja detectada. Se você apresentar sintomas, mas o teste de clamídia for negativo, pode ser uma boa ideia pedir o exame de micoplasma.

Os sintomas mais comuns de clamídia, micoplasma e gonorreia são secreção vaginal alterada ou aumentada, ardor ao urinar e um incômodo geral ou coceira na genitália, uretra ou ânus, dependendo de onde a infecção estiver alojada. As três doenças bacterianas tendem a atacar o colo do útero, que fica inflamado. Isso pode tornar a relação sexual incômoda ou dolorosa, e algumas mulheres chegam a sangrar um pouco após ou durante a relação por causa da pressão contra o colo do útero inflamado. De modo geral, você sempre deve estar atenta a sangramentos da vagina sem causa evidente, sobretudo os que surgem em conexão com relações sexuais. Explicações plausíveis incluem menstruação ou uso de contracepção hormonal, mas sangramentos inexplicáveis podem ser causados por infecções sexualmente transmissíveis ou outras doenças, e por isso devem sempre ser examinados por um médico.

No entanto, nem todos têm sintomas. De fato, somente metade dos homens e apenas um terço das mulheres infectados apresentam sintomas de clamídia.[45] Tampouco é comum ter sintomas de micoplasma, e alguns não apresentam sintomas nem em caso de gonorreia. Então para que se preocupar? Bem, em primeiro lugar, as doenças bacterianas são muito contagiosas. O risco de infecção por clamídia em cada relação desprotegida é de 20%.[46] Em segundo lugar, há risco de sequelas permanentes.

As bactérias são capazes de atravessar o colo do útero e acabar no útero e nas tubas uterinas, onde podem provocar inflamação. Chamamos isso de infecção pélvica, e pode ser causada tanto pela clamídia quanto pelo micoplasma[47]* e pela gonorreia. Estima-se que a clamídia não tratada leva de 10% a 15% das mulheres contaminadas a desenvolver uma infecção pélvica aguda.[48] O perigo é que a inflamação deixe

---

* Há discordância na comunidade científica sobre se o micoplasma pode causar a infecção pélvica. A pesquisa nessa área ainda está incompleta, mas alguns poucos estudos individuais indicam que sim. Em nossa opinião, é melhor se precaver.

cicatrizes nas tubas uterinas, entupindo-as. Essa é uma razão comum para a dificuldade de engravidar, e pode provocar dor crônica.

Se você tiver uma infecção pélvica, é comum se sentir mal e indisposta, e muitas vezes vai ter dor intensa no baixo-ventre, sangramentos na vagina, febre e corrimento. Tipicamente, a dor não diminui ou melhora, só se intensifica. Esse tipo de sintoma deve ser levado a sério e ser examinado por um médico o mais rápido possível.

Também é perfeitamente possível ter uma infecção pélvica sem sintomas, algo que talvez só se descubra anos mais tarde durante uma avaliação de infertilidade.[49]

Ou seja, é mais um motivo para se testar regularmente após uma troca de parceiro sexual.

A clamídia, o micoplasma e a gonorreia podem ser tratados com antibióticos, já que são doenças bacterianas. Por enquanto, a maioria das pessoas que ficam infectadas se recupera totalmente sem sequelas, mas há uma tendência preocupante à criação de resistência, sobretudo no caso do micoplasma e da gonorreia. A criação de resistência significa que as bactérias ficam imunes a alguns tipos de antibióticos, de modo que medicamentos mais potentes sejam necessários para dar cabo delas. Em outras palavras, a melhor coisa é sempre evitar a infecção, usando a camisinha desde o começo.

Existem infecções sexualmente transmissíveis que são ainda mais comuns que a clamídia, como herpes e HPV, ambas virais. Alguns tipos de HPV provocam verrugas genitais, outros aumentam o risco de câncer do colo do útero. Já o herpes é uma dermatose inflamatória que cria pequenas vesículas na pele.

O herpes e o HPV são transmitidos por contato entre a pele e as mucosas. Não sabemos exatamente quantas pessoas estão infectadas, mas ambos são bastante difundidos e é comum não se notar a contaminação.

O fato de não necessariamente se apresentar sintomas faz com que muitas pessoas sejam infectadas por um parceiro que não sabe que está contaminado. Isso dificulta a proteção contra a infecção. Também não é certo que a camisinha ofereça proteção suficiente. Caso o homem tenha verrugas genitais ou herpes na raiz do pênis, ele pode infectar a parceira mesmo usando camisinha, já que ela não cobre essa área.

É possível se vacinar contra o HPV, e várias vacinas protegem tanto contra os vírus que provocam verrugas genitais quanto contra os que podem causar o câncer do colo do útero. Se você ficar com verrugas genitais, é possível removê-las por meio de crioterapia ou de medicamentos. Em outras palavras, o tratamento é idêntico àquele que se usa para tirar as verrugas plantares que se pega no chuveiro público. As verrugas genitais não são perigosas e não têm nada a ver com risco de câncer. Os culpados disso são vírus do HPV distintos.

As infecções por HPV muitas vezes passam sozinhas. Esse também é o caso das próprias verrugas, mas algumas poucas pessoas sofrem com verrugas recorrentes.

O herpes, por sua vez, é um vírus do qual não dá para se livrar. Você é infectada uma vez e o vírus permanece numa espécie de hibernação nas células nervosas pelo resto da vida. É possível ter várias crises de herpes, e existem tratamentos que as encurtam. A infecção não é perigosa e, com o tempo, os incômodos vão diminuindo.

COMO POSSO ME PROTEGER CONTRA AS INFECÇÕES SEXUALMENTE TRANSMISSÍVEIS?

A camisinha protege bem contra o HIV, a clamídia, o micoplasma e a gonorreia. No entanto, o herpes e o HPV podem ser transmitidos por meio de contato com a pele, por isso pode ocorrer em lugares que não estão cobertos pela camisinha.

Para sexo oral em mulheres, é possível usar uma barreira de látex. Trata-se de um quadradinho fino e transparente que pode ser colocado sobre a vulva. Ele visa prevenir, por exemplo, a transmissão do herpes da boca para a genitália e vice-versa. Ela não é especialmente prática (e é quase impossível de comprar), por isso é pouco usada. Se quiser, você pode criar uma com a ponta de uma camisinha. É só cortá-la e desdobrá-la para criar um quadrado transparente de tamanho razoável.

QUANDO DEVO ME TESTAR?

É uma boa ideia fazer o teste de clamídia toda vez que você tiver sexo desprotegido com um novo parceiro, mesmo que não apresente sintomas. Também é interessante que você e seu namorado ou namorada se testem logo no início do relacionamento. Como é possível passar bastante tempo com doenças venéreas sem perceber nada, existe a hipótese de vocês dois terem clamídia sem saber. Na maioria dos casos, se você não tem sintomas, é o suficiente fazer um teste na forma de um exame de urina, ou com um pequeno cotonete usado para coletar amostras da vagina ou do ânus. Se você fez sexo anal desprotegido, é preciso pedir também o exame anal para garantir que a infecção seja detectada.

Caso apresente sintomas, você pode também precisar de um exame ginecológico. Isso fica a critério de seu médico. É importante que o procure se sentir ardor ao urinar ou coceira, se tiver secreção alterada, erupções, bolhas, sangramentos diferentes ou se estranhar qualquer coisa.

Normalmente, não se faz exame de herpes ou HPV a não ser que o paciente apresente sintomas específicos. É importante estar ciente de que um teste de clamídia só é considerado válido se for feito duas semanas depois de uma possível exposição. Isso significa que você pode confiar num resultado negativo se a amostra foi colhida no mínimo duas semanas depois da relação. Você pode obviamente se testar antes. Muitas recebem um resultado positivo e já podem começar o tratamento. No entanto, se o resultado for negativo, não pode ter certeza absoluta antes de fazer outro teste. A mesma regra de duas semanas se aplica aos testes de micoplasma e gonorreia.[50]

SEXO PERIGOSO

Falamos de uma série de infecções sexualmente transmissíveis, mas focamos na clamídia. E as outras doenças? Algumas mulheres procuram o médico pedindo que sejam testadas para "tudo", mas isso não é necessário sempre. Quais testes deve fazer é algo que você decide em conjunto com seu médico, dependendo dos riscos de infecção.

Se você se envolveu com o comércio sexual, é imprescindível que faça testes mais amplos. A mesma coisa se aplica se usou drogas injetáveis ou fez sexo com pessoas que usaram.

Você pode ter sorte ou azar, não importando com quem tem relação sexual. Não faz mal se testar para as doenças mais raras, mas, se o risco não for particularmente grande, não precisa fazer isso toda vez. Faça testes frequentes de acordo com o risco que corre e use camisinha sempre.

HERPES: SUA VIDA SEXUAL ACABOU?

Pequenas bolhas doloridas nos lábios ou na genitália não são algo bom, mas o herpes é mais comum do que você pensa. É contagioso, incômodo e impossível de prevenir, mas felizmente é inofensivo. Mesmo assim, parece que o herpes é a infecção sexualmente transmissível mais temida por muitas pessoas.

Muitas se assustam com a ideia de que o herpes não tem cura. Uma vez infectada, você vai ter o vírus no organismo pelo resto da vida. Isso dá origem a uma série de perguntas. Por exemplo, será que significa que você nunca mais vai poder fazer sexo sem camisinha?

O herpes que de repente surge num relacionamento a dois também cria muita desconfiança e insegurança. Quem infectou quem? Será que seu namorado traiu você?

Há muitos mitos e mal-entendidos sobre o herpes. Ter medo é comum, tanto entre os que foram infectados quanto os que não foram.

O herpes é uma doença viral que afeta a pele e as mucosas. Dois vírus um pouco diferentes podem ser os culpados, a saber, o herpes simples tipo 1 (HSV-1) e o herpes simples tipo 2 (HSV-2). O vírus do herpes é transmitido por contato com a pele ou a mucosa, por exemplo, através do beijo ou do sexo. Também pode ser transmitido indiretamente. O exemplo clássico é a criança da creche que põe o mesmo dinossauro de plástico na boca que as outras crianças. Provavelmente, mais da metade da população é infectada pelo hsv-1 na boca enquanto é criança.⁵¹

Não sabemos ao certo o número total de pessoas que estão infectadas com herpes, pois não existe qualquer registro. Mas pelo menos dessa vez é quase certo dizer que *todo mundo* tem herpes, ao contrário de quando você dizia aos seus pais que *todo mundo* tinha um GameBoy, numa tentativa de ganhar um. Acredita-se que até 70% das pessoas tem hsv-1, e 40% tem hsv-2. Você pode estar infectada com ambos os tipos ou com um só. Além do mais, é possível que uma parcela ainda maior da população esteja com herpes, já que nem todos apresentam sintomas.

Pare um pouco para refletir sobre esses números. Significam que é mais comum estar infectada do que não. Ainda assim, muitas pensam no herpes como o fim do mundo.

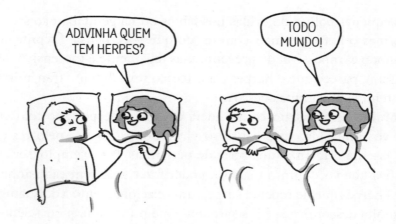

Mas espere um pouco. O herpes nos lábios e o herpes genital não são doenças distintas? Por que estamos descrevendo como se fosse a mesma coisa? Uma infecção sexualmente transmissível deve ser algo um pouco diferente de bolhas no lábio, não?

O herpes é a mesma coisa, não importando em que lugar do corpo apareça. Antes, pensava-se que o hsv-1 estava ligado sobretudo ao herpes bucal, enquanto o hsv-2 estava mais associado ao herpes genital, mas o hsv-1 pode muito bem causar surtos genitais, e é bem possível que o hsv-2 provoque erupção nos lábios, uma vez que tenha sido infectada ali. Também é possível ter herpes no ânus, nos dedos, ou (se tiver um azar enorme) nos olhos. No entanto, o HSV-1 na genitália normalmente provoca menos sintomas e mais leves que o HSV-2.[52]

Assim, é possível que o vírus passe da genitália aos lábios, e é ainda mais comum que a transmissão ocorra no sentido inverso. Para a maioria das jovens que contraem o herpes genital hoje, a infecção pelo HSV-1 se dá através dos lábios de um parceiro durante o sexo oral. Isso acontece em 80% dos casos.[53]

Na prática, o fato de que tantas pessoas têm herpes sem saber significa que muitas jovens são infectadas por um parceiro que ignora sua condição. Então como se proteger contra isso?

Uma vez que a pessoa foi infectada, o vírus pode causar surtos depois de uns dois dias, mas também é possível não perceber nada. Em seguida, um bando de vírus do herpes sai da área cutânea onde o contágio ocorreu e se movimenta pelos nervos. Eles hibernam numa célula nervosa um pouco mais para dentro do organismo, assim como um urso, e ali vão ficar pelo resto de sua vida. De vez em quando, os vírus se movimentam pelos nervos até a pele outra vez. Aí podem surgir outros surtos na forma de bolhas. Também é possível ter *surtos ocultos*, ou seja, ter vírus na pele sem que você perceba nada.

Um surto visível do herpes começa com um incômodo na forma de uma sensação de formigamento e ardência na pele da genitália ou dos lábios. Depois aparecem as pequenas bolhas que crescem em cachos, grudadas umas nas outras. Depois de alguns dias, as bolhas secam e se transformam em crostas que enfim caem.

Normalmente, o primeiro surto é o pior, chamado de surto primário. Algumas pessoas ficam bem doentes com ele. Elas podem ter febre e problemas na hora de fazer xixi, já que a genitália arde muito. Assim como em outros casos, você deve procurar um médico se apresentar sintomas, mesmo sem saber ao certo qual é a causa. O surto primário dura mais tempo que outros. Você pode ter novas bolhas durante uma a duas semanas. As crostas desaparecem por completo três a quatro semanas depois disso.[54] Se você tiver um forte surto primário, pode ser um consolo pensar que o próximo não será tão ruim — se é que haverá outro, porque muitas vezes não há.

Caso você tenha novas crises, elas sempre aparecerão no mesmo lugar onde você foi infectada da primeira vez. Com o passar dos anos, o número de crises normalmente diminui. Não há nenhum medicamento que elimine o herpes, mas existem comprimidos que você pode tomar para mitigar e abreviar o surto quando percebe que está chegando. Em casos especialmente desagradáveis, com muitas crises por ano, há também um tratamento atenuante que pode ser feito durante períodos mais longos.

Em geral, novos surtos ocorrem em momentos de baixa imunidade. Por isso, o herpes bucal pode ser confundido com um resfriado ou gripe. Muitas vezes a crise vem quando você está doente. O estresse, a menstruação ou o sol também podem provocar um surto. A mesma coisa se aplica à irritação da pele, tais como o atrito da calcinha e a depilação com cera ou gilete.

Não há vacina contra o herpes, assim como existe contra o vírus do HPV, mas nem precisamos disso. O herpes funciona como uma vacina contra si mesmo. Se você já foi infectada, por exemplo quando era criança, não pode ser infectada com o mesmo vírus em outro lugar do corpo. Ele ativa o sistema imunológico, tornando-o capaz de reconhecer o vírus e impedir que ele se instale em novas células nervosas. Por isso, para cada vírus, você terá a infecção num lugar só. Se for infectada na boca, está protegida contra a infecção genital e vice-versa.

Mas como você já sabe, existem dois vírus do herpes. Se você já foi infectada com o HSV-1, não estará protegida contra o HSV-2. *Em teoria*, você pode ter herpes em dois lugares caso forem dois vírus diferentes. No entanto, deve-se dizer que há certo grau de proteção cruzada. No caso de uma segunda infecção, você em geral terá sintomas leves ou ela será assintomática.[55]

Já que o herpes funciona um pouco como uma vacina, não tem como você se autoinfectar. Se você tem herpes genital, o vírus não pode se deslocar para outros lugares do corpo. Mas fique atenta! Isso só se aplica enquanto o sistema imunológico estiver ativado. A imunidade leva algum tempo para reconhecer o herpes, e por isso você pode de fato se autoinfectar da primeira vez que tiver um surto de um dos tipos do herpes. Durante a primeira crise do herpes, é importante ser cuidadosa com a lavagem das mãos e a higiene. Não esfregue os olhos com o vírus nos dedos de jeito nenhum!

Embora você não possa se autoinfectar depois que o primeiro surto passou, é possível contaminar outros. A pergunta mais comum que recebemos sobre herpes é: quando sou contagiosa? Naturalmente, pessoas com herpes genital têm medo de passar a doença a outros. Como você vai saber se está segura? Será que o tratamento medicamentoso pode prevenir o contágio ou existem momentos específicos em que não se deve ter relação sexual?

Para infectar alguém através de contato com a pele ou as mucosas, é preciso ter o vírus na parte externa da pele ou da mucosa. Já que o herpes, em geral, hiberna nas células nervosas, que ficam no interior do corpo, você normalmente não é contagiosa. O vírus precisa se deslocar dos nervos até a pele para você passá-lo a outros. Isso é algo que acontece quando você tem uma crise. Você está mais contagiosa uma semana antes do surto, pois nesse momento o vírus se reúne na pele, e também durante o próprio surto. As bolhas estão cheias do vírus. É inteligente evitar relações sexuais quando você sente que a crise está chegando, algo que comumente se faz sentir vários dias antes que as bolhas apareçam. Mas é óbvio que pode ser difícil ter certeza de que um surto está a caminho uma semana antes de ocorrer.

Além disso, temos os surtos ocultos. O vírus pode se deslocar até a pele sem você notar coisa alguma, mas você estará contagiosa mesmo assim. Na prática, isso significa que se *pode* estar contagiosa a qualquer momento. Você nunca tem certeza de que não está. Não existem períodos seguros. Pode-se pensar nisso como uma crise total. É simplesmente impossível saber ao certo que não se está passando o vírus a outros, e é aí que reside o ônus de tê-lo, mas reflita um pouco.

Vamos supor que você tem HSV-1 na área genital e quer ter relação sexual com uma pessoa nova. Então a chance é de 70% de que seu potencial parceiro já tenha sido infectado pelo vírus e, portanto, esteja protegido contra uma nova infecção sem saber. Só com isso, o risco se reduz bastante. Se, além do mais, o parceiro já teve feridas na boca, você pode ter quase certeza de que não vai infectá-lo, já que o herpes bucal geralmente se deve ao HSV-1. Nesse caso, ele estará protegido contra um novo contágio de sua parte.

Outra maneira de enxergar isso é que, mais cedo ou mais tarde, a grande maioria será infectada de qualquer forma. Se não você, outra pessoa vai infectar seu parceiro em algum momento. O herpes é inofensivo, e muitos dos que contraem o vírus não terão qualquer incômodo.

Por fim, precisamos falar um pouco sobre uma questão delicada: o herpes no relacionamento a dois. Vamos supor que nem você nem seu namorado tiveram herpes, nem na boca, nem na área genital. Vocês estão juntos faz três anos e têm um relacionamento incrível. Aí acontece: você tem um surto forte de bolhas na área genital e pensa o pior. Você não ficou com mais ninguém, então deve ser seu namorado que pulou a cerca, certo?

Como já sabe, você pode ter herpes sem estar ciente disso. Quando foi infectada, o vírus talvez não tenha dado origem a algum surto na forma de bolhas. Você pode ter tido herpes por muito tempo sem surtos visíveis. Também é perfeitamente possível que tenha sido contaminada por um surto oculto de seu namorado. Em outras palavras, talvez infidelidade não tenha nada a ver com a história! O herpes é comum, e talvez você não saiba que tenha. Já vimos relacionamentos irem por água abaixo por causa de acusações infundadas de infidelidade após um surto de herpes. Evidentemente, é possível que haja infidelidade, mas o herpes não é prova disso. Se você não tiver outros motivos para desconfiar de seu parceiro, o herpes não deve ser aquilo que semeia a dúvida.

É ótimo que as pessoas se responsabilizem para não transmitir doenças venéreas a parceiros. Se fosse o caso da clamídia, aplaudiríamos com entusiasmo, mas, quando se trata do herpes, ficamos apenas tristes. É absolutamente desnecessário que as pessoas tenham medo de fazer sexo por causa dele. Herpes não é HIV, mesmo que ambos sejam vírus dos quais você não consegue se livrar. Ele é totalmente inofensivo. Não é o fim do mundo ser infectada pelo herpes genital. Você será uma de muitas, de fato, uma da grande maioria. A chance é alta de que isso lhe cause poucos incômodos no decorrer da vida. E, se você tiver incômodos, a chance é grande de que diminuam. Se você for uma das poucas e azaradas que acabam tendo muitos surtos, existem tratamentos.

COCEIRA INTENSA E CHEIRO: QUEIXAS GINECOLÓGICAS QUE VOCÊ CERTAMENTE CONHECE

Tem algo acontecendo entre as suas pernas. Tem um cheiro estranho ou coça tanto que você não consegue dormir. Micoses e vaginoses bacterianas são queixas ginecológicas comuns que não são causadas por infecções sexualmente transmissíveis. A maioria das mulheres será afetada por uma ou outra, ou as duas, ao longo da vida. Ambas são inofensivas, mas podem ser extremamente desagradáveis. Já que você provavelmente vai entrar em contato com isso, vale a pena saber um pouco mais a respeito.

Normalmente, microrganismos como bactérias e fungos evocam associações negativas e um desejo por sabão e detergente. Quem já não ouviu falar da rapidez com que as bactérias podem se multiplicar num pano de cozinha ou viu os fungos se proliferarem na parede de um porão úmido? É de causar arrepios, mas nem todos os microrganismos são nocivos.

Algumas bactérias são absolutamente necessárias para nossa sobrevivência, por exemplo as que ficam no intestino e ajudam na digestão. De fato, temos mais ou menos dez vezes mais bactérias que células no corpo, e isso não significa que estamos doentes.

As mucosas da vulva e da vagina estão cobertas de microrganismos que constituem o que se chama de *flora normal do aparelho genital*. Ela ajuda a manter a vagina saudável, dando apoio ao sistema imunológico no combate aos microrganismos estranhos e mantendo o equilíbrio do ambiente. Como você talvez se lembre, a vagina é autolimpante, e o uso de sabonete, sobretudo internamente, elimina a proteção natural do aparelho genital.

A flora normal varia de acordo com a fase da vida em que você está. Antes de entrar na puberdade e depois da menopausa, é composta na maior parte de bactérias cutâneas e intestinais, mas, quando você está em idade fértil, seu organismo é influenciado pelo estrogênio. Ele torna as mucosas espessas e ativas, deixando a flora bem especial, distinta daquela de outras partes do corpo.

A flora normal das mulheres férteis consiste principalmente em diversos tipos de lactobacilos, que dependem do estrogênio para se alimentar e viver. Eles produzem um ácido que lembra aquele do iogurte. O ácido láctico deixa o pH da vagina baixo, por volta de 4,5, criando um meio hostil às bactérias nocivas. Além disso, há mais uns dois tipos de bactérias, alguns fungos e vírus.[56] Todos os microrganismos disputam comida e casa. Já que há tantos diferentes, nenhum leva a melhor sobre os outros. Juntamente com o sistema imunológico, eles refreiam uns aos outros. O aparelho genital fica vulnerável a doenças se a flora normal protetora estiver em desequilíbrio.

MICOSES VAGINAIS

Vamos começar com as micoses. Cerca de 20% das mulheres têm uma espécie de levedura fúngica chamada *Candida albicans* como parte da flora normal da vagina.[57] Várias têm o fungo na bunda, e de lá ele pode migrar para a vagina, sobretudo se tiver boas condições para crescer ali. Em até 50% das gestantes há presença do fungo na vagina.[58] É possível que isso se deva ao fato de que a *Candida albicans* adora estrogênio, do qual o corpo está especialmente cheio durante a gravidez.

Espere um pouco. *Levedura fúngica* não é aquela que se usa em pães? Quase! Não é exatamente o mesmo tipo que você encontra no fermento do padeiro, mas é similar. De fato, em novembro de 2015, uma mulher com candidíase usou o fungo da vagina para fazer pão, tornando-se uma verdadeira sensação na internet.[59] O truque foi tirar um pouco de secreção vaginal com a ajuda de um vibrador. De acordo com ela própria, o pão ficou "bem gostoso".

Se você estiver nos 20% que sempre têm fungos na vagina, não significa que está com *infecção fúngica*, ou micose, porque não necessariamente há uma infecção na mucosa genital. Em outras palavras, você percebe quando tem micose.

Ela pode afetar tanto a parte interna da vagina quanto os pequenos lábios. A coceira pode ser intensa, e às vezes é acompanhada de uma sensação de ardor ou queimação nas partes íntimas. Isso talvez torne a relação sexual dolorosa ou cause ardor quando você urina. A mucosa infectada tende a ficar ligeiramente vermelha e inchada. Algumas mulheres também apresentam um corrimento esbranquiçado e pastoso, parecendo quase um queijo cottage, enquanto outras têm corrimento pouco espesso.

Em alguns casos, seu parceiro apresenta sintomas no pênis na forma de coceira e ardor quando você está com micose vaginal. No entanto, gostaríamos de frisar que a micose não é sexualmente transmissível. Você pode fazer sexo mesmo com micose e pode ter relação enquanto faz o tratamento. Normalmente, o incômodo do homem não requer tratamento próprio. Basta você se livrar da micose para ele também ficar bem.

Já que a micose vaginal é tão comum, bons medicamentos estão disponíveis nas farmácias sem prescrição médica. Há diversos tipos e todos têm efeito igualmente bom. O tratamento consiste em creme e supositórios vaginais, ou comprimidos orais fungicidas. Se você usar o supositório, deve inseri-lo na hora de dormir para que possa agir durante a noite. Caso contrário, ele tende a se dissolver e escoar rapidamente. Se optar pelo creme, você passa uma camada fina sobre os pequenos lábios, em toda a extensão desde o clitóris até o ânus. Pode ser interessante evitar os supositórios enquanto está menstruada, não porque é perigoso, mas porque o fluxo menstrual é capaz de forçar a saída do remédio da vagina.

O fato de que existe tratamento sem prescrição médica facilita o autodiagnóstico e a automedicação para quem apresenta sintomas que lembram a micose. O problema é que *nem toda coceira é micose*! As chances são de 50%,[60] mas várias afecções ginecológicas se parecem. Por isso, recomendamos fortemente que as mulheres que apresentarem novos sintomas procurem o médico. Coceira e secreção alterada são sintomas vagos que podem ser causados por qualquer coisa, por exemplo, infecções sexualmente transmissíveis como a clamídia e a gonorreia, e vale a pena detectar esse tipo de coisa o mais cedo possível. Também é comum ter eczema e irritação na região genital como reação a resíduos de sabão na calcinha ou ao uso de sabonete e lenços íntimos perfumados.

Acontece que as mulheres não são boas em distinguir a micose de outras afecções ginecológicas, mesmo que já tenham passado por isso.

O autodiagnóstico da candidíase só é correto uma em cada três vezes.[61] Se, em todos esses casos, a pessoa optar pelo tratamento sem prescrição em vez de uma consulta médica, haverá muito tratamento equivocado e sem sentido que não ajuda a eliminar a queixa. O uso desnecessário de antimicóticos também pode retardar a detecção do problema real e causar afecções adicionais. De fato, o uso excessivo de antimicóticos pode provocar a irritação das mucosas, algo que lembra uma infecção fúngica. Em outras palavras, não é má ideia fazer uma visita ao médico para ter certeza de que realmente é micose, pelo menos da primeira vez que apresentar os sintomas ou se ressurgirem com frequência.

Depois de você ter sido diagnosticada com micose vaginal, é importante seguir o tratamento de acordo com a recomendação médica ou a orientação da farmácia. Mesmo que os sintomas desapareçam, você sempre precisa concluir o tratamento. Continue com o creme no mínimo dois dias depois que os sintomas desaparecerem, senão a micose facilmente volta. Se você interromper o tratamento antimicótico antes do tempo, há risco de ainda restar pequenas quantidades de fungos, então a infecção pode eclodir outra vez assim que você parar.

Infecções fúngicas são comuns. Sabemos que três em cada quatro mulheres desenvolvem micose vaginal no decorrer da vida, mas qual é a causa? Na verdade, não é fácil identificar. Estamos cientes de diversos fatores que predispõem a infecções fúngicas. Sabemos que muitas mulheres ficam com micose vaginal após o uso de antibióticos ou exagerando na lavagem da área genital. Afinal, sabão e antibióticos contribuem para a eliminação da flora normal que mantém o aparelho genital saudável. Também sabemos que está relacionado ao estrogênio. Antes da puberdade e depois da menopausa, as mulheres raramente têm problemas com micose vaginal, já que seu aparelho genital não é tão influenciado pelos hormônios sexuais, enquanto as gestantes podem ter incômodos frequentes. É conhecido que a micose muitas vezes aparece em determinados momentos do ciclo menstrual. De modo geral, a infecção fúngica ocorre antes da menstruação, ao contrário da vaginose bacteriana, à qual logo voltaremos.

As diabéticas estão especialmente expostas, sobretudo as com baixo controle do nível glicêmico. Também se vê que meninas têm micose com maior frequência quando começam a fazer sexo, e que as que transam várias vezes por mês estão um pouco mais propensas a isso.

Algumas mulheres têm problemas persistentes com micoses vaginais. Isso pode ser muito debilitador. De 3% a 5% das mulheres têm mais de quatro infecções fúngicas por ano.[62] Se você sofrer muito com isso, é importante conversar com seu médico, já que pode haver necessidade de uma avaliação completa e de um tratamento antimicótico mais potente.

Infelizmente, ainda não se descobriu um método eficiente para a prevenção da micose vaginal. No entanto, dicas de remédios caseiros abundam, tanto na internet quanto nos consultórios médicos. Um conselho comum envolve fornecer os lactobacilos à vagina, ou em forma de cápsulas ou ingerindo produtos ricos neles. Entretanto, os efeitos não foram provados, então talvez seja um desperdício de dinheiro, a não ser que você goste muito de Yakult e afins.[63]

De resto, o conselho geral é minimizar a umidade e o calor nas partes íntimas, impedindo a criação de um ambiente propício à proliferação de fungos. Isso implica que calcinhas de tecido sintético e calças apertadas devem ser evitadas, e que os protetores diários só devem ser usados quando for estritamente necessário. Use calcinhas de algodão, pois respiram melhor, e durma pelada para dar uma boa arejada. Nada disso tem efeito científico comprovado, mas pode valer a pena tentar se as micoses te incomodarem muito. Afinal, é de graça e não tem efeitos colaterais.

VAGINOSE BACTERIANA

Agora estamos passando à outra afecção ginecológica que também é supercomum, a vaginose bacteriana (VB). Ela leva a genitália feminina a cheirar como peixe, o que é muito desagradável.

A vaginose bacteriana se deve a um desequilíbrio na flora vaginal normal: diminui a quantidade de lactobacilos protetores e há uma proliferação de outros tipos de bactérias. Os lactobacilos preservam a acidez da vagina, o que é uma coisa boa. Quando você tem vaginose bacteriana, a vagina fica menos ácida, ou seja, mais alcalina. Por isso, em caso de incômodos na região genital, o pH é uma das coisas que o médico pode medir para o diagnóstico.

Não é só um tipo específico de bactéria que causa a vb: trata-se de um verdadeiro coquetel. Algumas das bactérias vivem normalmente na vagina ou em outros lugares do corpo como parte da flora normal. O problema é quando migram ou ficam numerosas demais.

Segundo a maioria dos especialistas, apenas as mulheres que já tiveram relação sexual podem ter vb, e o risco de contrair a infecção aumenta com o número de parceiros sexuais e diminui com o uso da camisinha. Isso se aplica tanto a mulheres que fazem sexo com mulheres quanto às que fazem com homens. Quantos mais parceiros, mais vb.[64] Portanto, pode-se imaginar que algumas das bactérias provêm do parceiro sexual, mas isso não significa que a vb é considerada uma infecção sexualmente transmissível. Lembre-se de que diversas bactérias são responsáveis por ela. Não se trata de uma única bactéria contagiosa e nociva, assim como é o caso da clamídia. É como se você misturasse sua flora normal com a de várias pessoas cuja composição bacteriana é um pouco diferente. Muitos cozinheiros estragam a sopa — nesse caso, o equilíbrio da flora.

As mulheres que não têm vários parceiros sexuais também podem ficar com vb, mas é preciso pelo menos uma relação sexual. A vaginose bacteriana é considerada inofensiva, por isso não há motivo para proteger o parceiro fixo contra a infecção ou se abster de sexo durante o tratamento. No entanto, se você tiver mais de um parceiro, sempre vale a pena usar camisinha, por causa do risco de contágio por infecções sexualmente transmissíveis.

Além do cheiro característico, as mulheres com vb têm mais secreção. Muitas relatam um corrimento acinzentado, bastante ralo, e a necessidade de trocar a calcinha várias vezes por dia. O fedor é capaz de ficar tão forte que pode ser sentido pelos outros.

Para muitas mulheres, o cheiro se manifesta esporadicamente ou piora depois de sexo vaginal ou durante e depois da menstruação. Será que isso significa que o fluxo menstrual e o sexo podem causar vb? Não, mas a menstruação e o sêmen podem agravar os sintomas se você já estiver infectada.

O cheiro fica mais forte quanto mais alcalino for o meio genital. Isso significa que ele piora à medida que a quantidade de lactobacilos diminui ou a vagina recebe algo alcalino. Tanto o sangue quanto o sêmen são mais alcalinos que o ambiente da vagina, por isso intensificam o cheiro de peixe. Se isso acontecer depois da menstruação ou do sexo, pode ser uma indicação de que está com vb sem sintomas fortes, exacerbados quando o meio se torna menos ácido.

Assim como acontece com a micose, não é certo que você reconheça a vb pelos sintomas. Com frequência, mulheres com vb também apresentam coceira e outros sintomas que lembram os da micose. O corrimento é um sintoma comum de diversas infecções sexualmente transmissíveis, e lembre-se que sempre é possível ter várias coisas ao mesmo tempo! É difícil distinguir entre as afecções ginecológicas. A moral da história é que você deve procurar atendimento médico caso tenha alterações na região genital. Se tem alteração na secreção, coceira ou ardor, consulte o médico.

A vaginose bacteriana não significa que a região genital está suja, embora muitas pensem assim ao sentir o cheiro ruim. Se tentar se livrar do problema com lavagens, vai piorar a situação, pois estará tirando as bactérias boas que mantêm a acidez da vagina. É possível que a vb passe sozinha, mas é melhor receber tratamento médico. Já que ela é causada por bactérias, antibióticos devem ser usados. Também há comercialização de cápsulas vaginais com lactobacilos destinados a melhorar o ambiente. Infelizmente, a pesquisa não mostra nenhum efeito nesse tipo de tratamento.

QUANDO DÓI PARA FAZER XIXI

A infecção urinária é algo extremamente dolorido, e, como mulher, você está especialmente suscetível a ela. A culpa é da nossa uretra curta e do ânus muito próximo dela. As bactérias da bunda funcionam melhor se ficam em seu devido lugar, mas é difícil segurá-las. Elas entram com facilidade na abertura da uretra e sobem até se instalarem nas mucosas da uretra e da bexiga, onde causam a infecção.

Você a percebe na forma de dor ao fazer xixi. Arde, queima e pode parecer que o que sai é arame farpado. É sobretudo o fim do jato que dói, quando a bexiga se esvazia totalmente e as paredes se apertam. Além disso, você sente vontade de fazer xixi com frequência, mas só sai um pouco por vez. A urina tem um cheiro estranho ou contém um pouco de sangue.

A grande maioria das infecções urinárias entre jovens — 95% — são o que chamamos de *simples*.[65] Isso significa que a infecção é considerada menos grave e requer no máximo um tratamento básico. Antigamente, todas as infecções urinárias eram tratadas com antibióticos, porque se achava que a infecção subiria até os rins e causaria pielonefrite, mas ficou evidente que isso é desnecessário. A maioria das infecções urinárias passa sozinha, sem antibióticos, se você aguardar alguns dias e usar analgésicos de acordo com a necessidade.

Evidentemente, é preciso estar atenta a pioras. Se ficar com febre e dores mais fortes, sobretudo na região lombar, você deve procurar atendimento médico o mais rápido possível, de preferência no pronto-socorro. É possível que seja uma indicação de que as bactérias levaram a uma pielonefrite, o que, na pior das hipóteses, pode comprometer os rins.

Se estiver grávida, a infecção urinária deve ser levada a sério. Ela é automaticamente considerada complicada e o tratamento com antibióticos se faz necessário. Infecções urinárias frequentes também são consideradas uma complicação. Nesse caso, será preciso fazer exames mais aprofundados para descobrir o tipo de bactéria de que se trata, e às vezes o médico verifica se você tem alguma condição subjacente que aumenta sua suscetibilidade à infecção. Dito isso, algumas mulheres ficam com repetidas infecções urinárias sem sabermos direito por quê. Suspeita-se que tenham uma imunidade um pouco diferente nas mucosas do trato urinário, de modo que as bactérias se instalam com maior facilidade.

Várias mulheres buscam desesperadamente métodos para evitar a infecção urinária. O cranberry é um remédio caseiro usado há séculos. Essas frutinhas contêm uma substância que supostamente impede as bactérias de se fixar nas mucosas da bexiga. No entanto, um grande estudo de revisão do reconhecido Instituto Cochrane sugere que elas não têm efeito preventivo.[66] Mas, outra vez: se você gostar de cranberry, não custa tentar. O suco não tem efeitos colaterais. Outras dicas são beber bastante água para limpar o trato urinário, esvaziar a bexiga assim que sentir vontade de fazer xixi e, obviamente, sempre se limpar de frente para trás depois de fazer cocô.

O sexo aumenta a chance de contrair uma infecção urinária. Durante a relação, geralmente há muita umidade na área genital, facilitando a migração das bactérias, ao mesmo tempo que o atrito e o impacto do contato entre as genitálias podem empurrar as bactérias para o buraco errado. Sabemos que o risco de infecção urinária para uma mulher abaixo de trinta anos é sessenta vezes maior durante os primeiros dois dias depois de uma relação sexual.[67]

Você deve ter escutado a dica de fazer xixi depois da relação, para reduzir o risco de ardor. É um excelente conselho. Com isso, você elimina possíveis bactérias intestinais que entraram na uretra, livrando-se delas antes de conseguirem invadir a mucosa e criar problemas.

Uma infecção urinária comum não é uma IST, mesmo que envolva sexo — consiste apenas em bactérias anais normais no lugar errado. Contudo, a clamídia, a gonorreia e o micoplasma também são causas comuns de ardor ao urinar. Por isso, é preciso estar atenta. No entanto, as bactérias se comportam de maneiras um pouco distintas. As sexualmente transmissíveis gostam da uretra, mas não da bexiga, ao contrário das anais. No caso de uma IST, você não sente a dor típica no fim do jato. Também é menos comum ter tanta vontade de fazer xixi. Mesmo assim, é fácil não perceber a diferença. Uma infecção urinária pode parecer clamídia, e vice-versa. Com muito azar, é possível ter as duas coisas ao mesmo tempo.

TORNEIRINHA VAZANDO:
TUDO SOBRE INCONTINÊNCIA URINÁRIA

Não é nada legal comprar pacotes de fralda para adultos na farmácia quando você tem dezenove anos e nunca teve filhos, mas não são apenas as mulheres de idade e as que pariram que sofrem de incontinência: trata-se de um problema comum.

A idade e o número de partos, bem como um IMC elevado, são os principais fatores de risco para incontinência urinária, algo que significa que, com o passar dos anos, um número cada vez maior terá essa queixa. Esse deve ser o motivo por que muitas acham que é incomum ter incontinência ainda jovem e sem filhos, mas todas as mulheres podem ser afetadas.

É difícil determinar quantas de fato sofrem de incontinência urinária. Os números dos vários estudos divergem, e acredita-se que menos da metade das mulheres com incontinência procura um médico, algo que pode indicar um grande número de casos não registrados.[68] Um estudo com mulheres norueguesas relatou que 30% sofriam de incontinência urinária,[69] enquanto um estudo com mulheres três meses após o parto registrou que 20% a 30% eram afetadas.[70] Vários estudos estrangeiros relataram qualquer coisa entre 10% e 60%, dependendo da gravidade da incontinência em questão.[71]

Sobre as mulheres mais jovens sem filhos, sabemos ainda menos, e os números existentes variam muito. Um estudo australiano que analisou mulheres nulíparas entre dezesseis e trinta anos descobriu que 12,6% tinham incontinência urinária.[72] Um estudo sueco apresentou resultados bem diferentes: por volta de 3% das mulheres entre vinte e 29 anos tinham incontinência urinária.[73]

Não importando qual dos estudos referidos está mais próximo da verdade, pode-se dizer com segurança que a incontinência urinária não é incomum entre jovens sem filhos.

Há diversas maneiras de ser incontinente. Distinguimos entre a chamada incontinência de esforço, a incontinência de urgência e um tipo misto.

A incontinência de esforço é a mais comum, e por volta de 30% das que sofrem de perda involuntária de urina a têm.[74] Significa que urina vaza quando algo faz a pressão do abdômen aumentar, por exemplo, se você tossir, espirrar, rir, pular, correr ou coisa parecida. Comparada à incontinência de urgência, trata-se de pequenos vazamentos, mas a gravidade varia muito. Pode haver diferenças na frequência e na quantidade dos vazamentos.

A incontinência de urgência tem a ver com a *vontade de fazer xixi*. As mulheres que sofrem disso sentem uma vontade forte e súbita de urinar, seguida de uma perda considerável de urina. De 10% a 15% das mulheres incontinentes apresentam apenas a incontinência de urgência.[75] Elas muitas vezes têm uma bexiga hiperativa, ou seja, com frequência sentem uma forte vontade de fazer xixi sem necessariamente ter um vazamento. Mulheres com bexiga hiperativa normalmente fazem xixi mais vezes que outras mulheres e precisam levantar durante a noite para isso.[76]

Entre 35% e 50% das mulheres com incontinência têm um tipo misto, ou seja, tanto incontinência de esforço como de urgência. Em outras palavras, a forma como ocorre a perda de urina pode variar. Algumas vezes o xixi vaza ao pular ou espirrar, outras vezes você fica muito apertada e urina mais.

A incontinência pode ser causada por uma série de coisas. Se você bebe mais água do que precisa, talvez seja uma boa ideia diminuir a quantidade. Muitas acham que beber água é sempre saudável, mas ninguém precisa de mais de dois litros por dia, a não ser que faça muito exercício ou esteja num lugar muito quente. E parte dessa água é ingerida através da comida, então não há necessidade de beber mais que 1,5 a dois litros por dia. Também pode ser interessante reduzir a ingestão de bebidas diuréticas como café e chá.

Às vezes, a incontinência urinária é um sintoma de outras doenças. Algumas mulheres apresentam incontinência quando estão com infecção urinária, ou doenças neurológicas. Por isso, é uma boa ideia discutir a incontinência urinária com seu médico caso você não consiga ver algum motivo claro por que surgiu, como a urina começar a escapar depois de um parto ou se de repente você passou a tomar cinco litros de água por dia. O médico pode orientá-la e ajudá-la a encontrar uma solução.

O fato de você ser incontinente não precisa significar que está condenada a usar roupa escura para tentar esconder os vazamentos ou que nunca poderá correr ou rir. Felizmente, você pode fazer algo com isso. Muitas que sofrem de incontinência de esforço têm esse problema porque a musculatura do assoalho pélvico está fraca demais, como depois de ter passado por um parto. Você usa os músculos pélvicos, entre outros, para interromper o fluxo do xixi ou apertar a vagina. Se eles estiverem bem treinados, pode ser mais fácil evitar vazamentos involuntários quando a pressão do abdômen aumenta. Há diversas maneiras de exercitar essa musculatura, mas em grande parte trata-se de contrair os músculos do aparelho genital a intervalos, da mesma forma que você exercita outros músculos na academia. Muitas recebem ajuda do médico ou fisioterapeuta. Existem programas de exercícios específicos que você pode usar, incluindo aplicativos feitos especialmente para a exercitação da musculatura pélvica. Você também pode experimentar bolas vaginais e ferramentas semelhantes. O propósito é usar a musculatura do assoalho pélvico para segurar as bolas por tanto tempo quanto aguentar. Independentemente da maneira como faz os exercícios, a musculatura deve ficar mais forte e você deve ter menos vazamentos com o tempo.

Exercitar o assoalho pélvico também pode ter certo efeito para aquelas que sofrem primeiramente de incontinência de urgência, mas ainda mais importante é o que chamamos de treino da bexiga. Nesse caso, o problema não está nos músculos pélvicos: é o músculo da bexiga que se contrai na hora errada, fora de controle. Essa é a razão por que as pessoas com incontinência de urgência tendem a urinar quantidades muito grandes. O treino da bexiga está focado em aprender a fazer xixi a intervalos maiores. A ideia é urinar de acordo com um cronograma, e não conforme a vontade. Você pode começar fazendo xixi a cada hora, por exemplo. Se uma vontade súbita surgir entre os horários preestabelecidos, não é para você ir ao banheiro, mas segurar. Gradativamente, você vai aumentando o intervalo entre cada ida, para duas horas, três, quatro, e assim por diante. Ao longo do tempo, isso deve ajudar a controlar a incontinência de urgência.

Em certos casos, é possível recorrer a medicamentos ou cirurgias a fim de tratar a incontinência urinária. Para algumas mulheres, intervenções cirúrgicas bem simples que são realizadas de forma ambulatorial podem fazer muita diferença; para outras, o treino sozinha dá conta do recado. O melhor para você é uma questão do que deseja e de qual é a gravidade da incontinência.

HEMORROIDAS E FISSURAS

Se você der uma olhada no ânus, rapidamente notará que é enrugado. Isso porque os esfíncteres fecham um buraco que precisa ser capaz de se alargar bastante, e o diâmetro adicional fica escondido como em uma saia plissada. Via de regra, as dobras estão uniformemente distribuídas em volta do buraco, tornando a superfície relativamente regular. Portanto, o susto pode ser grande quando você de repente descobre algo novo e estranho pendurado para fora do ânus. Você sente que o penduricalho recém-criado clama por atenção, embora muitas mulheres tentem esquecer sua existência. A probabilidade é grande de que se trate de uma *fissura* ou uma *hemorroida*, e ambas são incômodos inofensivos.

As hemorroidas são um problema surpreendentemente comum tanto para as mulheres quanto para os homens. De fato, cerca de um terço dos adultos tem hemorroidas,[77] embora esse não seja um assunto discutido em torno da mesa do jantar. É possível apresentar hemorroidas dentro do reto e fora, em torno do ânus, mas vamos nos concentrar nas externas. Uma hemorroida é sempre igual.

Trata-se de uma variz na bunda que se manifesta como uma protuberância arroxeada que lembra um balão. Diferentemente das fissuras, quase sempre é possível empurrá-la para dentro, mas ela torna a sair da próxima vez que você defecar ou quando agachar. Muitas vezes a hemorroida coça e fica sensível. Com frequência, o único incômodo é que sai sangue no papel quando você se limpa. Isso simplesmente se deve ao fato de que uma hemorroida é um vaso sanguíneo avariado. Normalmente, o tecido conjuntivo e a mucosa seguram as veias em torno do ânus no lugar, assim não vemos que estão ali. Com a idade, essas estruturas de apoio se afrouxam. Então a pressão aumentada na pelve, por exemplo, com o esforço para evacuar, o levantamento de peso, a gravidez e o parto, pode forçar uma pequena parte de um vaso sanguíneo a sair de sua posição, como uma dobra de mangueira. Essa protuberância facilmente pode ficar sob pressão, o que faz o sangue se acumular e formar um pequeno balão. É ele que chamamos de hemorroida.

As hemorroidas em torno do ânus não são perigosas, mas podem ser bastante incômodas. Pequenas inflamações tendem a surgir com facilidade em torno dela, então você pode ter formação de muco e sentir dor e coceira a tal ponto que só o ato de sentar, para não falar de defecar, torna-se desgastante. Além disso, é possível haver sangramentos, fracos ou relativamente abundantes.

Felizmente, tem coisas que ajudam. O mais importante a fazer é criar bons hábitos. Beba água suficiente para manter a consistência das fezes macia e só vá ao banheiro quando realmente sentir vontade, para não precisar fazer força. Também recomendamos deixar o jornal na cozinha ou na sala. Se você ficar muito tempo sentada na privada, a pressão em torno da hemorroida aumenta, e os incômodos podem se agravar. Muitas vezes, esses hábitos são a única coisa necessária para que as hemorroidas se retraiam por conta própria. Também é uma boa ideia empurrar a hemorroida de volta com o dedo quando ela desponta, para que reencontre seu lugar. Pode ser uma sensação um pouco estranha enfiar o dedo no ânus assim, mas, se for algum consolo, médicos fazem isso todo dia em completos desconhecidos.

É possível comprar diversos cremes para hemorroidas nas farmácias que costumam funcionar bem. Se não ajudar, existem muitos tratamentos bons que seu médico pode indicar, incluindo cirurgia. E como você já deve ter entendido, ele está acostumado com o assunto!

Se não for uma hemorroida que está saindo do ânus, provavelmente se trata de uma fissura. A fissura é basicamente uma dobra maior de pele que se manifesta depois do colapso de uma hemorroida. Ao irromper, a hemorroida pode fazer algumas das dobras de pele do anel do ânus se soltarem. Depois, quando a hemorroida se retrai, essas dobras se juntam formando uma dobra maior que tende a se projetar levemente da superfície. Uma ou duas fissuras raramente causam grandes desconfortos, embora algumas pessoas possam ter coceira e secreção passageiras se ela ficar irritada por fricção de calcinhas tipo fio dental ou evacuação frequente. Em certos casos, pode ficar mais difícil manter o ânus limpo.

No entanto, algumas acham as fissuras esteticamente desagradáveis. É possível remover a dobra de pele cirurgicamente, mas você sempre deve pensar bem antes de realizar uma intervenção cirúrgica, já que há risco de complicações. Além do mais, é bom estar ciente de que a remoção dói. Você terá uma ferida cirúrgica no meio do ânus, e as fezes infelizmente não levam muito tempo para vir, mesmo que você esteja recém-operada. Nosso conselho é relaxar e deixar as fissuras em paz, a não ser que causem muito incômodo.

CÂNCER DO COLO DO ÚTERO E COMO EVITÁ-LO

O colo do útero, ou a cerviz, é o portão entre o útero e a vagina. Você pode senti-lo bem no fundo da vagina, como uma ponta com um furo minúsculo no meio. Esse é o túnel estreito pelo qual os espermatozoides entram no útero e a menstruação sai. Se você for dar à luz, o colo do útero pode se expandir para dar passagem a um bebê inteiro. Também se pode ter câncer nessa região.

O câncer do colo do útero é único. Já no século XIX descobriram isso. Ele era muito mais comum entre prostitutas do que entre mulheres casadas, e as freiras eram praticamente poupadas da doença. Será que se tratava de um castigo divino para as mulheres promíscuas?

Hoje sabemos que Deus e punição têm pouco a ver com a questão. O câncer do colo do útero é simplesmente causado por uma doença sexualmente transmissível! Já mencionamos o vírus que a causa quando falamos de infecções sexualmente transmissíveis: o papilomavírus humano (HPV).

Trata-se de uma grande família de vírus, vários dos quais provocam verrugas nos seres humanos. A maioria é totalmente inofensiva — uma das variantes, por exemplo, são as verrugas normais de pele. Alguns tipos de HPV têm uma predileção pela área genital. Eles são transmitidos por contato sexual, e no decorrer da vida a grande maioria de nós que somos sexualmente ativas é infectada por um ou mais tipos. Mais de 80% contrai o vírus até completar cinquenta anos. Portanto, o HPV é considerado a infecção sexualmente transmissível mais comum, e em determinado momento quase metade de todos entre vinte e 24 anos de idade está infectado.[78]

Normalmente, não há motivo de preocupação. Ao contrário da infecção por herpes, o organismo de modo geral consegue se livrar do vírus sozinho, como acontece com um resfriado. Sabemos disso porque as mulheres que são testadas para HPV ao longo de um tempo maior muitas vezes apresentam tipos de vírus diferentes. Isso sugere que as infecções são de curta duração e que elas são reinfectadas quando trocam de parceiro.

No entanto, certos tipos de HPV se distinguem dos outros no sentido de que podem causar uma infecção prolongada no colo do útero. Esses tipos são chamados de vírus de alto risco, e os mais comuns são o HPV-16 e o HPV-18. Com o passar do tempo, se você tiver azar, uma infecção desse tipo pode se transformar num câncer. O HPV-16 é o responsável por mais da metade dos casos de câncer no colo do útero e também podem provocar o câncer de boca e garganta, além de vagina, vulva e ânus. Entretanto, é preciso mais do que uma infecção. É muito comum estar infectada com o HPV-16, mas pouquíssimas pessoas desenvolvem câncer em decorrência. Isso significa que outros fatores são decisivos, por exemplo, vulnerabilidades individuais específicas ou outros fatores ambientais, como tabagismo. Ainda não sabemos ao certo quais são esses outros fatores.

Ou seja, quase todas as mulheres que desenvolvem câncer no colo do útero têm o vírus do HPV, mas muito poucas infectadas desenvolvem o câncer.

A LONGA JORNADA DO SEXO AO CÂNCER

Felizmente, não se desenvolve câncer da noite para o dia. Primeiro, o vírus vai causar alterações celulares, na linguagem médica conhecidas por *displasia*, no colo do útero. Trata-se de células com pequenas falhas e defeitos, que as fazem ter um comportamento que foge um pouco do normal. No início, elas são apenas ligeiramente diferentes, mas, se o sistema imunológico as deixar em paz, começam a se distinguir das outras para valer. Com o tempo, podem se alterar cada vez mais, até ficarem irreconhecíveis e começarem a crescer em lugares onde não deveriam estar. É só então que se tornam células cancerosas.

Na maioria dos casos, demora no mínimo de dez a quinze anos das primeiras alterações celulares até o desenvolvimento completo de um câncer do colo do útero. Nesse meio-tempo, supõe-se que as células passam por vários estágios de alteração. Em cada estágio, elas podem mudar de opinião ou ser mortas pelo sistema imunológico.

Enfim, são tais alterações celulares os *potenciais* precursores do câncer que desejamos detectar o mais cedo possível. Por meio de rastreamento e exames papanicolau regulares, tais alterações podem ser identificadas a tempo e ser eliminadas antes de representar algum perigo. Dessa forma, o câncer do colo do útero pode ser prevenido de forma eficaz.

Até a fase tardia da doença, as alterações celulares e o câncer do colo do útero raramente provocam sintomas ou sinais de que você está doente. Por isso, exames regulares são muito importantes. Os sintomas desse câncer podem incluir distúrbios menstruais, tais como sangramentos intermenstruais ou associados à relação sexual. Algumas mulheres têm dores na região genital ou no baixo-ventre, que se manifestam durante a relação sexual ou no dia a dia. Para outras, a secreção pode se tornar fétida e apresentar manchas de sangue.

Em outras palavras, os sinais associados ao câncer do colo do útero são muito pouco específicos: fazem parte de uma série de afecções ginecológicas comuns e menos graves. Se você apresentar qualquer um desses sintomas, deve procurar um médico e fazer exames, ainda que provavelmente se trate de uma infecção sexualmente transmissível, efeitos colaterais de contraceptivos ou dor associada à relação sexual. De qualquer maneira, é importante investigar.

PAPANICOLAU

Mulheres que fazem papanicolau regularmente reduzem em 70% o risco de desenvolver câncer do colo do útero no decorrer da vida. Para isso, é preciso marcar uma consulta com seu ginecologista. Você não deve fazer o papanicolau se estiver menstruando, e é preferível evitar a relação vaginal nos últimos dois dias antes do exame. O exame ginecológico demora alguns minutos. O médico abre a vagina com uma espécie de funil chamado espéculo, confere o colo do útero e coleta uma amostra esfregando com uma escovinha de leve. Isso faz algumas células do colo do útero se soltarem, e então elas podem ser examinadas sob um microscópio no laboratório. Se mostrarem alterações, seu médico vai informar o que deve fazer.

ALTERAÇÕES CELULARES NÃO SIGNIFICAM QUE VOCÊ TEM CÂNCER

Ao ser informadas sobre a detecção de alterações celulares, muitas mulheres ficam com medo de que estejam com câncer e que vão morrer. Por isso, gostaríamos de frisar que é muito comum entre jovens mulheres sexualmente ativas apresentar ligeiras alterações celulares no colo do útero. Qualquer infecção por HPV, incluindo as com vírus de baixo risco, poderá provocar alterações.

Na grande maioria, as alterações celulares no colo do útero desaparecerão por si só, sem qualquer tipo de tratamento. Assim como no caso de outros vírus, eles costumam passar, pois o sistema imunológico do organismo tem uma capacidade fantástica de cuidar das coisas por conta própria! Seu médico sabe disso, e isso explica por que ele talvez não pareça especialmente preocupado, enquanto tudo em que você consegue pensar é CÂNCER.

Para tranquilizá-la ainda mais: todo ano, 25 mil mulheres norueguesas são diagnosticadas com células anormais por meio do papanicolau, e, entre elas, apenas 3 mil acabam precisando de tratamento por precursores graves de câncer. Um número ainda menor, de aproximadamente trezentas, desenvolve câncer do colo do útero mais tarde.

Mas voltando: o que aconteceu desde que você fez o exame papanicolau? As células tiradas de seu colo do útero foram encaminhadas para um laboratório. Ali, um médico as coloriu e observou sob um microscópio, procurando células que pareciam anormais. Dependendo da estranheza da aparência das células e de quantas forem, elas são classificadas em alterações celulares leves, moderadas ou de alto grau.

Até as alterações celulares graves podem desaparecer sozinhas, mas é importante que todas sejam monitoradas.

Além de observar as células, o laboratório pode examinar a amostra com um teste de HPV. A classificação das alterações celulares e o resultado desse teste são decisivos para o que acontece a seguir:

A) *O PAPANICOLAU MOSTRA ALTERAÇÕES CELULARES INCERTAS OU DE BAIXO GRAU*

É suficiente fazer um exame de controle depois de seis meses a um ano. A essa altura, as células normais em geral já se consertaram sozinhas depois do ataque do vírus ou foram mortas por seu sistema imunológico. Se as alterações celulares já recuaram e o teste de HPV for negativo, você está exatamente tão saudável como antes. Se você ainda tiver alterações celulares no exame de controle e o teste de HPV der positivo, você fará exames mais aprofundados, conforme descrito abaixo.

B) *O PAPANICOLAU MOSTRA ALTERAÇÕES CELULARES GRAVES OU DE ALTO GRAU*

O ginecologista vai observar o colo do útero com um binóculo especial. Essa é a *colposcopia*, feita para procurar alterações na mucosa. Em seguida, uma amostra do tecido do colo do útero será retirada e encaminhada a um especialista — um patologista — para exame sob microscópio. No caso do papanicolau, só se remove algumas células da superfície da mucosa, mas no caso da biópsia retira-se um fragmento do tecido para examinar se há células anormais na mucosa. Assim, toda a estrutura da mucosa é examinada.

Em geral, você terá uma anestesia local no colo do útero, mas deve doer depois da biópsia. Por isso, pode ser interessante tomar um analgésico de ibuprofeno antes do exame. Além disso, é comum sangrar um pouco depois, por isso a maioria precisa usar absorvente externo durante o resto do dia.

Quando o patologista examina a biópsia ao microscópio, as alterações serão divididas em categorias, desde alterações leves a moderadas e até graves. Nenhuma delas é câncer, somente quando as células doentes atravessarem a mucosa por completo.

Se a colposcopia e a biópsia forem completamente normais ou apresentarem pequenas alterações, você pode relaxar. No entanto, você vai ter que fazer outro papanicolau e teste de HPV dentro de seis a doze meses para verificar se está tudo bem. Em nove em cada dez casos, as alterações desaparecem ou se mantêm estáveis sem qualquer tipo de deterioração.[79]*

Se algum exame confirmar que se trata de precursores moderados a graves de câncer, você geralmente fará uma pequena cirurgia no hospital para remover a parte externa do colo do útero. Esse procedimento se chama *conização*.

Normalmente, a conização ocorre sob anestesia local, mas às vezes é dada uma anestesia geral leve. Trata-se de um procedimento simples, no entanto, não é feito sem necessidade, pois já se viu que as mulheres conizadas têm um risco ligeiramente aumentado de parto prematuro e aborto espontâneo durante gestações posteriores.

A grande maioria que passou por uma conização, cerca de 90%, será totalmente curada. Por precaução, você faz um novo papanicolau e um teste de HPV seis meses após a cirurgia e de doze a dezoito meses mais tarde, para verificar se está tudo bem.

Se as alterações celulares desaparecerem por si só ou forem removidas por conização, você não precisa se preocupar com o câncer do colo do útero. Mesmo assim, é importante lembrar que você pode ser infectada por HPV de novo, por isso é uma boa ideia tomar a vacina (vamos voltar a ela). Você também precisa continuar a fazer o papanicolau pelo resto da vida. Mas, fora isso, seu foco deve estar em baixar o nível de preocupação.

---

* Cerca de 60% das alterações leves se revertem espontaneamente, enquanto 30% se mantêm estáveis. Somente 10% vão continuar a se desenvolver em alterações celulares graves e 1% vai se transformar em câncer ao longo da vida.

UMA VACINA CONTRA O CÂNCER

Falamos muito sobre como lidar com as infecções do HPV e as alterações celulares, mas imagine se pudéssemos impedir a transmissão do vírus cancerígeno logo de cara! De fato, isso é possível, embora poucos anos atrás fosse considerado ficção científica. É um milagre da medicina.

Como já explicamos, há mais de cem tipos do papilomavírus humano, e apenas alguns deles são cancerígenos. Existem duas vacinas contra o HPV, mais especificamente a Gardasil e a Cervarix, que protegem contra suas variantes mais perigosas, o HPV-16 e o HPV-18. Juntos, esses vírus de alto risco são a causa de 70% de todos os casos de câncer do colo do útero. Tomando a vacina contra eles, você está quase totalmente protegida contra a infecção e, consequentemente, contra alterações celulares e o câncer do colo do útero causados por eles. Recentemente, foi aprovada uma nova vacina do HPV que protege contra nove tipos diferentes do vírus. Ela é capaz de prevenir 90% dos cânceres de colo de útero.

A Gardasil protege também contra o HPV-6 e o HPV-11, que provocam verrugas genitais. É importante entender que não há qualquer ligação entre as verrugas genitais e o câncer ginecológico, mas de qualquer forma é bom evitá-las.

Uma vacina não é um remédio, mas impede que o vírus, em caso de uma infecção futura, consiga se instalar no organismo e deixá-la doente. Ela estimula o sistema imunológico a reconhecer o vírus e a criar um plano de combate rápido e efetivo se aparecer. Caso você já tenha uma infecção existente por HPV-16 ou HPV-18, a vacina não eliminará o vírus do seu corpo. Essa é a razão por que se dá a vacina a meninas bem novas: queremos protegê-las antes de sua iniciação sexual e uma possível infecção pelos vírus.

A vacina é aprovada para meninas e meninos entre nove e 26 anos de idade, e sua eficácia foi provada até os 45 anos.* Há dois motivos

---

* No Brasil, a vacina contra o HPV faz parte do Programa Nacional de Imunizações desde 2014, e é ministrada gratuitamente para meninas de nove a quinze anos e meninos de onze a quinze. (N. T.)

para isso. Em primeiro lugar, apenas um número pequeno é infectado tanto pelo HPV-16 quanto pelo HPV-18. Se você ainda não estiver infectada por um desses tipos, a vacina terá um efeito preventivo. Em segundo lugar, como já foi dito, a maioria das infecções por HPV passam sozinhas. Infelizmente, ficou claro que a imunização natural contra o HPV é fraca, o que quer dizer que, embora você possa ter sido infectada anteriormente por HPV, não estará protegida contra futuras infecções. A vacina ajuda a impedir esse tipo de reinfecção.

O efeito sobre verrugas genitais e o câncer associado ao HPV no pênis, no ânus e na garganta/boca é tão positivo para homens como para mulheres, por isso se recomenda a vacinação de ambos. Algumas de vocês talvez tenham percebido que houve um aumento no câncer de garganta e boca entre os homens, e questionem se isso se deve ao fato de sexo oral ter se tornado mais comum por parte deles, levando à infecção por HPV na boca. Uma vacina poderá impedir a infecção e o desenvolvimento do câncer também nesses casos. Sobretudo homossexuais serão beneficiados pela vacina, já que não estão protegidos indiretamente por meio da vacinação das meninas.

Se você tiver que cobrir o custo da vacina, será que ela vale a pena?

Para cada parceiro sexual que tiver, o risco de contágio por HPV é aproximadamente 10%. Mesmo que você já tenha sido infectada por um ou mais tipos, é bem possível que não tenha sido infectada pelo HPV-16 ou pelo HPV-18. Se tomar a vacina, você se protege contra futuras infecções por novos parceiros sexuais. Conforme mencionado, os estudos mostram que mulheres até 45 anos de idade são beneficiadas pela vacina. Você deve pesar o custo contra o que considera seu próprio risco de infecção. Em suma, isso quer dizer que o número de parceiros sexuais que você já teve é relevante. Quanto menos parceiros sexuais anteriores, maior o efeito provável da vacina. O número de parceiros sexuais que você terá no futuro também importa. Quanto maior o número, maior o risco potencial de infecção e o benefício da vacina. Além disso, as mulheres que recebem tratamento por alterações celulares terão risco mais baixo de recidivas caso tomem a vacina do HPV.

A VACINA É SEGURA E EFICAZ

Na Noruega hoje, uma em cada quatro meninas que teria a vacinação contra HPV gratuita não a toma.[80] Não sabemos por que isso acontece, mas o medo de reações adversas parece estar difundido. Também há vários pais que pensam que vai demorar muito para sua filha de doze anos ter relação sexual, por isso consideram a vacina do HPV desnecessária. Na Dinamarca, houve muita exposição na mídia de possíveis efeitos colaterais, e isso levou a uma redução drástica do percentual de meninas vacinadas.[81] Ultimamente, a mídia norueguesa também apresentou diversas matérias alarmistas sobre a vacina, para as quais não há fundamento.

Na Noruega, foram dadas quase 500 mil doses da vacina a 160 mil meninas. Foram relatados 645 casos de possíveis efeitos colaterais, dos quais 92% são caracterizados como leves. Trata-se simplesmente de incômodos passageiros como inchaço e sensibilidade em torno do local da injeção, febre, enjoo e diarreia.

Entre as poucas notificações de reações adversas graves recebidas desde 2009, 52 ao total, encontramos dez casos da síndrome da fadiga crônica/encefalomielite miálgica e cinco casos da síndrome da taquicardia postural ortostática (POTS), que eleva a frequência cardíaca quando a pessoa se levanta, além de implicar pressão arterial instável, cansaço e desmaios. A Agência Nacional de Medicamentos da Noruega informa que o número de casos não é mais alto do que se esperaria para essa faixa etária entre quem toma a vacina.[82]

No entanto, notificações de possíveis reações adversas graves são sempre levadas muito a sério. Depois de serem relatados muitos casos de POTS pós-vacinação na Dinamarca, a Agência Europeia de Medicamentos decidiu realizar uma avaliação de segurança. O resultado da investigação veio em novembro de 2015. Concluíram que não havia dados que indicassem uma causalidade entre a vacina do HPV, POTS e a síndrome complexa de dor regional (CRPS).[83] Ambas são raras, mas a incidência não é mais alta entre as meninas vacinadas do que no restante da população. Também não se encontrou uma ligação entre a vacina e a síndrome da fadiga crônica/encefalomielite miálgica.

Até agora, mais de 180 milhões de mulheres no mundo inteiro foram vacinadas contra o HPV sem que problemas sérios de segurança tenham sido detectados. No entanto, sempre haverá uma possibilidade de efeitos colaterais com o uso de medicamentos e vacinas, mas em grande parte eles se resumem a incômodos leves e temporários. O câncer ginecológico é tudo, menos isso.

ABORTO ESPONTÂNEO: DO FACEBOOK À REALIDADE

No verão de 2015, o fundador do Facebook Mark Zuckerberg postou uma mensagem um pouco fora do comum para seus 33 milhões de amigos no Facebook.[84] Com muita alegria, ele e a esposa, que é médica, anunciaram que estavam esperando uma menina e que estavam dispostos a tornar o mundo um lugar melhor por sua causa. Você talvez tenha ficado entediada ou apenas curtido sem pensar. Esse tipo de comunicação é corriqueiro no Facebook, um espaço que se tornou sinônimo de contar vantagem e parecer feliz.

Mas Zuckerberg não parou por aí. Ele optou por contar sobre o penoso caminho que levou à gravidez, e essa história sobre todas as coisas que normalmente não comentamos recebeu 1,6 milhão de curtidas. O casal passou por três abortos espontâneos durante os vários anos de tentativas. Quatro gestações resultaram em um bebê.

O aborto espontâneo é uma gravidez que termina involuntariamente antes da vigésima semana de gestação, ou porque o óvulo fecundado para de se desenvolver ou porque o feto morre dentro do útero. Em geral, você percebe que aborta por causa de dores e sangramentos genitais. Dito isso, não é incomum ter sangramentos durante a gravidez. Aproximadamente uma em cada quatro gestantes sangra no decorrer do primeiro trimestre, mas só um em cada dez casos é de aborto espontâneo.[85] De qualquer forma, se você sangrar durante a gravidez, deve procurar atendimento médico.

O aborto espontâneo é a complicação mais comum no início da gestação. Acontece em cerca de uma em cada cinco gestações *clínicas*, ou seja, aquelas de que a mulher está consciente.[86] Além disso, há os abortos espontâneos que ocorrem antes que você saiba que está grávida. Nesse caso, trata-se da gravidez *química*. Se ela for incluída na conta, supõe-se que apenas metade de todos os óvulos fecundados leva a gestações viáveis.[87] Em outras palavras, o aborto espontâneo é tão comum quanto uma gravidez bem-sucedida.

Hoje, os testes de gravidez são tão sensíveis que podem detectar uma gravidez supercedo, mas se você está sonhando com um resultado positivo, talvez essa não seja uma boa ideia. A grande maioria dos abortos espontâneos ocorre nas primeiras semanas pós-fecundação, antes da data prevista da menstruação. Como é bastante comum que a gravidez incipiente termine num aborto espontâneo, você pode se poupar de muitas decepções ao adiar o teste para depois da data que teria esperado menstruar. Se aguardar duas semanas a mais, até a sexta semana de gravidez, o risco de aborto espontâneo já caiu para 10% a 15%. A essa altura, um teste positivo significa que, com a maior probabilidade, você será mãe dali a oito meses. Depois de oito semanas, o risco diminui para 3%. Ao passar o marco de três meses, o risco se estabiliza num nível baixo, em torno de 0,6%.[88] A cada semana que se passa, a chance de que tudo vai dar certo aumenta.

O medo do aborto espontâneo é a razão por que as gestantes muitas vezes esperam três meses para anunciar a gravidez. A ideia é poupar a gestante no caso de algo dar errado. Se já é ruim perder um bebê desejado, imagine ainda ter que telefonar para os amigos e a família a fim de desmentir a notícia. Pode-se discutir se três meses é um limite sábio. Ele poderia ser estabelecido um mês antes, após oito semanas, se é que deveria haver um.

Infelizmente, o resultado do segredo é que muitos casais têm uma sensação de vergonha em relação ao aborto espontâneo. Não é incomum ouvir as pessoas dizerem "Era um pouco cedo para ficar espalhando a notícia", como se o ato de proferir as palavras por si só pudesse matar o feto na barriga. Isso é um absurdo total. Zuckerberg descreve o aborto espontâneo como uma experiência solitária: "A maioria das pessoas não fala sobre o assunto com medo de que seus problemas possam afastar os outros ou prejudicar sua imagem — como se vocês fossem defeituosos ou tivessem feito alguma coisa para causar aquilo. Por isso, acabam sofrendo sozinhos".

Ele não é o único a sentir isso. Num estudo publicado pela revista americana *Obstetrics & Gynecology*, quase metade das mulheres que passaram por um aborto espontâneo relatou que se sentiam culpadas ou achavam que tinham feito algo errado. Sentiam-se sozinhas e envergonhadas.[89] São depoimentos tristes, sobretudo porque a autorrecriminação se deve a mal-entendidos bastante difundidos em torno das causas do aborto espontâneo. No mesmo estudo ficou evidente que quase um quarto das mulheres acreditou que escolhas de estilo de vida, como o uso de cigarro, álcool e drogas, eram a causa *mais comum* do aborto espontâneo. Além disso, muitas achavam que pegar peso ou estresse poderiam levar a um aborto. Nos fóruns de mães na internet, o consumo de café e a banheira de hidromassagem eram mencionados como outras possíveis causas.

Na realidade, o aborto espontâneo raramente é resultado de erros da mãe (ou do pai). Sua causa mais comum são anomalias cromossômicas graves do feto, ou seja, falhas no código genético, que é definido na concepção. Esqueça bebedeiras, alimentação pouco saudável ou alguns cigarros em festas antes de saber que estava grávida.

A fusão do material genético da mãe e do pai para criar a receita de um ser humano único, que depois será seguida à risca, é incrivelmente complexa. É de esperar que vira e mexe aconteçam erros sem qualquer razão aparente. O aborto espontâneo é o mecanismo de controle do próprio corpo e sua maneira de garantir que teremos filhos saudáveis com uma boa perspectiva de vida. Pode ser horrível passar por isso, mas na verdade seu organismo quer o seu melhor.

Abortos espontâneos são considerados ocorrências totalmente normais. Só depois de dois ou três seguidos, deve-se cogitar uma investigação para ver se há algo com a mãe (ou o pai) que está causando isso. Para as poucas mulheres que sofrem de repetidos abortos espontâneos, a causa pode ser desde anomalias anatômicas e distúrbios hormonais até doenças autoimunes e hemofilias hereditárias. São afecções pelas quais raramente se pode responsabilizar alguém, mas é de esperar que possam ser tratadas.

Na maioria das vezes, é apenas má sorte que leva a um aborto espontâneo, mas sabemos que alguns fatores aumentam o risco. O mais importante é a idade da mãe. Um estudo dinamarquês observou que 25% de todas as gestações de mulheres na faixa entre 35 e 39 anos acabavam num aborto espontâneo, em comparação com 12% para aquelas entre 25 e 29 anos.[90] Aos quarenta anos, somente metade das gravidezes chega ao parto, entre outros fatores, porque a qualidade dos óvulos começa a ficar tão comprometida que falhas cromossômicas e genéticas ocorrem com maior frequência, inviabilizando o desenvolvimento do feto.

Todo mundo sabe que tabagismo não combina com gravidez. Você deve parar de fumar tão logo souber que está grávida. Mas o que dizer do período que se passa até descobrir isso? No maior estudo de revisão que já foi feito, verificou-se uma clara correlação entre o tabagismo e o aborto espontâneo.[91] Se cem não fumantes e cem fumantes engravidassem, no primeiro grupo, vinte não fumantes abortariam contra aproximadamente 26 fumantes.* Estima-se que cerca de um em cada dez abortos espontâneos se deve ao tabagismo,[92] mas parece que é preciso fumar bastante — mais que dez cigarros por dia — para que o risco suba de forma significativa.[93] Portanto, alguns cigarros em festas nas primeiras semanas de gravidez não devem causar a maior dor de consciência ou angústia do mundo.

Até certo ponto, o mesmo se aplica ao álcool. Ele é altamente prejudicial ao feto, mas não se sabe com exatidão a quantidade necessária para que danos ocorram. Não é fácil conferir quanto as gestantes podem beber antes que ele seja comprometido ou morra. Afinal, seria extremamente antiético pedir a um grupo de mulheres grávidas que bebessem durante a gestação para verificar que quantidade causaria um aborto espontâneo ou defeitos no feto. Já que não sabemos o limite, as autoridades de saúde norueguesas recomendam abstinência total.

No entanto, nem todos concordam que isso é necessário, algo que pode causar certa confusão durante a gravidez. Nina teve essa experiência quando estava grávida, pois diversos médicos diziam que uma

---

* O risco relativo de aborto espontâneo durante a gravidez era de 1,32 para fumantes, em comparação com não fumantes. Nesse exemplo, supomos que o risco de aborto espontâneo para não fumantes é de 20%. Esse percentual pode ser alto demais, mas foi escolhido para ilustrar o risco relativo de forma inteligível.

taça de vinho tinto de vez em quando não fazia mal. Emily Oster, uma economista mundialmente reconhecida, se cansou dessas mensagens desencontradas e decidiu analisar mais de perto a pesquisa por trás das recomendações. No livro *Expecting Better: Why the Conventional Wisdom Is Wrong and What You Really Need to Know*, ela alega que há pouco que sustenta a recomendação das autoridades de saúde sobre a abstinência *total* na gravidez.[94] Sua pesquisa indica que é seguro beber uma a duas unidades de álcool por semana, ou seja, uma taça pequena de vinho ou um copo de cerveja em dias diferentes da semana. Isso não levaria a efeitos duradouros sobre a inteligência ou o comportamento da criança. A seu ver, a recomendação das autoridades de saúde de abstinência total se baseia na ideia de que as mulheres não conseguem se conter — se você aceitar uma taça de vinho no seu aniversário, ela facilmente vai se tornar uma garrafa. Concordamos com Oster que isso é uma subestimação da disciplina feminina. Afinal, a maioria de nós é capaz de parar de beber totalmente por nove meses. Se você for curiosa ou cética, pode ler o livro e ver o que acha.

Mas talvez não seja aquela taça de vinho tinto com o jantar que preocupa você quando o teste de gravidez dá positivo. Muitas mulheres ficam nervosas ao descobrirem que estão grávidas lembrando de uma festa regada a muita bebida algumas semanas antes, onde muito mais que uma taça ou duas de vinho foram consumidas. Um estudo populacional dinamarquês de 2012 viu que o risco de aborto espontâneo dobrou para quem bebeu quatro ou mais drinques por semana durante os três primeiros meses da gravidez.[95] Isso quer dizer que uma bebedeira de verdade nas semanas antes de você descobrir a gravidez pode, em teoria, provocar um aborto espontâneo, mas não significa de maneira alguma que isso vai acontecer. E, se acontecer, é impossível saber ao certo se a causa foi a bebedeira. O aborto espontâneo poderia ter acontecido de qualquer forma. Lembre-se que é algo muito comum.

Vamos passar aos boatos que se proliferam na internet: estresse, café e pegar peso em quantidades normais não levam ao aborto espontâneo. Ao que parece, é preciso chegar a dez xícaras de café por dia antes de haver um *possível* risco.[96] A esquiadora Marit Bjørgen treinava seis horas por dia durante a gravidez, sem problema. Tampouco parece que suplementos vitamínicos ou coisas parecidas possam prevenir o aborto espontâneo,[97] mas o ácido fólico, que é uma vitamina B, deve ser tomado a partir do momento que descobrir que está grávida — e, de preferência, desde que começar a tentar engravidar. Ele pode prevenir danos ao sistema nervoso da criança.

Mark Zuckerberg tem sido um dos instigadores do compartilhamento nas redes sociais. Para muitos, falar sobre esse tipo de experiência no domínio público representa uma exposição excessiva da intimidade, mas ele não deixa de ter uma mensagem essencial. A transparência em torno do aborto espontâneo é importante para mostrar como na verdade é um evento comum que pode afetar todos os tipos de pessoa. Não há nada de vergonhoso em um aborto espontâneo, e, em geral, não é culpa de ninguém. O melhor é que a grande maioria das pessoas que passam por um aborto espontâneo acaba tendo filhos totalmente saudáveis depois.

A regra de três meses que mencionamos foi criada para proteger as mulheres da dor de contar sobre o aborto espontâneo, mas talvez faça mais mal que bem. Ela perpetua mal-entendidos e estigmas em vez de normalizar o fenômeno e criar aceitação. O resultado é que muitos casais sofrem sozinhos, com vergonha e sentimento de culpa infundados, no momento em que mais precisam do calor e dos cuidados das pessoas à sua volta. Portanto, vamos começar a falar!

O TEMPO ESTÁ PASSANDO: QUANTO SE PODE ADIAR OS FILHOS?

Quando você está se aproximando dos trinta, é curioso como até pessoas desconhecidas se sentem no direito de se intrometer em sua vida particular. "O tempo está passando, menina! Está na hora de pensar em ter filhos!" Se você é solteira, está num relacionamento novo ou tem uma relação de amor intenso com o trabalho, não importa para eles. Preferem vê-la largando tudo para forçar o primeiro homem que aparecer a se reproduzir com você.

Muitas mulheres não param de pensar em ter filhos, mas eles não aparecem por causa disso. Mesmo se for o que você realmente quer (já que não se trata de nenhuma obrigação), existem diversos impedimentos possíveis. Evidentemente, primeiro você tem que encontrar uma pessoa com quem queira ter filhos, e que esteja pronta para ter filhos com você. Muitos homens caem fora quando a mulher simpática no bar começa a falar de carrinhos de bebê depois do segundo drinque.

Infelizmente, não podemos ajudar você a encontrar o parceiro dos seus sonhos nessa empreitada, mas temos um pouco de munição para oferecer contra as tias intrometidas que não param de encher sua paciência. Ou uma dose de tranquilizador se você está começando a se sentir estressada. Mesmo que trinta anos muitas vezes seja apresentado como um limite mágico, está longe de ser toda a verdade.

Vamos começar com alguns dados. Aproximadamente 75% de todos os casais que tentam engravidar são bem-sucedidos dentro de seis meses. Até o fim de um ano, algo entre 85% e 90% engravidam.[98] A *infertilidade* é definida como a falta de gravidez depois de um ano de relações sexuais desprotegidas e regulares. Isso diz respeito a cerca de 10% a 15% dos casais, mas não significa que tudo está perdido. Entre aqueles que recebem o rótulo de inférteis, metade engravida de maneira totalmente natural durante o segundo ano de tentativas. Na verdade, eles deveriam ser chamados de *subférteis*. Têm certa dificuldade em ter filhos, mas conseguem se tentarem durante bastante tempo. Em suma, até 95% de todos os casais heterossexuais conseguem ter filhos apenas com relações sexuais normais, desde que tenham tempo para tanto.

Aí vem a questão da idade. A idade média das mães de primeira viagem vem subindo à medida que as mulheres entram no mercado de trabalho. Em 2014, as mulheres de Oslo tinham, na média, 30,8 anos ao dar à luz o primeiro filho.[99] Muito mais que antes, as mulheres esperam para ter filhos, pois estudam por mais tempo e querem construir uma carreira. Enquanto isso, a profissão médica dá alertas, apresentando números que mostram uma queda drástica na fertilidade com a idade e nos pedindo que pensemos bem antes de adiar as tentativas de engravidar. Há várias boas razões para isso, incluindo o risco aumentado de complicações na gravidez e malformações do bebê quando a mãe fica mais velha. Voltaremos a esse assunto. A questão é se estamos exagerando as dificuldades de ter filho depois dos trinta.

Em diversos estudos recentes, mulheres saudáveis e sua probabilidade de engravidar foram analisadas. Embora menos delas engravidam espontaneamente quanto mais velhas ficam, as estatísticas não chegam a ser tão dramáticas como a impressão que muitas vezes se tem. Um estudo acompanhou 782 casais que estavam tentando ter filhos.[100] As mulheres na faixa de dezenove a 26 anos eram claramente mais férteis — 92% ficaram grávidas dentro de um ano —, depois a tendência era descendente. Mas não se verificaram grandes diferenças entre a fertilidade das mulheres com vinte e tantos anos e as com trinta e poucos: 86% das mulheres entre 27 e 34 anos engravidavam dentro de um ano. Em comparação, 82% das na faixa de 35 a 39 anos ficaram grávidas no mesmo período. Outras pesquisas relataram números parecidos. Num estudo dinamarquês de 3 mil mulheres, 72% das mulheres entre 35 e 40 anos de idade ficaram grávidas no decorrer de um ano, enquanto a proporção subiu para 78% entre as que tentaram sincronizar as relações sexuais com a ovulação. Para as mulheres de 30 a 34 anos, o número foi de 87%.[101]

O que podemos deduzir disso? Se todas as meninas tentassem engravidar ao terminar o ensino médio, uma em cada dez teria dificuldades. Vinte anos mais tarde, esse número sobe para algo entre duas ou três em cada dez. O lado positivo, porém, é que a maioria das mulheres consegue engravidar até trinta e tantos anos! Se for para falar de um limite em que a idade começa a ter um grande efeito sobre a fertilidade, 35 é o mais próximo da verdade.

Para a grande maioria que tem dificuldade de engravidar, a idade não é a causa direta. Primeiro, é preciso dizer que, em um terço dos casos, o problema está no homem, pois a idade deles também faz diferença. No resto, a mulher é o problema, ou parte dele. E o que há de errado então? A maior fonte da infertilidade são distúrbios nos hormônios que controlam a ovulação. Muitas vezes trata-se da síndrome do ovário policístico, que compromete o equilíbrio hormonal. A segunda causa mais comum são tubas uterinas danificadas. Isso pode ocorrer devido a infecções sexualmente transmissíveis anteriores, como clamídia, nas quais as bactérias tenham causado infecções e cicatrizes nas tubas uterinas. Os problemas também podem ser provocados pela endometriose, a afecção caracterizada pelo crescimento da mucosa uterina em lugares onde não deveria estar. Enfim, miomas, ou seja, nódulos musculares no útero, são capazes de impedir a gravidez. Essas são as causas mais comuns de problemas de infertilidade, não a idade.

O que, no entanto, é um problema com o aumento da idade é o risco maior de aborto espontâneo. Conforme mencionado, mulheres acima de 35 anos têm mais que o dobro do risco de abortar.[102] Evidentemente, isso significa que as que esperam para ter filhos sofrem abortos espontâneos com maior frequência do que as que ficam grávidas mais jovens.

A idade tem um efeito negativo claro sobre a chance de engravidar e aumenta o risco de aborto espontâneo, complicações gestacionais e anomalias cromossômicas como a síndrome de Down. No entanto, a maioria das mulheres não terá nenhum problema em ter filhos saudáveis "à moda antiga" até trinta e tantos anos. Obviamente, é impossível dizer com base na estatística se você é uma das que enfrentarão dificuldades, mas pode ser que tivesse problemas de engravidar mesmo que tentasse aos 28. Se suspeitar que sofre de endometriose ou síndrome do ovário policístico, ou se já teve clamídia diversas vezes, pode ser melhor não adiar a gravidez por muito tempo. Talvez você precise de um período e uma ajuda a mais para que dê certo.

MUTILAÇÃO GENITAL FEMININA

Todo ano, milhões de meninas são mutiladas para o resto da vida. Sua genitália é cortada, costurada ou perfurada com agulhas. Essa é uma prática cultural que existe em vários cantos do mundo, mas que felizmente está se tornando cada vez menos comum. Hoje, ela ocorre com maior frequência em partes da África, do Oriente Médio e em alguns países da Ásia, mas houve uma época em que se praticava a mutilação genital feminina no Ocidente. Desde meados do século XIX, vários ginecologistas nos Estados Unidos e na Inglaterra excisavam o clitóris das mulheres para que não se masturbassem, porque acreditavam que essa prática poderia levar à histeria, à epilepsia e ao baixo

Q.I.[103] Fazer cortes na genitália da mulher foi, e ainda é, uma tentativa brutal de controlar sua sexualidade.

A OMS dividiu a mutilação genital feminina em quatro categorias. A primeira consiste em remover parcial ou totalmente o botão do clitóris, ou a glande. Muitas vezes, tiram também o prepúcio. As crenças de que o clitóris pode crescer e se tornar uma espécie de pênis caso não seja removido são frequentemente citadas como explicação, mas não há como negar que, ao remover ou danificar o clitóris, também se elimina a fonte principal do prazer sexual feminino. Mesmo assim, algumas mulheres preservam parte da sensibilidade e a possibilidade de atingir o orgasmo, porque o complexo clitoriano se localiza sobretudo sob a superfície da pele.* Em outras, o tecido cicatrizado que se forma no clitóris pode causar dores constantes.

A segunda forma da mutilação genital feminina envolve a remoção dos pequenos lábios, muitas vezes em combinação com diversos tipos de danos ao clitóris. Quando chegamos à puberdade, os pequenos lábios crescem ao compasso do despertar sexual da adolescência. Talvez se tenha imaginado alguma conexão entre o crescimento da genitália e o interesse por sexo. Removendo os pequenos lábios, mantém-se uma ilusão da inocência infantil.

A terceira forma de mutilação genital feminina, a infibulação, é a que frequentemente recebe mais atenção, pois representa a mudança mais invasiva da região genital. Nesse caso, eles simplesmente costuram os grandes lábios, deixando apenas um pequeno buraco sobre a abertura vaginal. Às vezes, os pequenos lábios e o clitóris são removidos. Tanto a urina quanto o fluxo menstrual saem pela abertura artificial. Conhecemos uma mulher de origem somali que nos contou como foi um choque para ela fazer xixi pela primeira vez num banheiro público na Noruega: ela estava acostumada a gastar até vinte minutos para esvaziar a bexiga, tão fino era o fluxo da urina. O mesmo problema pode ocorrer durante a menstruação, pois o sangue se acumula

---

* No livro *Bonk: The Curious Coupling of Science and Sex*, Mary Roach conta sobre o encontro da pesquisadora Marie Bonaparte com mulheres egípcias circuncidadas que ainda se masturbavam estimulando suas cicatrizes.

dentro da vagina. Isso cria condições favoráveis para as bactérias, podendo causar infecções no aparelho genital e no trato urinário.

Muitas vezes o orifício construído é pequeno demais para permitir a relação sexual, funcionando como uma espécie de garantia para que a mulher case virgem. Obviamente, os problemas surgem quando você vai fazer sexo pela primeira vez e corre risco de ser aberta com uma tesoura, uma faca ou o pênis do homem. Algumas mulheres têm um buraco grande o suficiente para ter relação com penetração, mas precisam ser abertas antes de dar à luz. O tecido cicatrizado em torno da vagina não consegue se dilatar o suficiente para deixar um bebê passar. Se a abertura não for ampliada antes do parto, há risco de rachaduras descontroladas com potencial para grandes hemorragias e lesões no ânus.

A última forma de mutilação genital feminina é um conjunto de práticas que incluem todas as intervenções nefastas nos órgãos genitais que não constam dos outros três grupos, como a punção do clitóris com agulhas quentes — uma espécie de assassinato ritual da sexualidade feminina.

Todos os tipos de mutilação podem causar afecções genitais permanentes. Além disso, os procedimentos em si estão associados a elevados riscos de infecções, hemorragias e sobretudo traumas psicológicos. Não é à toa que a mutilação genital feminina é estritamente proibida em grande parte do mundo.

No entanto, não costuma ser proibido ter passado por mutilação genital feminina. Se você foi circuncidada no passado e tem problemas, pode ir atrás de ajuda. Médicos podem realizar cirurgias reconstrutivas para tentar normalizar a função dos órgãos genitais. Não dá para recuperar totalmente a genitália, mas os incômodos do dia a dia podem ser minimizados.

POR QUE SUBMETEMOS A VULVA À FACA?

Não é nada novo o fato de que mulheres (e homens) optam por mudar sua aparência cirurgicamente. Aumento mamário, rinoplastia, lipoaspiração, remoção de rugas — alguns fazem qualquer coisa para alcançar ideais de beleza. No entanto, modificar a vulva por meio de cirurgia é uma tendência relativamente nova.

Cirurgia íntima é todo tipo de alteração cirúrgica dos órgãos genitais externos. Pode-se injetar ou remover gordura, alisar, diminuir ou aumentar qualquer coisa. Há muitas possibilidades, mas o procedimento mais comum deve ser a labioplastia, também conhecida por ninfoplastia, quando sobretudo os pequenos lábios são submetidos à faca para se tornarem mais curtos.

A nosso ver, a tendência crescente de cirurgias íntimas é problemática. Não estamos escrevendo isto porque gostamos de olhar com desprezo para as mulheres que optam por isso ou porque achamos que elas não têm direito de decidir por si mesmas o que fazer com o próprio corpo. É óbvio que você mesma decide — mas se trata de algo diferente. Escrevemos esta seção porque tememos que um grupo de jovens opte pela cirurgia íntima com base num equívoco. Vemos que mulheres com órgãos genitais normais e saudáveis escolhem a cirurgia íntima por acharem que há algo de errado com elas. Esse mal-entendido precisa ser corrigido, e, para tanto, temos que voltar à anatomia.

Distinguimos entre razões médicas e estéticas para optar pela labioplastia. Há uma diferença entre desejar uma plástica no nariz porque você tem dificuldade de respirar e porque não gosta do aspecto dele. Da mesma forma, há uma diferença entre aparar os pequenos lábios porque sofre de dor ou dificuldade de ter relação sexual e porque acha que sua genitália não tem uma boa aparência. Pequenos lábios compridos só representam um problema médico se causarem incômodos. Isso não significa que seja errado querer fazer uma cirurgia por motivos estéticos, mas, se você optar por dar esse passo, é importante fazer essa escolha com conhecimento de causa.

Muitas acreditam que os pequenos lábios sempre devem estar cobertos, completamente envolvidos, pelos grandes lábios, mas para mulheres adultas é normal ter pequenos lábios que se estendem bem mais que os grandes. Na verdade, não existe um modelo para o aspecto dos órgãos genitais. O que temos em comum são as diferentes partes que compõem a vulva: os pequenos e grandes lábios, o clitóris, a abertura da uretra e a abertura vaginal. O feitio dessas partes varia de uma mulher a outra. Mesmo assim, a crença de que os pequenos lábios devem ser curtos e ficar escondidos é surpreendentemente forte entre muitas mulheres. Numa pesquisa australiana em que entrevistaram mulheres de dezoito a 28 anos, todas elas escolheram a imagem de uma vulva sem pelo e com pequenos lábios escondidos quando perguntadas sobre qual seria a "vulva ideal".[104]

De onde vem essa ideia, uma vez que existem tantas vulvas bonitas e diferentes? Como é o caso de outros tipos de pressão social relativa à imagem corporal, pode haver uma ligação com os ideais da cultura popular, da pornografia e assim por diante. Pelo menos é possível que isso seja parte do problema. O que é especialmente problemático com os ideais de beleza no caso específico da vulva é que fica difícil confirmar se os ideais têm base na realidade ou se são ilusórios e exageradamente uniformizados. A partir do momento em que se cria uma crença arraigada de que as vulvas normais só podem ter pequenos lábios curtos, ela será mais forte que a ideia de que todos os abdomens normais são planos. Afinal, vemos barrigas por toda parte, todo dia, e sabemos que elas vêm em todos os formatos, ficando fácil desmentir essa noção. No entanto, não é com muita frequência que temos a chance de dar uma olhada entre as pernas de outras mulheres, sobretudo porque jovens e meninas hoje optam por usar maiôs ou calcinhas em chuveiros coletivos por medo de se mostrarem nuas. Ficar pelada não é mais natural: tem a ver com sexo, e, para muitas, o corpo está associado à vergonha.

Pensamos que o mal-entendido em torno dos pequenos lábios, em parte, surge por causa de uma lacuna crítica no currículo escolar sobre o desenvolvimento da puberdade. Como é o caso do resto do corpo, a genitália feminina também passa por uma grande mudança na adolescência, mas não conseguimos recordar qualquer momento em que nos contaram exatamente o que acontece com a vulva. Na escola, ensinaram sobre como o pênis cresce, ensinaram sobre como os seios crescem e ensinaram sobre os diversos lugares do corpo que gradativamente se cobrem de pelos. Aprendemos bastante coisa, mas não o que acontece com os pequenos lábios quando fazemos a transição para adulta.

Pois acontece que todas as crianças do sexo feminino têm vulvas com grandes lábios cobrindo os pequenos. Em outras palavras, todas conhecemos e nos acostumamos com uma genitália externa que é construída dessa forma. Mas, na puberdade, os pequenos lábios começam a crescer. Em muitas, eles ficam tão compridos que se estendem bem mais do que os grandes lábios e tendem a ficar enrugados, com dobras e uma espessura desigual.

Se você sempre teve uma vulva cujos grandes lábios cobriam os pequenos, pode ser um choque quando isso de repente muda, sobretudo se ninguém alertou você sobre o fato de que isso é normal. A sensação de que há algo errado será reforçada se as amigas a quem faz confidências por acaso não têm pequenos lábios evidentes. Afinal, as duas coisas são normais.

Em outras palavras, aquilo que algumas mulheres consideram a vulva "normal" ou "certa" é o formato infantil. Se as meninas e as jovens aprendessem já no ensino fundamental que a vulva se transforma, e se ficassem sabendo mais sobre os possíveis formatos da genitália externa da mulher adulta, talvez não houvéssemos tido um aumento no número de cirurgias íntimas. Se soubéssemos que há inúmeras variações do aspecto da vulva e que a grande maioria é normal e saudável, o número de mulheres que entram na faca por causa de um equívoco pelo menos seria menor.

É importante lembrar o que os pequenos lábios fazem e as possíveis consequências de apará-los, pois eles têm uma função sexual. Estão cheios de terminações nervosas, e é gostoso tocá-los. Quando você os diminui, remove uma parte importante e sensível da genitália. E todas as cirurgias implicam um risco. Na pior das hipóteses, você pode ficar com tecido cicatrizado, que, além de feio, causa dores permanentes, por isso se deve sempre pensar muito bem antes de realizar uma cirurgia. Será que o problema é tão grande que a intervenção vale o risco?

Posfácio

Nossa viagem acabou por agora. Torcemos para que você tenha aprendido muito e tenha tido algumas surpresas, o que certamente aconteceu conosco. Esperamos ter despertado seu entusiasmo, conscientizado você sobre o que tem entre as pernas e a deixado mais curiosa e interessada por sua própria genitália. Quando se trata de qualquer tipo de conhecimento, sempre dá para se aprofundar mais. Além disso, a medicina é uma disciplina em constante evolução. O que escrevemos hoje pode ficar desatualizado daqui a um mês. Nunca paramos de aprender! O aparelho genital feminino é fantástico, e torcemos de verdade para que você sinta orgulho de ser dona de um.

Infelizmente, as partes íntimas também oferecem problemas. Existe um mar de incômodos ginecológicos que podem afetar você. Nosso sistema avançado de reprodução foi criado para aguentar muito, mas, às vezes, ficamos vulneráveis, mesmo que não precisemos temer um chute no saco. Doenças e problemas na região genital podem ser especialmente íntimos e vergonhosos. Poucas falam abertamente sobre isso, como se fosse uma dor na garganta ou um problema de coluna, por isso muitas se sentem sozinhas e ficam preocupadas quando alguma coisa foge ao normal. Esperamos que este livro tenha lhe dado o conhecimento de que você precisa para procurar o médico de cabeça erguida, e que tenha ficado um pouco mais segura, sabendo diferenciar quando há motivo de preocupação e quando pode relaxar.

Torcemos também para que tenha afastado alguns dos pensamentos negativos que talvez tenha tido sobre seus órgãos genitais ou sua vida sexual. Conhecemos muitas mulheres que se sentem anormais porque não atingem o orgasmo através da estimulação vaginal, porque acham que têm herpes genital ou porque sua vulva não parece com a ilustração do atlas anatômico. Como você deve saber agora, isso tudo é muito, muito comum.

Em nosso cotidiano sexualizado, às vezes pode ser fácil esquecer que o corpo é mais que aparência e desempenho, e que um corpo nu nem sempre tem a ver com sexo. É fácil definir seu próprio valor de acordo com o que consegue na cama e, sobretudo, com base na sua aparência. Pensar nas coisas que faltam em nós mesmas tende a consumir nossa atenção. Você não é obrigada a ter uma performance ou fazer certo tipo de sexo só porque acha que os outros esperam isso de você. O mais importante é que aprenda a sentir prazer consigo mesma e seu corpo, do jeito que você é, tanto sozinha quanto com um ou mais parceiros. Nem todo mundo é igual e vai conseguir tudo. No final das contas, o corpo é apenas um corpo, mas é o único que você terá, por isso é muito valioso.

Notas

APRESENTAÇÃO [pp. 7-12]

1. M. K. Vigsnæs, K. Spets, C. Quist, "Politiet slår alarm: Grenseløs sexkultur blant barn og unge", 15 set. 2016. Disponível em: <pluss.vg.no/2016/08/20/2508/2508 _23770417>. [Todos os acessos foram feitos em 13 jul. 2017.]
2. I. G. Bergo, C. Quist, "Kunnskapsministeren om sexkulturen blant unge: Skolen må ta mer ansvar", 2016. Disponível em: <www.vg.no/nyheter/innenriks/kunnskapsministeren-om-sexkulturen-blant-unge-skolen-maa-tamer-ansvar/a/ 23770735>.

O APARELHO GENITAL [pp. 13-48]

1. Faculdade de Medicina da Universidade de Boston, "Female genital anatomy", *Sexual Medicine*, 2002. Disponível em: <www.bumc.bu.edu/sexualmedicine/physicianinformation/female-genital-anatomy>.
2. A. Kilchevsky et al., "Is the female g-spot truly a distinct anatomic entity?", *The Journal of Sexual Medicine*, v. 9, n. 3, 2012, pp. 719-26.
3. O. Buisson et al., "Coitus as revealed by ultrasound in one volunteer couple", *The Journal of Sexual Medicine*, v. 7, n. 8, 2010, pp. 2750-4.
4. C. A. Darling, J. K. Davidson Sr., C. Conway-Welch, "Female ejaculation: perceived origins, the Grafenberg spot/area, and sexual responsiveness", *Archives of Sexual Behavior*, v. 19, n. 1, 1990, pp. 29-47.
5. H. E. O'Connell, J. O. DeLancey, "Clitoral anatomy in nulliparous, healthy, premenopausal volunteers unenhanced magnetic resonance imaging", *The Journal of Urology*,

v. 173, n. 6, 2005, pp. 2060-3; H. E. O'Connell, K. V. Sanjeevan, J. M. Hutson, "Anatomy of the clitoris", *The Journal of Urology*, v. 174, n. 4, pt. 1, 2005, pp. 1189-95; R. N. Pauls, "Anatomy of the clitoris and the female sexual response", *Clinical Anatomy*, v. 28, n. 3, 2015, pp. 376-84.

6. J. Lloyd et al., "Female genital appearance: 'normality' unfolds", *BJOG*, v. 112, n. 5, 2005, pp. 643-6.

7. V. Di Marino, H. Lepidi, *Anatomic study of the clitoris and the bulbo-clitoral organ*. Springer International. 2014, p. 91.

8. K. A. Maravilla et al., "Dynamic MR imaging of the sexual arousal response in women", *Journal of Sex & Marital Therapy*, v. 29, 2003, pp. 71-6.

9. I. Karacan, A. Rosenbloom, R. Williams, "The clitoral erection cycle during sleep", *Journal of Sleep Research*, 1970.

10. C. Fisher et al., "Patterns of female sexual arousal during sleep and waking: vaginal thermo-conductance studies", *Archives of Sexual Behavior*, v. 12, n. 2, 1983, pp. 97-122.

11. B.-I. Nesheim, "Deflorasjon", Store Medisinske Leksikon, 2009. Disponível em: <sml.snl.no/deflorasjon>.

12. A. Smith, "The prepubertal hymen", *Australian Family Physician*, v. 40, n. 11, 2011, p. 873.

13. A. Berenson, A. Heger, S. Andrews, "Appearance of the hymen in newborns", *Pediatrics*, v. 87, n. 4, 1991, pp. 458-65.

14. N. Whitley, "The first coital experience of one hundred women", *Journal of Obstetric, Gynecologic, and Neonatal Nursing*, v. 7, n. 4, 1978, pp. 41-5; A. J. Hägstad, "Mödomen: mest myt!", *Läkartidningen*, v. 87, n. 37, 1990, pp. 2857-8.

15. I. Zariat, "Rystende jomfrusjekk", NRK Ytring, 28 ago. 2016. Disponível em: <www.nrk.no/ytring/rystende-jomfrusjekk-1.13106033>.

16. Independent Forensic Expert Group, "Statement on virginity testing", *Journal of Forensic and Legal Medicine*, v. 33, 2015, pp. 121-4.

17. J. A. Adams, A. S. Botash, N. Kellogg, "Differences in hymenal morphology between adolescent girls with and without a history of consensual sexual intercourse", *Archives of Pediatrics & Adolescent Medicine*, v. 158, n. 3, 2004, pp. 280-5; N. D. Kellogg, S. W. Menard, A. Santos, "Genital anatomy in pregnant adolescents: 'normal' does not mean 'nothing happened'", *Pediatrics*, v. 113, 2004, pp. 67-9.

18. J. McCann et al., "Healing of hymenal injuries in prepubertal and adolescent girls: a descriptive study", *Pediatrics*, v. 119, n. 5, 2007, pp. 1094-106.

19. O. Hasselknippe, O. Stokke, "Volvat slutter å selge jomfruhinner", *Aftenposten*, 19 out. 2011. Disponível em: <www.aftenposten.no/norge/Volvat-slutter-a-selge-jomfruhinner-423873b.html>.

20. R. Førde, "Operativ rekonstruksjon av jomfruhinne", *Tidsskrift for Den norske legeforening*, 2002.

21. The Hymen Shop, "The artificial hymen kit", 2016. Disponível em: <www.hymenshop.com>.

22. *The Telegraph*, "Egyptians want to ban fake virginity kit", 2009. Disponível em: <www.telegraph.co.uk/news/worldnews/africaandindianocean/egypt/6264741/Egyptians-want-to-ban-fake-virginitykit.html>.

23. R. Paus, G. Cotsarelis, "The biology of hair follicles", *The New England Journal of Medicine*, v. 341, n. 7, 1999, pp. 491-7.

24. E. A. Olsen, "Methods of hair removal", *Journal of the American Academy of Dermatology*, v. 40, 1999, pp. 143-57.

25. R. Paus, G. Cotsarelis, op. cit.

26. D. W. Shenenberger, "Removal of unwanted hair", *UpToDate*, 2016. Disponível em: <www.uptodate.com/contents/removal-of-unwantedhair>.

27. B. G. Goldstein, A. O. Goldstein, "Pseudofolliculitis barbae", *UpToDate*, 2016. Disponível em: <www.uptodate.com/contents/pseudofolliculitis-barbae>.

28. H. Murakami. *Kakfa à beira-mar*. Rio de Janeiro: Alfaguara, 2008.

29. W. H. B. Wallace, T. W. Kelsey, "Human ovarian reserve from conception to the menopause", *PLOS ONE*, v. 5, n. 1, 2010, p. e8772.

30. Ibid.

31. E-mail de 2016 de Tom Gunnar Tanbo, doutor em medicina e ex-médico-chefe da Unidade de Medicina Reprodutiva do Departamento de Ginecologia do Hospital Universitário de Oslo.

32. E-mail de 2016 de Trond Diseth, professor titular e psiquiatra infantojuvenil do Hospital Nacional da Noruega.

SECREÇÃO VAGINAL, MENSTRUAÇÃO E OUTRAS MELECAS [pp. 49-77]

1. J. D. Sobel, "Patient education: vaginal discharge in adult women (beyond the basics)", *UpToDate*, 2016. Disponível em: <www.uptodate.com/contents/vaginal-discharge-in-adult-women-beyond-the-basics>.

2. D. Dyall-Smith, "Trimethylaminuria", *DermNet New Zealand*, 2016. Disponível em: <www.dermnetnz.org/topics/trimethylaminuria>.

3. D. Emera, R. Romero, G. Wagner, "The evolution of menstruation: a new model for genetic assimilation", *BioEssays*, v. 34, n. 1, 2012, pp. 26-35.

4. L. Frank, "Blodig Uenighet", *Morgenbladet*, 10 jun. 2016.

5. M. K. McClintock, "Menstrual synchrony and suppression", *Nature*, v. 229, n. 5282, 1971, p. 244.

6. P. W. Turke, "Effects of ovulatory concealment and synchrony on protohominid mating systems and parental roles", *Ethology and Sociobiology*, v. 5, n. 1, 1984, pp. 33-44.

7. M. Arden, L. Dye, A. Walker, "Menstrual synchrony: awareness and subjective experiences", *Journal of Reproductive and Infant Psychology*, v. 17, n. 3, 1999, pp. 255-65.

8. W. R. Trevathan, M. H. Burleson, W. L. Gregory, "No evidence for menstrual synchrony in lesbian couples", *Psychoneuroendocrinology*, v. 18, n. 5, 1993, pp. 425-35.

9. Z. Yang, J. C. Schank, "Women do not synchronize their menstrual cycles", *Human Nature*, v. 17, n. 4, 2006, pp. 433-47.

10. L. Dillner, "Do women's periods really synchronise when they live together?", *The Guardian*, 15 set. 2016. Disponível em: <www.theguardian.com/lifeandstyle/2016/aug/15/periods-housemates-menstruation-synchronise>.

11. Wikipédia, "Sanitary napkin", 21 set. 2016. Disponível em: <en.wikipedia.org/wiki/Sanitary_napkin>.

12. NEL, "Toksisk sjokksyndrom" (TSS), 22 jan. 2014. Disponível em: <legehandboka.no/handboken/kliniske-kapitler/infeksjoner/tilstander-og-sykdommer/bakteriesykdommer/toksisk-sjokk-syndrom>.

13. M. A. Mitchell et al., "A confirmed case of toxic shock syndrome associated with the use of a menstrual cup", *The Canadian Journal of Infectious Diseases & Medical Microbiology*, v. 26, n. 4, 2015, pp. 218-20.

14. Norsk elektronisk legehåndbok (NEL). "Premenstruelt syndrom", 6 set. 2015. Disponível em: <legehandboka.no/handboken/kliniske-kapitler/gynekologi/tilstander--og-sykdommer/menstruasjonsproblemer/premenstruelt-syndrom>.

15. Ibid.

16. K. A. Yonkers, P. M. S. O'Brien, E. Eriksson. "Premenstrual syndrome", *The Lancet*, v. 371, n. 9619, 2008, pp. 1200-10.

17. T. A. Grady-Weliky, "Premenstrual dysphoric disorder", *New England Journal of Medicine*, v. 348, n. 5, 2003, pp. 433-8.

18. Norsk elektronisk legehåndbok (NEL). "Premenstruelt syndrom", op. cit.

19. A. J. Wilcox, C. R. Weinberg, D. D. Baird. "Timing of sexual intercourse in relation to ovulation: effects on the probability of conception, survival of the pregnancy, and sex of the baby", *New England Journal of Medicine*, v. 333, n. 23, 1995, pp. 1517-21.

SEXO [pp. 79-119]

1. B. Træen, H. Stigum, P. Magnus, *Rapport fra seksualvaneundersøkelsene i 1987, 1992, 1997 og 2002*. Oslo: Instituto Nacional de Saúde Pública da Noruega, 2003.

2. B. Træen, K. Spitznogle, A. Beverfjord. "Attitudes and use of pornography in the Norwegian population 2002", *Journal of Sex Research*, v. 41, n. 2, 2004, pp. 193-200.

3. B. Træen, H. Stigum, P. Magnus, op. cit.

4. C. H. Mercer et al., "Changes in sexual attitudes and lifestyles in Britain through the life course and over time: findings from the National Surveys of Sexual Attitudes and Lifestyles (Natsal)", *The Lancet*, v. 382, n. 9907, 2013, pp. 1781-94.

5. C. Marston, R. Lewis, "Anal heterosex among young people and implications for health promotion: a qualitative study in the UK", *BMJ open*, v. 4, n. 8, 2014, p. e004996.

6. F. S. Christopher, S. Sprecher, "Sexuality in marriage, dating, and other relationships: a decade review", *Journal of Marriage and Family*, v. 62, n. 4, 2000, pp. 999-1017.

7. M. L. R. Bernard, "How often do queer women have sex?", *Autostraddle*, 30 mar. 2015. Disponível em: <www.autostraddle.com/how-often-do-lesbians-have-sex-283731>.

8. K. Stabell, B. Mortensen, B. Træen. "Samleiefrekvens: Prevalens og prediktorer i et tilfeldig utvalg norske gifte og samboende heteroseksuelle par", *Journal of the Norwegian Psychological Association*, v. 45, pp. 683-94.

9. D. Klusmann, "Sexual motivation and the duration of partnership", *Archives of Sexual Behavior*, v. 31, n. 3, 2002, pp. 275-87.

10. S. H. Murray, R. R. Milhausen, "Sexual desire and relationship duration in young men and women", *Journal of Sex & Marital Therapy*, v. 38, n. 1, 2012, pp. 28-40; K. V. Rao, A. Demaris, "Coital frequency among married and cohabiting couples in the United States", *Journal of Biosocial Science*, v. 27, n. 2, 1995, pp. 135-50.

11. M. L. R. Bernard, op. cit.

12. K. Stabell, B. Mortensen, B. Træen, op. cit.

13. A. Muise, U. Schimmack, E. A. Impett, "Sexual frequency predicts greater wellbeing, but more is not always better", *Social Psychological and Personality Science*, v. 7, n. 4, 2016, pp. 295-302.

14. F. S. Christopher, S. Sprecher, op. cit.; S. Sprecher. "Sexual satisfaction in premarital relationships: associations with satisfaction, love, commitment, and stability", *Journal of Sex Research*, v. 39, n. 3, 2002, p. 190-6; E. Haavio-Mannila, O. Kontula, "Correlates of increased sexual satisfaction", *Archives of Sexual Behavior*, v. 26, n. 4, 1997, pp. 399-419.

15. A. Frederick et al., "What keeps passion alive? Sexual satisfaction is associated with sexual communication, mood setting, sexual variety, oral sex, orgasm, and sex frequency in a national U.S. study", *Journal of Sex Research*, 2016, pp. 1-16; S. MacNeil, E. S. Byers, "Dyadic assessment of sexual self-disclosure and sexual satisfaction in heterosexual dating couples", *Journal of Social and Personal Relationships*, v. 22, n. 2, 2005, pp. 169-81; J. L. Montesi, R. L. Fauber, E. A. Gordon, R. G. Heimberg, "The specific importance of communicating about sex to couples' sexual and overall relationship satisfaction", *Journal of Social and Personal Relationships*, v. 28, n. 5, 2011, pp. 591-609.

16. K. Stabell, B. Mortensen, B. Træen, op. cit.

17. J. Richters et al., "Sexual practices at last heterosexual encounter and occurrence of orgasm in a national survey", *Journal of Sex Research*, v. 43, n. 3, 2006, pp. 217-26.

18. K. R. Mitchell et al., "Sexual function in Britain: findings from the third National Survey of Sexual Attitudes and Lifestyles (Natsal-3)", *The Lancet*, v. 382. n. 9907, 2013, pp. 1817-29.

19. R. Basson, "Sexual desire and arousal disorders in women", *New England Journal of Medicine*, v. 354, n. 14, 2006, pp. 1497-506; J. L. Shifren, "Sexual dysfunction in women: epidemiology, risk factors, and evaluation", *UpToDate*, 4 abr. 2016. Disponível em: <www.uptodate.com/contents/sexual-dysfunction-in-womenepidemiology-risk-factors-and-evaluation>.

20. R. Basson et al., "Definitions of women's sexual dysfunction reconsidered: advocating expansion and revision", *Journal of Psychosomatic Obstetrics and Gynaecology*, v. 24, n. 4, 2003, pp, 221-9; L. A. Brotto et al., "Predictors of sexual desire disorders in women", *Journal of Sexual Medicine*, v. 8, n. 3, 2011, pp. 742-53.

21. E. Nagoski, *Come as you are: the surprising new science that will transform your sex life*. Nova York: Simon and Schuster, 2015.

22. Ibid.

23. Ibid.

24. Ibid.; M. Roach, *BONK: the curious coupling of science and sex*. Nova York: W. W. Norton, 2008.

25. M. L. Chivers et al., "Agreement of selfreported and genital measures of sexual arousal in men and women: a metaanalysis", *Archives of Sexual Behavior*, v. 39, n. 1, 2010, pp. 5-56.

26. Ibid.

27. Ibid.

28. R. Basson et al., "Efficacy and safety of sildenafil citrate in women with sexual dysfunction associated with female sexual arousal disorder", *Journal of Women's Health & Gender-Based Medicine*, v. 11, n. 4, 2002, pp. 367-77.

29. J. L. Shifren, "Sexual dysfunction in women: management", *UpToDate*, 19 maio 2016. Disponível em: <www.uptodate.com/contents/sexual-dysfunction-in-women-management>.

30. S. Davis et al., "Safety and efficacy of a testosterone metered-dose transdermal spray for treating decreased sexual satisfaction in premenopausal women: a randomized trial", *Annals of Internal Medicine*, v. 148, n. 8, 2008, pp. 569-77.

31. Ibid.

32. L. A. Brotto et al., op. cit.

33. A. H. Clayton et al., "Bremelanotide for female sexual dysfunctions in premenopausal women: a randomized, placebo-controlled dose-finding trial", *Women's Health*, v. 12, n. 3, 2016, pp. 325-37.

34. J. L. Shifren, "Sexual dysfunction in women: management", op. cit.

35. A. Bradford, C. Meston, "Correlates of placebo response in the treatment of sexual dysfunction in women: a preliminary report", *The Journal of Sexual Medicine*, v. 4, n. 5, 2007, pp. 1345-51.

36. E. Nagoski, op. cit.

37. C. M. Meston et al., "Women's orgasm", *Annual Review of Sex Research*, v. 15, 2004, pp. 173-257.

38. K. Mah, Y. M. Binik, "The nature of human orgasm: a critical review of major trends", *Clinical Psychology Review*, v. 21, n. 6, 2001, pp. 823-56.

39. E. Nagoski, op. cit.

40. K. Mah, Y. M. Binik, op. cit.

41. Wikipédia, "Masturbate-a-thon" 8 set. 2016. Disponível em: <en.wikipedia.org/wiki/Masturbate-a-thon>.

42. V. Puppo, "Embryology and anatomy of the vulva: the female orgasm and women's sexual health", *European Journal of Obstetrics & Gynecology and Reproductive Biology*, v. 154, n. 1, 2011, pp. 3-8.

43. K. Wallen, E. A. Lloyd, "Female sexual arousal: genital anatomy and orgasm in intercourse", *Hormones and Behavior*, v. 59, n. 5, 2011, pp. 780-92.

44. J. B. Korda, S. W. Goldstein, F. Sommer, "Sexual medicine history: the history of female ejaculation", *The Journal of Sexual Medicine*, v. 7, n. 5, 2010, pp. 1965-75.

45. R. Rosen, "No female ejaculation, please, we're British: a history of porn and censorship", *The Independent*, 4 dez. 2014. Disponível em: <www.independent.co.uk/life-style/health-and-families/features/no-female-ejaculation-please-we-re-british-a-history-of-porn-andcensorship-9903054.html>.

46. J. J. Pollen, A. Dreilinger, "Immunohistochemical identification of prostatic acid phosphatase and prostate specific antigen in female periurethral glands", *Urology*, v. 23, n. 3, 1984, pp. 303-4; F. Wimpissinger et al., "The female prostate revisited: perineal ultrasound and biochemical studies of female ejaculate", *Journal of Sexual Medicine*, v. 4, n. 5, 2007, pp. 1388-93.

47. F. Wimpissinger et al., op. cit.

48. S. Salama et al., "Nature and Origin of 'Squirting' in Female Sexuality", *The Journal of Sexual Medicine*, v. 12, n. 3, 2015, pp. 661-6.

49. Z. Pastor, "Female ejaculation orgasm vs. coital incontinence: a systematic review", *Journal of Sexual Medicine*, v. 10, n. 7, 2013, pp. 1682-91.

50. T. Laqueur, *Making sex: body and gender from the greeks to Freud*. Boston: Harvard University Press, 1992.

51. Ibid.

52. S. Freud, *Três ensaios sobre a teoria da sexualidade e outros textos*. São Paulo: Companhia das Letras, 2016.

53. R. J. Levin. "Recreation and procreation: a critical view of sex in the human female", *Clinical Anatomy*, v. 28, n. 3, 2015, pp. 339-54.

54. K. Angel, "The history of 'female sexual dysfunction'as a mental disorder in the 20th century", *Current Opinion in Psychiatry*, v. 23, n. 6, 2010, p. 536.

55. M. Roach, op. cit.

56. K. Wallen, E. A. Lloyd, op. cit; S. H. Oakley et al. "Clitoral size and location in relation to sexual function using pelvic MRI, *The Journal of Sexual Medicine*, v. 11, n. 4, 2014, pp. 1013-22.

57. L. Strömqvist, *Kunskapens frukt*. Estocolmo: Galago, 2014.

58. J. R. Garcia, E. A. Lloyd, K. Wallen, H. E. Fisher, "Variation in orgasm occurrence by sexual orientation in a sample of U.S. singles", *Journal of Sexual Medicine*, v. 11, n. 11, 2014, pp. 2645-52.

59. E. Nagoski, op. cit.

60. K. R. Mitchell et al., op. cit.

61. K. M. Dunn, L. F. Cherkas, T. D. Spector, "Genetic influences on variation in female orgasmic function: a twin study", *Biology Letters*, v. 1, n. 3, 2005, pp. 260-3; K. Dawood et al., "Genetic and environmental influences on the frequency of orgasm in women", *Twin Research and Human Genetics*, v. 8, n. 1, 2005, pp. 27-33.

62. E. A. Armstrong, P. England, A. C. Fogarty, "Accounting for women's orgasm and sexual enjoyment in college hookups and relationships", *American Sociological Review*, v. 77, n. 3, 2012, pp. 435-62.

63. R. J. Kohlenberg, "Directed masturbation and the treatment of primary orgasmic dysfunction", *Archives of Sexual Behavior*, v. 3, n. 4, 1974, pp. 349-56.

64. A. Bradford, "Treatment of female orgasmic disorder", *UpToDate*, 2016. Disponível em: <www.uptodate.com/contents/treatment-offemale-orgasmic-disorder>.

65. E. W. Eichel, J. D. Eichel, S. Kule, "The technique of coital alignment and its relation to female orgasmic response and simultaneous orgasm", *Journal of Sex & Marital Therapy*, v. 14, n. 2, 1988, pp. 129-41; A. P. Pierce, "The coital alignment technique (CAT): an overview of studies", *Journal of Sex & Marital Therapy*, v. 26, n. 3, 2000, pp. 257-68.

66. T. Y. Rosenbaum, "Reviews: Pelvic floor involvement in male and female sexual dysfunction and the role of pelvic floor rehabilitation in treatment — a literature review", *The Journal of Sexual Medicine*, v. 4, n. 1, 2007, pp. 4-13.

67. T. A. Lorenz, C. M. Meston, "Exercise improves sexual function in women taking antidepressants: results from a randomized crossover trial", *Depression and Anxiety*, v. 31, n. 3, 2014, pp. 188-95.

68. M. Roach, op. cit.

CONTRACEPÇÃO [pp. 121-94]

1. M. Johansen, *P-piller. Emetodebok for seksuell helse.* Oslo: Sex og samfunn, 2016.
2. Id., *P-ring: Emetodebok for seksuell helse.* Oslo: Sex og samfunn, 2016.
3. Id., *P-plaster: Emetodebok for seksuell helse.* Oslo: Sex og samfunn, 2016.
4. Id., *P-stav: Emetodebok for seksuell helse.* Oslo: Sex og samfunn, 2016.
5. Id., *Hormonspiral: Emetodebok for seksuell helse.* Oslo: Sex og samfunn, 2016.
6. Id., *Gestagen p-piller: Emetodebok for seksuell helse.* Oslo: Sex og samfunn, 2016.
7. Id., *Minipiller: Emetodebok for seksuell helse.* Oslo: Sex og samfunn, 2016.
8. Id., *P-sprøyte: Emetodebok for seksuell helse.* Oslo: Sex og samfunn, 2016.
9. V. Jennings, "Fertility awareness-based methods of pregnancy prevention", *UpToDate*, 2016. Disponível em: <www.uptodate.com/contents/fertility-awareness-based-methods-of-pregnancy-prevention>.
10. M. Johansen, *Kobberspiral: Emetodebok for seksuell helse.* Oslo: Sex og samfunn, 2016.
11. G. Dean, A. B. Goldberg, "Intrauterine contraception: devices, candidates, and selection", *UpToDate*, 15 set. 2016. Disponível em: <www.uptodate.com/contents/intrauterine-contraception-devices-candidates-and-selection>.
12. B.-I. Nesheim, "Prevensjon", em J. M. Maltau, K. Molne, B.-I. Nesheim (Orgs.), *Obstetrikk og gynekologi.* 3. ed. Oslo: Gyldendal Akademisk, 2015, pp. 313-4.
13. Ibid.
14. M. Johansen, *Nødprevensjon: levonorgestrel: Emetodebok for seksuell helse.* Oslo: Sex og samfunn, 2016.
15. M. Bordvik, "P-pille-bruk kan ødelegge effekten av angrepille", *Dagens Medisin*, 7 jun. 2016. Disponível em: <www.dagensmedisin.no/artikler/2016/07/06/angrepille-kan-odelegge-p-pille-effekt>.
16. M. Johansen, *Nødprevensjon/Ulipristalacetat: Emetodebok for seksuell helse.* Oslo: Sex og samfunn, 2016.
17. M. Johansen, *Kobberspiral: Emetodebok for seksuell helse*, op. cit.
18. OMS. *Family planning/contraception*, 1 maio 2015; M. Johansen, *Prevensjonsmidler: Emetodebok for seksuell helse.* Oslo: Sex og samfunn, 2016.
19. S. G. Karlsen, T. H. Jonassen, S. S. Suvatne, "Anbefaler naturlig prevensjon og påstår at den er 99,9 % sikker", *Dagbladet*, 26 jun. 2015. Disponível em: <www.dagbladet.no/2015/06/29/kjendis/blogg/prevensjon/caroline_berg_eriksen/lege/39902645>.
20. E. Berglund Scherwitzl et al., "Fertility awareness-based mobile application for contraception", *The European Journal of Contraception & Reproductive Health Care*, v. 21, n. 3, 2016, pp. 234-41.
21. B.-I. Nesheim, "Prevensjon", op. cit.

22. K. H. Juvkam, H. B. Gudim, "Medikamentell forskyvning av menstruasjon", *Tidsskrift for Den norske legeforening*, v. 133, 2013, pp. 166-8

23. Legemiddelhåndboken, *Perorale gestagener*, 13 set. 2016. Disponível em: <legemiddelhandboka.no/legemidler/?frid=lk-03-endokr-7205>.

24. M. J. Rosenberg, M. S. Waugh, "Oral contraceptive discontinuation: a prospective evaluation of frequency and reasons", *American Journal of Obstetrics and Gynecology*, v. 179, n. 3, 1998, pp. 577-82.

25. Ibid.

26. A. J. Barsky et al., "Nonspecific medication side effects and the nocebo phenomenon", *JAMA*, v. 287, n. 5, 2002, pp. 622-7.

27. Ibid.

28. J. F. Peipert, J. Gutmann, "Oral contraceptive risk assessment: a survey of 247 educated women", *Obstetrics & Gynecology*, v. 82, n. 1, 1993, pp. 112-7.

29. D. A. Grimes, K. F. Schulz, "Nonspecific side effects of oral contraceptives: nocebo or noise?", *Contraception*, v. 83, n. 1, 2011, pp. 5-9.

30. M. Johansen, *Prevensjonsmidler: Emetodebok for seksuell helse*, op. cit.; K. A. Martin, P. S. Douglas, "Risks and side effects associated with estrogen-progestin contraceptives", *UpToDate*, 22 ago. 2016. Disponível em: <www.uptodate.com/contents/risks-andside-effects-associated-with-estrogen-progestin-contraceptives>.

31. NEL, "Melasma", *Norsk elektronisk legehåndbok*, 28 dez. 2015. Disponível em: <legehandboka.no/handboken/kliniskekapitler/hud/tilstander-og-sykdommer/pigmenterte-lesjoner/melasmakloasma>.

32. M. F. Gallo et al., "Combination estrogen-progestin contraceptives and body weight: systematic review of randomized controlled trials", *Obstetrics & Gynecology*, v. 103, n. 2, 2004, pp. 359-73.

33. M. H. Moen, "Selvvalgt menstruasjon", *Tidsskrift for Den norske legeforening*, v. 133, 2013, p. 131.

34. M. Johansen, *Hormonspiral: Emetodebok for seksuell helse*, op. cit.

35. B. M. Charlton et al., "Oral contraceptive use and mortality after 36 years of follow-up in the Nurses' Health Study: prospective cohort study", *BMJ*, v. 349, 2014, p. g6356.

36. A. M. Kaunitz, "Patient education: hormonal methods of birth control (beyond the basics)", *UpToDate*, 2016. Disponível em: <https://www.uptodate.com/contents/hormonal-methods-of-birth-control-beyond-the-basics>.

37. J. A. Heit, C. E. Kobbervig, A. H. James, T. M. Petterson, K. R. Bailey, L. J. Melton, "Trends in the incidence of venous thromboembolism during pregnancy or postpartum: a 30-year population-based study", *Annals of Internal Medicine*, v. 143, n. 10, 2005, pp. 697-706.

38. A. M., Kaunitz, op. cit.

39. K. A. Martin, P. S. Douglas, op. cit.

40. P. C. Hannaford et al., "Cancer risk among users of oral contraceptives: cohort data from the Royal College of General Practitioner's oral contraception study", *BMJ*, v. 335, n. 7621, 2007, p. 651.

41. K. A. Martin, P. S. Douglas, op. cit.

42. V. Beral et al., "Ovarian cancer and oral contraceptives: collaborative reanalysis of data from 45 epidemiological studies including 23,257 women with ovarian cancer and 87,303 controls", *The Lancet*, v. 371, n. 9609, 2008, pp. 303-14.

43. M. Vessey, R. Painter, "Oral contraceptive use and cancer: findings in a large cohort study, 1968-2004", *British Journal of Cancer*, v. 95, n. 3, 2006, pp. 385-9.

44. P. Appleby, V. Beral, A. Berrington de Gonzalez, D. Colin, S. Franceschi, A. Goodhill et al., "Cervical cancer and hormonal contraceptives: collaborative reanalysis of individual data for 16,573 women with cervical cancer and 35,509 women without cervical cancer from 24 epidemiological studies", *The Lancet*, v. 370, n. 9599, 2007, pp. 1609-21.

45. K. A. Martin, P. S. Douglas, op. cit.

46. H. Stanislaw, F. J. Rice, "Correlation between sexual desire and menstrual cycle characteristics", *Archives of Sexual Behavior*, v. 17, n. 6, 1988, pp. 499-508; S. Caruso, C. Agnello, C. Malandrino, L. Lo Presti, C. Cicero, S. Cianci, "Do hormones influence women's sex? Sexual activity over the menstrual cycle", *Journal of Sexual Medicine*, v. 11, n. 1, 2014, pp. 211-21.

47. M. A. Bellis, R. R. Baker, "Do females promote sperm competition? Data for humans", *Animal Behaviour*, v. 40, n. 5, 1990, pp. 997-9.

48. D. A. Grimes, K. F. Schulz, op. cit.; I. Lindh et al. "Contraceptive use and pregnancy outcome in three generations of Swedish female teenagers from the same urban population", *Contraception*, v. 80, n. 2, 2009, pp. 163-9; L. R. Brunner Huber et al., "Contraceptive use and discontinuation: Findings from the contraceptive history, initiation, and choice study", *American Journal of Obstetrics & Gynecology*, v. 194, n. 5, 2006, pp. 1290-5.

49. D. A. Grimes, K. F. Schulz, op. cit.

50. K. O'Connell, A. R. Davis, J. Kerns, "Oral contraceptives: side effects and depression in adolescent girls", *Contraception*, v. 75, n. 4, 2007, pp, 299-304; G. Redmond et al., "Use of placebo controls in an oral contraceptive trial: methodological issues and adverse event incidence", *Contraception*, v. 60, n. 2, 1999, p. 81-5.

51. C. A. Graham, B. B. Sherwin, "The relationship between mood and sexuality in women using an oral contraceptive as a treatment for premenstrual symptoms", *Psychoneuroendocrinology*, v. 18, n. 4, 1993, pp. 273-81.

52. C. A. Graham et al., "The effects of steroidal contraceptives on the well-being and sexuality of women: a double-blind, placebo-controlled, two-centre study of combined and progestogen-only methods", *Contraception*, v. 52, n. 6, 1995, pp. 363-9.

53. M. Gingnell et al., "Oral contraceptive use changes brain activity and mood in women with previous negative affect on the pill: a double-blinded, placebo-controlled randomized trial of a levonorgestrel-containing combined oral contraceptive", *Psychoneuroendocrinology*, v. 38, n. 7, 2013, pp. 1133-44.

54. F. Jacobi et al., "Prevalence, co-morbidity and correlates of mental disorders in the general population: results from the German Health Interview and Examination Survey (GHS)", *Psychological Medicine*, v. 34, n. 4, 2004, pp. 597-611.

55. H. Joffe, L. S. Cohen, B. L. Harlow, "Impact of oral contraceptive pill use on premenstrual mood: predictors of improvement and deterioration", *American Journal of Obstetrics and Gyneology*, v. 189, n. 6, 2003, pp. 1523-30.

56. J. M. Duke, D. W. Sibbritt, A. F. Young, "Is there an association between the use of oral contraception and depressive symptoms in young Australian women?", *Contraception*, v. 75, n. 1, 2007, pp. 27-31.

57. K. M. Keyes et al., "Association of hormonal contraceptive use with reduced levels of depressive symptoms: a national study of sexually active women in the United States", *American Journal of Epidemiology*, v. 178, n. 9, 2013, pp. 1378-88.

58. E. Toffol et al., "Hormonal contraception and mental health: results of a population-based study", *Human Reproduction*, v. 26, n. 11, 2011, pp. 3085-93.

59. C. Skovlund et al., "Association of hormonal contraception with depression", *JAMA Psychiatry*, v. 73, n. 11, 2016, pp. 1154-62.

60. A. Malmborg et al., "Hormonal contraception and sexual desire: a questionnaire-based study of young Swedish women", *The European Journal of Contraception & Reproductive Health Care*, v. 21, n. 2, 2016, pp. 158-67.

61. Z. Pastor, K. Holla, R. Chmel, "The influence of combined oral contraceptives on female sexual desire: a systematic review", *The European Journal of Contraception & Reproductive Health Care*, v. 18, n. 1, 2013, pp. 27-43.

62. S. Davis et al., op. cit.

63. L. J. Burrows, M. Basha, A. T. Goldstein, "The effects of hormonal contraceptives on female sexuality: a review", *Journal of Sexual Medicine*, v. 9, n. 9, 2012, pp. 2213-23.

64. E. Cheung, C. Free, "Factors influencing young women's decision making regarding hormonal contraceptives: a qualitative study", *Contraception*, v. 71, n. 6, 2004, pp. 426-31.

65. O. Lidegaard et al., "Hormonal contraception and risk of venous thromboembolism: national follow-up study", *BMJ*, v. 339, 2009, p. b2890.

66. M. Johansen, *Misoppfatninger om prevensjon: Emetodebok for seksuell helse*. Oslo: Sex og samfunn, 2016.

67. M. A. Bagwell et al., "Primary infertility and oral contraceptive steroid use", *Fertility and Sterility*, v. 63, n. 6, 1995, pp. 1161-6.

68. D. Mansour et al., "Fertility after discontinuation of contraception: a comprehensive review of the literature", *Contraception*, v. 84, n. 5, 2011, pp. 465-77.

69. Programa Especial de Investigação, Desenvolvimento e Formação em Investigação sobre Reprodução Humana do PNUD/UNFPA/OMS/Banco Mundial (HRP), *Unsafe abortion incidence and mortality: global and regional levels in 2008 and trends*, OMS, 2012.

70. L. Bjørge, M. Løkeland, K. S. Oppegaard, "Provosert abort", *Veileder i Gynekologi*. Norsk gynekologisk forening, 2015.

71. M. I. Cedars, Y. Anaya, "Intrauterine adhesions", *UpToDate*, 3 jun. 2016. Disponível em: <www.uptodate.com/contents/intrauterine-adhesions>.

PROBLEMAS NAS PARTES ÍNTIMAS [pp. 195-271]

1. Norsk elektronisk legehåndbok (NEL), "Sekundær amenoré", 21 jul. 2014. Disponível em: <legehandboka.no/handboken/kliniske-kapitler/gynekologi/symptomer-og-tegn/amenore-sekundar->.

2. Ibid.

3. M. Y. Dawood, "Primary dysmenorrhea: advances in pathogenesis and management", *Obstetrics and Gynecology*, v. 108, n. 2, 2006, pp. 428-41.

4. Ibid.

5. Ibid.

6. A. J. Rapkin et al., "Pelvic pain and dysmenorrhea", em J. S. Berek (Org.), *Berek and Novak's Gynecology*. 15. ed. Filadélfia, PA: Lippincott Williams and Wilkins, 2012, p. 482.

7. M. Johansen, *Menstruasjon: Emetodebok for seksuell helse*. Oslo: Sex og samfunn, 2016.

8. Ibid.

9. A. J. Rapkin et al., "Pelvic pain and dysmenorrhea", em J. S. Berek (Org.), *Berek and Novak's Gynecology*. 15. ed. Filadélfia, PA: Lippincott Williams and Wilkins, 2012, p. 485.

10. M. D. Hornstein, W. E. Gibbons, "Pathogenesis and treatment of infertility in women with endometriosis", *UpToDate*, 10 out. 2013. Disponível em: <www.uptodate.com/contents/treatment-of-infertility-in-women-with-endometriosis>.

11. J. Kisic et al., *Endometriose: Veileder i Gynekologi*, Norsk gynekologisk forening, 2015.

12. A. J. Rapkin et al., op. cit.

13. E. E. Wilson, "Polycystic ovarian syndrome and hyperandrogenism", em B. L. Hoffman, J. O. Schorge, J. I. Schaffer, L. M. Halvorsen, K. D. Bradshaw, F. G. Cunningham, *Williams Gynecology*. 2. ed. Nova York: McGraw Hill Medical, 2012.

14. M. O. Goodarzi, "Polycystic ovary syndrome", *BMJ*, 20 jun. 2016. Disponível em: <bestpractice.bmj.com/best-practice/monograph/141/follow-up/complications.html>.

15. R. S. Legro et al. "Clomiphene, metformin, or both for infertility in the polycystic ovary syndrome", *New England Journal of Medicine*, v. 356, n. 6, 2007, pp. 551-66.

16. P. Hardiman, O. S. Pillay, W. Atiomo, "Polycystic ovary syndrome and endometrial carcinoma", *The Lancet*, v. 361, n. 9371, 2003, pp. 1810-2.

17. Z. Haoula, M. Salman, W. Atiomo, "Evaluating the association between endometrial cancer and polycystic ovary syndrome", *Human Reproduction*, v. 27, n. 5, 2012, pp. 1327-31.

18. M. O. Goodarzi, op. cit.

19. Ibid.

20. E. E. Wilson, op. cit.

21. M. O. Goodarzi, op. cit.

22. Ibid.

23. A. B. Heinzman, B. L. Hoffman, "Pelvic Mass", em B. L. Hoffman, J. O. Schorge, J. I. Schaffer, L. M. Halvorsen, K. D. Bradshaw, F. G. Cunningham (Orgs.), *Williams Gynecology*. 2. ed. Nova York: McGraw Hill Medical, 2012.

24. Ibid.

25. P. C. Klatsky et al., "Fibroids and reproductive outcomes: a systematic literature review from conception to delivery", *American Journal of Obstetrics and Gynecology*, v. 198, n. 4, 2008, pp. 357-66.

26. T. Tulandi, "Reproductive issues in women with uterine leiomyomas (fibroids)", *UpToDate*, 24 nov. 2015. Disponível em: <www.uptodate.com/contents/reproductive-issues-in-women-with-uterine-leiomyomas-fibroids>.

27. E. A. Pritts, W. H. Parker, D. L. Olive, "Fibroids and infertility: an updated systematic review of the evidence", *Fertility and Sterility*, v. 91, n. 4, 2009, pp. 1215-23.

28. Ibid.

29. P. C. Klatsky et al., op. cit.

30. T. Tulandi, op. cit.

31. E. A. Stewart, "Epidemiology, clinical manifestations, diagnosis, and natural history of uterine leiomyomas (fibroids)", *UpToDate*, 29 maio 2015. Disponível em: <www.uptodate.com/contents/epidemiology-clinical-manifestations-diagnosis-and-natural-history-of-uterine-leiomyomas-fibroids>.

32. E. G. Stewart, "Clinical manifestations and diagnosis of generalized vulvodynia", *UpToDate*, 30 jan. 2015. Disponível em: <www.uptodate.com/contents/clinical-manifestations-and-diagnosis-of-generalized-vulvodynia>.

33. E. A. Stewart, op. cit.

34. C. Iglesia, "Clinical manifestations and diagnosis of localized vulvar pain syndrome (formerly vulvodynia, vestibulodynia, vulvar vestibulitis, or focal vulvitis)", UpToDate, 25 maio 2015. Disponível em: <www.uptodate.com/contents/clinical-manifestations-and-diagnosis-of-localized-vulvar-pain-syndrome-formerly-vulvodynia-vestibulodynia-vulvar-vestibulitis-or-focal-vulvitis>.

35. M. Johansen, *Vanlige sexologiske problemer hos kvinner: Emetodebok for seksuell helse*. Oslo: Sex og samfunn, 2016.

36. M. A. Farmer et al., "Repeated vulvovaginal fungal infections cause persistent pain in a mouse model of vulvodynia", *Science Translational Medicine*, v. 3, n. 101, 2011, p. 10191.

37. A. L. Helgesen, "Når samleiet gjør vondt", *Forskning*, 15 maio 2015. Disponível em: <forskning.no/blogg/kvinnehelsebloggen/nar-samleiet-gjor-vondt>; P. Tympanidis et al., "Increased vanilloid receptor VR1 innervation in vulvodynia", *European Journal of Pain*, v. 8, n. 2, 2004, pp. 129-33; P. Tympanidis, G. Terenghi, P. Dowd, "Increased innervation of the vulval vestibule in patients with vulvodynia", *British Journal of Dermatology*, v. 148, n. 5, 2003, pp. 1021-7.

38. M. Khandker et al., "The influence of depression and anxiety on risk of adult onset vulvodynia", *Journal of Women's Health*, v. 20, n. 10, 2011, pp. 1445-51.

39. B. D. Reed et al., "Psychosocial and sexual functioning in women with vulvodynia and chronic pelvic pain: a comparative evaluation", *The Journal of Reproductive Medicine*, v. 45, n. 8, 2000, pp. 624-32.

40. Norsk elektronisk legehåndbok (NEL), "Smerte og ubehag i vulva", 2015. Disponível em: <legehandboka.no/handboken/kliniske-kapitler/gynekologi/symptomer-og-tegn/smerte-og-ubehag-i-vulva>.

41. E. G. Stewart, "Differential diagnosis of sexual pain in women", *UpToDate*, 18 nov. 2015. Disponível em: <www.uptodate.com/contents/differential-diagnosis-of-sexual-pain-in-women>.

42. Ibid.

43. Unaids, *Fact Sheet*, 2016.

44. Instituto Nacional de Saúde Pública da Noruega, *Klamydia og lymfogranuloma venerum (LGV) i Norge 2014*, 2015.

45. H. Moi, J. M. Maltau, *Seksuelt overførbare infeksjoner og genitale hudsykdommer*. 3. ed. Oslo: Gyldendal Akademisk, 2013.

46. Norsk elektronisk legehåndbok (NEL), "Genital klamydiainfeksjon hos kvinner", 2016. Disponível em: <legehandboka.no/handboken/kliniskekapitler/gynekologi/tilstander-og-sykdommer/infeksjoner/klamydiainfeksjonhos-kvinner>.

47. J. S. Jensen et al., "European guideline on mycoplasma genitalium infections", *Journal of the European Academy of Dermatology and Venereology*, 2016.

48. J. Ross, "Pelvic inflammatory disease: pathogenesis, microbiology, and risk factors", *UpToDate*, 19 fev. 2015. Disponível em: <www.uptodate.com/contents/pelvic-inflammatory-disease-pathogenesis-microbiology-and-risk-factors>.

49. R. L. Sweet, "Pelvic inflammatory disease: current concepts of diagnosis and management", *Current Infectious Disease Reports*, v. 14, n. 2, 2012, pp. 194-203.

50. M. Johansen, *Infeksjoner: Emetodebok for seksuell helse*. Oslo: Sex og samfunn, 2016.

51. H. Moi, J. M. Maltau, op. cit.

52. Ibid.

53. Ibid.

54. Ibid.

55. Ibid.

56. Ibid.

57. J. D. Sobel, "Candida vulvovaginitis", *UpToDate*. Disponível em: <www.uptodate.com/contents/candida-vulvovaginitis>.

58. Norsk elektronisk legehåndbok (NEL), "Candida vaginitt", 2 jun. 2016. Disponível em: <legehandboka.no/handboken/kliniskekapitler/gynekologi/tilstander-og-sykdommer/infeksjoner/candida-vaginitt>.

59. M. Friedman, "This woman is making sourdough bread using yeast from her vagina", *Cosmopolitan*, 24 nov. 2015. Disponível em: <www.cosmopolitan.com/sex-love/news/a49782/zoe-stavri-sourdough-bread-vagina-yeast>.

60. J. D. Sobel, "Candida vulvovaginitis", op. cit.

61. D. G. Ferris et al., "Over-the-counter antifungal drug misuse associated with patient-diagnosed vulvovaginal candidiasis", *Obstetrics & Gynecology*, v. 99, n. 3, 2002, pp. 419-25.

62. J. D. Sobel, "Candida vulvovaginitis", op. cit.

63. J. E. M. Lopez, "Candidiasis (vulvovaginal)", *BMJ: Clinical Evidence*, 16 mar. 2015. Disponível em: <clinicalevidence.bmj.com/x/systematic-review/0815/overview.html>.

64. J. D. Sobel, "Candida vulvovaginitis", op. cit.

65. Norsk elektronisk legehåndbok (NEL), "Ukomplisert cystitt hos kvinner", 6 jul. 2016. Disponível em: <legehandboka.no/handboken/kliniske-kapitler/nyrer-og-urinveier/tilstander-og-sykdommer/infeksjoner/urinveisinfeksjon-hos-kvinner-ukomplisert>.

66. R. G. Jepson, G. Williams, J. C. Craig, "Cranberries for preventing urinary tract infections", *The Cochrane Library*, 2012.

67. Norsk elektronisk legehåndbok (NEL), "Ukomplisert cystitt hos kvinner", op. cit.

68. B. D. Weiss, "Selecting medications for the treatment of urinary incontinence", *American Family Physician*, v. 71, n. 2, 2005, pp. 315-22.

69. Norsk elektronisk legehåndbok, "Stressinkontinens", 8 set. 2015. Disponível em: <legehandboka.no/handboken/kliniske-kapitler/nyrer-og-urinveier/tilstander-og--sykdommer/lekkasjeproblemer/stressinkontinens>.

70. C. M. Glazener, G. P. Herbison, P. D. Wilson, C. MacArthur, G. D. Lang, H. Gee et al., "Conservative management of persistent postnatal urinary and faecal incontinence: randomised controlled trial", *BMJ*, v. 323, n. 7313, 2001, p. 593.

71. Norsk elektronisk legehåndbok, "Stressinkontinens", op. cit.

72. T. O'Halloran, R. J. Bell, P. J. Robinson, S. R. Davis, "Urinary incontinence in young nulligravid women: a cross-sectional analysis", *Ann. Intern. Med.*, v. 157, n. 2, 2012, pp. 87-93.

73. Z. Simeonova, I. Milsom, A. M. Kullendorff, U. Molander, C. Bengtsson, "The prevalence of urinary incontinence and its influence on the quality of life in women from an urban Swedish population", *Acta Obstetricia et Gynecologica Scandinavica*, v. 78, n. 6, 1999, pp. 546-51.

74. Norsk elektronisk legehåndbok, "Stressinkontinens", op. cit.

75. Norsk elektronisk legehåndbok, "Urgeinkontinens hos kvinner", 7 mar. 2016. Disponível em: <legehandboka.no/handboken/kliniske-kapitler/nyrer-og-urinveier/tilstander-og-sykdommer/lekkasjeproblemer/urgeinkontinens-hos-kvinner>.

76. Ibid.

77. S. Riss, F. A. Weiser, K. Schwameis, T. Riss, M. Mittlbock, G. Steiner et al., "The prevalence of hemorrhoids in adults", *International Journal of Colorectal Disease*, v. 27, n. 2, 2012, pp. 215-20.

78. W. F. Griffith, C. L. Werner, "Preinvasive lesions of the lower genital tract", em B. L. Hoffman, J. O. Schorge, J. I. Schaffer, L. M. Halvorsen, K. D. Bradshaw, F. G. Cunningham (Orgs.), *Williams Gynecology*. 2. ed. Nova York: McGraw Hill Medical, 2012.

79. A. G. Östör, "Natural history of cervical intraepithelial neoplasia: a critical review", *International Journal of Gynecological Pathology*, v. 12, n. 2, 1993, p. 186.

80. Instituto Nacional de Saúde Pública da Noruega, *Vaksinasjonsdekning i prosent (fullvaksinerte) per 31.12.2014 16-åringer (f. 1998)*, 23 abr. 2014.

81. Instituto Nacional de Controle de Doenças, "Human papillomavirus-vaccine (HPV) 1, vaccinationstilslutning", Dinamarca, 2016.

82. Agência Nacional de Medicamentos da Noruega, "Meldte mistenkte bivirkninger av HPV-vaksine (Gardasil): oppdaterte bivirkningstall per 31. desember 2015", 2016.

83. Agência Europeia de Medicamentos, "Review concludes evidence does not support that HPV vaccines cause CRPS or POTS", 5 nov. 2015.

84. M. Zuckerberg, "Priscilla and I have some exciting news: we're expecting a baby girl!", Facebook, 31 jul. 2015. Disponível em: <www.facebook.com/photo.php?fbid=10102276573729791&set=a.529237706231.2034669.4&type=1&theater>.

85. R. Hasan et al., "Patterns and predictors of vaginal bleeding in the first trimester of pregnancy", *Annals of Epidemiology*, v. 20, n. 7, 2010, pp. 524-31.

86. M. B. Ræder et al., "Spontanabort", *Veileder i Gynekologi*, 2015, Associação Norueguesa de Ginecologia, 2015.

87. T. Tulandi, H. M. Al-Fozan, "Spontaneous abortion: risk factors, etiology, clinical manifestations, and diagnostic evaluation", *UpToDate*, 7 nov. 2016. Disponível em: <www.uptodate.com/contents/spontaneous-abortion-risk-factors-etiology-clinical-manifestations-and-diagnostic-evaluation>.

88. Ibid.

89. J. Bardos et al., "A national survey on public perceptions of miscarriage", *Obstetrics and Gynecology*, v. 125, n. 6, 2015, pp. 1313-20.

90. A. M. Nybo Andersen et al., "Maternal age and fetal loss: population based register linkage study", *BMJ*, v. 320, n. 7251, 2000, pp. 1708-12.

91. B. L. Pineles, E. Park, J. M. Samet, "Systematic review and meta-analysis of miscarriage and maternal exposure to tobacco smoke during pregnancy", *American Journal of Epidemiology*, v. 179, n. 7, 2014, pp. 807-23.

92. L. Chatenoud et al., "Paternal and maternal smoking habits before conception and during the first trimester: relation to spontaneous abortion" *Annals of Epidemiology*, v. 8, n. 8, 1998, pp. 520-6.

93. T. Tulandi, H. M. Al-Fozan, op. cit.

94. E. Oster, *Expecting better: why the conventional pregnancy wisdom is wrong and what you really need to know*. Nova York: Penguin Press, 2013.

95. A.-M. N. Andersen et al., "Moderate alcohol intake during pregnancy and risk of fetal death", *International Journal of Epidemiology*, v. 41, n. 2, 2012, pp. 405-13.

96. V. Nisenblat, R. J. Norman, "The effects of caffeine on reproductive outcomes in women", *UpToDate*, 24 ago. 2016. Disponível em: <www.uptodate.com/contents/the-effects-of-caffeine-on-reproductive-outcomes-in-women>.

97. A. Rumbold, P. Middleton, C. A. Crowther, "Vitamin supplementation for preventing miscarriage", *The Cochrane Library*, v. 2, Cd004073.

98. A. Taylor, "Extent of the problem", *BMJ*, v. 327, n. 7412, 2013, p. 434.

99. Instituto Nacional de Saúde Pública da Noruega, "Fødselsstatistikk for 2014", 19 nov. 2015. Disponível em: <www.fhi.no/nyheter/2015/fodselsstatistikk-fo-2014-publiser>.

100. D. B. Dunson, D. D. Baird, B. Colombo, "Increased infertility with age in men and women", *Obstetrics and Gynecology*, v. 103, n. 1, 2004, pp. 51-6.

101. K. J. Rothman et al. "Volitional determinants and age-related decline in fecundability: a general population prospective cohort study in Denmark", *Fertility and Sterility*, v. 99, n. 7, 2013, pp. 1958-64.

102. A. M. Nybo Andersen et al., op. cit.

103. M. Roach, op. cit.

104. C. Howarth et al., "'Everything's neatly tucked away': young women's views on desirable vulval anatomy", *Culture, Health & Sexuality*, 2016, pp. 1-16.

Referências bibliográficas

ADAMS, J. A.; BOTASH, A. S.; KELLOGG, N. "Differences in hymenal morphology between adolescent girls with and without a history of consensual sexual intercourse", *Archives of Pediatrics & Adolescent Medicine*, v. 158, n. 3, 2004, pp. 280-5.

ANDERSEN, A.-M. N. et al. "Moderate alcohol intake during pregnancy and risk of fetal death", *International Journal of Epidemiology*, v. 41, n. 2, 2012, pp. 405-13.

ANGEL, K. "The history of 'female sexual dysfunction' as a mental disorder in the 20th century", *Current Opinion in Psychiatry*, v. 23, n. 6, 2010, p. 536.

APPLEBY, P. et al. "Cervical cancer and hormonal contraceptives: collaborative reanalysis of individual data for 16,573 women with cervical cancer and 35,509 women without cervical cancer from 24 epidemiological studies", *The Lancet*, v. 370, n. 9599, 2007, pp. 1609-21.

ARDEN, M.; DYE, L.; WALKER, A. "Menstrual synchrony: awareness and subjective experiences", *Journal of Reproductive and Infant Psychology*, v. 17, n. 3, 1999, pp. 255-5.

ARMSTRONG, E. A.; ENGLAND, P.; FOGARTY, A. C. "Accounting for women's orgasm and sexual enjoyment in college hookups and relationships", *American Sociological Review*, v. 77, n. 3, 2012, pp. 435-62.

BAGWELL, M. A. et al. "Primary infertility and oral contraceptive steroid use", *Fertility and Sterility*, v. 63, n. 6, 1995, pp. 1161-6.

BARDOS, J. et al. "A national survey on public perceptions of miscarriage", *Obstetrics & Gynecology*, v. 125, n. 6, 2015, pp. 1313-20.

BARSKY, A. J. et al. "Nonspecific medication side effects and the nocebo phenomenon", *JAMA*, v. 287, n. 5, 2002, pp. 622-7.

BASSON, R. "Sexual desire and arousal disorders in women", *New England Journal of Medicine*, v. 354, n. 14, 2006, pp. 1497-506.

BASSON, R. et al. "Definitions of women's sexual dysfunction reconsidered: advocating expansion and revision", *Journal of Psychosomatic Obstetrics & Gynecology*, v. 24, n. 4, 2003, pp. 221-9.

_____. "Efficacy and safety of sildenafil citrate in women with sexual dysfunction associated with female sexual arousal disorder", *Journal of Women's Health & Gender-Based Medicine*, v. 11, n. 4, 2002, pp. 367-77.

BELLIS, M. A.; BAKER, R. R. "Do females promote sperm competition? Data for humans", *Animal Behaviour*, v. 40, n. 5, 1990, pp. 997-9.

BERAL, V. et al. "Ovarian cancer and oral contraceptives: collaborative reanalysis of data from 45 epidemiological studies including 23,257 women with ovarian cancer and 87,303 controls", *The Lancet*, v. 371, n. 9609, 2008, pp. 303-14.

BEREK, J. S. *Berek and Novak's Gynecology*. 15. ed. Filadélfia, PA: Lippincott Williams and Wilkins, 2012.

BERENSON, A.; HEGER, A.; ANDREWS, S. "Appearance of the hymen in newborns", *Pediatrics*, v. 87, n. 4, 1991, pp. 458-65.

BERENSON, A. B. et al. "Use of hymenal measurements in the diagnosis of previous penetration", *Pediatrics*, v. 109, n. 2, 2002, pp. 228-35.

BERGLUND SCHERWITZL, E. et al. "Fertility awareness-based mobile application for contraception", *The European Journal of Contraception & Reproductive Health Care*, v. 21, n. 3, 2016, pp. 234-241.

BERGO, I. G.; QUIST, C. "Kunnskapsministeren om sexkulturen blant unge: Skolen må ta mer ansvar", 2016. Disponível em: <www.vg.no/nyheter/innenriks/kunnskapsministeren-om-sexkulturen-blant-unge-skolen-maa-ta-meransvar/a/23770735>. [Todos os acessos foram feitos em 13 jul. 2017.]

BERNARD, M. L. R. "How often do queer women have sex?", 30 mar. 2015. Disponível em: <www.autostraddle.com/how-often-do-lesbians-have-sex-283731>.

BJØRGE, L.; LØKELAND, M.; OPPEGAARD, K. S. "Provosert abort", *Veileder i gynekologi 2015*, Associação Norueguesa de Ginecologia, 2015.

BJØRNSTAD, S. "Jeg bruker aldri kondom, jeg ser om jenter har en kjønnssykdom", 9 mar. 2015. Disponível em: <www.side2.no/underholdning/--jeg-bruker-aldri--kondom-jeg-ser-om-jenter-har-en-kjnnssykdom/8551263.html>.

BORDVIK, M. "P-pille-bruk kan ødelegge effekten av angrepille", 7 jun. 2016. Disponível em: <www.dagensmedisin.no/artikler/2016/07/06/angrepille-kan-odelegge-p--pille-effekt/?x=MjAxNi0wOS0xMCAyMDozNDo0MA==>.

BOSTON UNIVERSITY SCHOOL OF MEDICINE SEXUAL MEDICINE. "Female genital anatomy", 2002. Disponível em: <www.bumc.bu.edu/sexualmedicine/physicianinformation/female-genital- anatomy>.

BRADFORD, A. "Treatment of female orgasmic disorder", 2016. Disponível em: <www.uptodate.com/contents/treatment-of-female-orgasmic-disorder>.

BRADFORD, A.; MESTON, C. "Correlates of placebo response in the treatment of sexual dysfunction in women: a preliminary report", The Journal of Sexual Medicine, v. 4, v. 5, 2007, pp. 1345-51.

BROTTO, L. A. et al. "Predictors of sexual desire disorders in women", The Journal of Sexual Medicine, v. 8, n. 3, 2011, pp. 742-53.

BRUNNER HUBER, L. R. et al. "Contraceptive use and discontinuation: Findings from the contraceptive history, initiation, and choice study", American Journal of Obstetrics & Gynecology, v. 194, n. 5, 2006, pp. 1290-5.

BUISSON, O. et al. "Coitus as revealed by ultrasound in one volunteer couple", The Journal of Sexual Medicine, v. 7, n. 8, 2010, pp. 2750-4.

BURROWS, L. J.; BASHA, M.; GOLDSTEIN, A. T. "The effects of hormonal contraceptives on female sexuality: a review", The Journal of Sexual Medicine, v. 9, n. 9, 2012, pp. 2213-23.

CARUSO, S. et al. "Do hormones influence women's sex? Sexual activity over the menstrual cycle", The Journal of Sexual Medicine, v. 11, n. 1, 2014, pp. 211-21.

CEDARS, M. I.; ANAYA, Y. "Intrauterine adhesions", 3 jun. 2016. Disponível em: <www.uptodate.com/contents/intrauterine-adhesions>.

CHARLTON, B. M. et al. "Oral contraceptive use and mortality after 36 years of follow-up in the nurses' health study: prospective cohort study", BMJ, v. 349, 2014, p. g6356.

CHATENOUD, L. et al. "Paternal and maternal smoking habits before conception and during the first trimester: relation to spontaneous abortion", Annals of Epidemiology, v. 8, n. 8, 1998, pp. 520-6.

CHEUNG, E.; FREE, C. "Factors influencing young women's decision making regarding hormonal contraceptives: a qualitative study", Contraception, v. 71, n. 6, 2004, pp. 426-31.

CHIVERS, M. L. et al. "Agreement of self-reported and genital measures of sexual arousal in men and women: a meta-analysis", Archives of Sexual Behavior, v. 39, n. 1, 2010, pp. 5-56.

CHRISTOPHER, F. S.; SPRECHER, S. "Sexuality in marriage, dating, and other relationships: a decade review", Journal of Marriage and Family, v. 62, n. 4, 2000, pp. 999-1017.

CLAYTON, A. H. et al. "Bremelanotide for female sexual dysfunctions in premenopausal women: a randomized, placebo-controlled dose-finding trial", Women's Health, v. 12, n. 3, 2016, pp. 325-7.

DARLING, C. A.; DAVIDSON, J. K., Sr.; CONWAY-WELCH, C. "Female ejaculation: perceived origins, the Grafenberg spot/area, and sexual responsiveness", Archives of Sexual Behavior, v. 19, n. 1, 1990, pp. 29-47.

DAKVIS, S. et al. "Safety and efficacy of a testosterone metered-dose transdermal spray for treating decreased sexual satisfaction in premenopausal women: a randomized trial", Annals of Internal Medicine, v. 148, n. 8, 2008, pp. 569-77.

DAWOOD, K. et al. "Genetic and environmental influences on the frequency of orgasm in women", *Twin Research and Human Genetics*, v. 8, n. 1, 2005, pp. 27-33.

DAWOOD, M. Y. "Primary dysmenorrhea: advances in pathogenesis and management", *Obstetrics & Gynecology*, v. 108, n. 2, 2006, pp. 428-41.

DEAN, G.; GOLDBERG, A. B. "Intrauterine contraception: devices, candidates, and selection", 15 set. 2016. Disponível em: <www.uptodate.com/contents/intrauterine-contraception-devices-candidates-and-selection>.

DI MARINO, V.; LEPIDI, H. *Anatomic Study of the Clitoris and the Bulbo-Clitoral Organ*. Springer International Publishing, 2014.

DILLNER, L. "Do women's periods really synchronise when they live together?", 15 set. 2016. Disponível em: <www.theguardian.com/lifeandstyle/2016/aug/15/periods--housemates-menstruation-synchronise>.

DUKE, J. M.; SIBBRITT, D. W.; YOUNG, A. F. "Is there an association between the use of oral contraception and depressive symptoms in young Australian women?", *Contraception*, v. 75, n. 1, 2007, pp. 27-31.

DUNN, K. M.; CHERKAS, L. F.; SPECTOR, T. D. "Genetic influences on variation in female orgasmic function: a twin study", *Biology Letters*, v. 1, n. 3, 2005, pp. 260-63.

DUNSON, D. B.; BAIRD, D. D.; COLOMBO, B. "Increased infertility with age in men and women", *Obstetrics & Gynecology*, v. 103, n. 1, 2004, pp. 51-6.

DYALL-SMITH, D. "Trimethylaminuria", 2016. Disponível em: <www.dermnetnz.org/topics/trimethylaminuria>.

EICHEL, E. W.; EICHEL, J. D.; KULE, S. "The technique of coital alignment and its relation to female orgasmic response and simultaneous orgasm", *Journal of Sex & Marital Therapy*, v. 14, n. 2, 1988, pp. 129-41.

EMERA, D.; ROMERO, R.; WAGNER, G. "The evolution of menstruation: a new model for genetic assimilation", *BioEssays*, v. 34, n. 1, 2012, pp. 26-35.

EUROPEAN MEDICINES AGENCY. "Review concludes evidence does not support that HPV vaccines cause CRPS or POTS", 2015. Disponível em: <www.ema.europa.eu/ema/index.jsp?curl=pages/news_and_events/news/2015/11/news_detail_002429.jsp&mid=WC0b01ac058004d5c1>.

FARMER, M. A. et al. "Repeated vulvovaginal fungal infections cause persistent pain in a mouse model of vulvodynia", *Science Translational Medicine*, v. 3, n. 101, 2011.

FERRIS, D. G. et al. "Over-the-counter antifungal drug misuse associated with patient-diagnosed vulvovaginal candidiasis", *Obstetrics & Gynecology*, v. 99, n. 3, 2002, pp. 419-25.

FISHER, C. et al. "Patterns of female sexual arousal during sleep and waking: vaginal thermo-conductance studies", *Archives of Sexual Behavior*, v. 12, n. 2, 1983, pp. 97-122.

FOLKEHELSEINSTITUTTET. "Vaksinasjonsdekning i prosent (fullvaksinerte) per 31.12.2014 16-aringer (f. 1998)", 2014. Disponível em: <www.fhi.no/globalassets/migrering/dokumenter/pdf/2014-fylker-16-aringer-1998.pdf>.

_____. "Fødselsstatistikk for 2014", 19 nov. 2015. Disponível em: <www.fhi.no/nyheter/2015/fodselsstatistikk-for-2014-publiser>.

_____. "Gonore og syfilis i Norge", 2015. Disponível em: <www.fhi.no/globalassets/migrering/dokumenter/pdf/gonore-syfilis-2014.pdf>.

_____."Klamydia og lymfogranuloma venerum (LGV) i Norge 2014", 2015. Disponível em: <www.fhi.no/globalassets/migrering/dokumenter/pdf/klamydia-arsrapport-2015-revidert-des-15.pdf>.

_____. "Framleis nedgang i aborttal for kvinner under 25 år", 16 mar. 2016. Disponível em: <www.fhi.no/nyheter/2016/framleis-nedgang-i-aborttal-for-kvi>.

_____. "Nedgang i hivtilfeller i Norge i 2015", 15 mar. 2016. Disponível em: <www.fhi.no/nyheter/2016/nedgang-i-hivtilfeller-i-norge-i-20>.

FRANK, L. "Blodig Uenighet", *Morgenbladet*, 10 jul. 2016.

FREDERICK, A. et al. "What keeps passion alive? Sexual satisfaction is associated with sexual communication, mood setting, sexual variety, oral sex, orgasm, and sex frequency in a national U.S. study", *The Journal of Sex Research*, 2016.

FREUD, S. *Três ensaios sobre a teoria da sexualidade e outros textos*. São Paulo: Companhia das Letras, 2016.

FRIEDMAN, M. "This woman is making sourdough bread using yeast from her vagina", 24 nov. 2015. Disponível em: <www.cosmopolitan.com/sex-love/news/a49894/yeast-infection-sourdough-bread>.

FØRDE, R. "Operativ rekonstruksjon av jomfruhinne", *Tidsskrift for Den norske legeforening*, v. 122, n. 17, 2002, p. 1709.

GALLO, M. F. et al. "Combination estrogen-progestin contraceptives and body weight: systematic review of randomized controlled trials", *Obstetrics & Gynecology*, v. 103, n. 2, 2004, pp. 359-73.

GARCIA, J. R. et al. "Variation in orgasm occurrence by sexual orientation in a sample of U.S. singles", *The Journal of Sexual Medicine*, v. 11, n. 11, 2014, pp. 2645-52.

GINGNELL, M. et al. "Oral contraceptive use changes brain activity and mood in women with previous negative affect on the pill-a double-blinded, placebo-controlled randomized trial of a levonorgestrel-containing combined oral contraceptive", *Psychoneuroendocrinology*, v. 38, n. 7, 2013, pp. 1133-44.

GLAZENER, C. M. et al. "Conservative management of persistent postnatal urinary and faecal incontinence: randomised controlled trial", *BMJ*, v. 323, n. 7313, 2001, p. 593.

GOLDSTEIN, B. G.; GOLDSTEIN, A. O. "Pseudofolliculitis barbae", 29 set. 2015. Disponível em: <www.uptodate.com/contents/pseudofolliculitis-barbae>.

GOODARZI, M. O. "Polycystic ovary syndrome", 20 jun. 2016. Disponível em: <bestpractice.bmj.com/best-practice/monograph/141/follow-up/complications.html>.
GRADY-WELIKY, T. A. "Premenstrual dysphoric disorder", *New England Journal of Medicine*, v. 348, n. 5, 2003, pp. 433-8.
GRAHAM, C. A. et al. "The effects of steroidal contraceptives on the well-being and sexuality of women: a double-blind, placebo-controlled, two-centre study of combined and progestogen-only methods", *Contraception*, v. 52, n. 6, 1995, pp. 363-9.
GRAHAM, C. A.; SHERWIN, B. B. "The relationship between mood and sexuality in women using an oral contraceptive as a treatment for premenstrual symptoms", *Psychoneuroendocrinology*, v. 18, n. 4, 1993, pp. 273-281.
GRIMES, D. A.; SCHULZ, K. F. "Nonspecific side effects of oral contraceptives: nocebo or noise?", *Contraception*, v. 83, n. 1, 2011, pp. 5-9.
HANNAFORD, P. C. et al. "Cancer risk among users of oral contraceptives: cohort data from the Royal College of General Practitioner's oral contraception study", *BMJ*, v. 335, n. 7621, 2007, p. 651.
HAOULA, Z.; SALMAN, M.; ATIOMO, W. "Evaluating the association between endometrial cancer and polycystic ovary syndrome", *Human Reproduction*, v. 27, n. 5, 2012, pp. 1327-31.
HARDIMAN, P.; PILLAY, O. S.; ATIOMO, W. "Polycystic ovary syndrome and endometrial carcinoma", *The Lancet*, v. 361, n. 9371, 2003, pp. 1810-2.
HASAN, R. et al. "Patterns and predictors of vaginal bleeding in the first trimester of pregnancy", *Annals of Epidemiology*, v. 20, n. 7, 2010, pp. 524-31.
HASSELKNIPPE, O.; STOKKE, O. "Volvat slutter å selge jomfruhinner", 19 out. 2011. Disponível em: <www.aftenposten.no/norge/Volvat-slutter-a-selge-jomfruhinner-423873b.html>.
HEIT, J. A. et al. "Trends in the incidence of venous thromboembolism during pregnancy or postpartum: a 30-year population-based study", *Annals of Internal Medicine*, v. 143, n. 10, 2005, pp. 697-706.
HELGESEN, A. L. "Når samleiet gjør vondt", 15 maio 2015. Disponível em: <forskning.no/blogg/kvinnehelsebloggen/nar-samleiet-gjor-vondt>.
HOFFMAN, B. L. et al. *Williams Gynecology*. 2. ed. Nova York: McGraw Hill Medical, 2012.
HORNSTEIN, M. D.; GIBBONS, W. E. "Pathogenesis and treatment of infertility in women with endometriosis". 10 out. 2013. Disponível em: <www.uptodate.com/contents/pathogenesis-and-treatment-of-infertility-in-women-with-endometriosis>.
HOWARTH, C. et al. "'Everything's neatly tucked away': young women's views on desirable vulval anatomy", *Culture, Health & Sexuality*, 2016, pp. 1-16.
HÄGSTAD, A. J. "Mödomen: mest myt!", *Lakartidningen*, v. 87, n. 37, 1990, pp. 2857-8.
HAAVIO-MANNILA, E.; KONTULA, O. "Correlates of increased sexual satisfaction", *Archives of Sexual Behavior*, v. 26, n. 4, 1997, pp. 399-419.

IGLESIA, C. "Clinical manifestations and diagnosis of localized vulvar pain syndrome (formerly vulvodynia, vestibulodynia, vulvar vestibulitis, or focal vulvitis)", 25 maio 2015. Disponível em: <www.uptodate.com/contents/clinical-manifestations-and-diagnosis-of-localized-vulvar-pain-syndrome-formerly-vulvodynia-vestibulodynia-vulvar-vestibulitis-or-focal-vulvitis?source=search_result&search=clinicalmanifestations+and+diagnosis+of+localized+vulvar+pain+syndrome+formerlyvulvodynia+vestibulodynia+vulvar+vestibulitis+or+focal+vulvitis&selectedTitle=1%7E150>.

INDEPENDENT FORENSIC EXPERT GROUP. "Statement on virginity testing", *Journal of Forensic and Legal Medicine*, v. 33, 2015, pp. 121-4.

JACOBI, F. et al. "Prevalence, co-morbidity and correlates of mental disorders in the general population: results from the German Health Interview and Examination Survey (GHS), *Psychological Medicine*, v. 34, n. 4, 2004, pp. 597-611.

JENNINGS, V. "Fertility awareness-based methods of pregnancy prevention", 2016. Disponível em: <www.uptodate.com/contents/fertility-awareness-based-methods-of-pregnancy-prevention>.

JENSEN, J. S. et al. "2016 European guideline on mycoplasma genitalium infections", *Journal of the European Academy of Dermatology and Venereology*, 2016.

JEPSON, R. G.; WILLIAMS, G.; CRAIG, J. C. "Cranberries for preventing urinary tract infections", *The Cochrane Library*, 2012.

JOFFE, H.; COHEN, L. S.; HARLOW, B. L. "Impact of oral contraceptive pill use on premenstrual mood: predictors of improvement and deterioration", *American Journal of Obstetrics & Gynecology*, v. 189, n. 6, 2003, pp. 1523-30.

JOHANSEN, M. *Emetodebok for seksuell helse*. Oslo: Sex og samfunn, 2016a.

JUVKAM, K. H.; GUDIM, H. B. "Medikamentell forskyvning av menstruasjon", *Tidsskrift for Den norske legeforening*, v. 133, n. 2, 2013, pp. 166-8.

KARACAN, I.; ROSENBLOOM, A.; WILLIAMS, R. "The clitoral erection cycle during sleep", *Journal of Sleep Research*, 1970.

KARLSEN, S. G.; JONASSEN, T. H.; SUVATNE, S. S. "Anbefaler naturlig prevensjon og påstår at den er 99,9% sikker: Direkte uansvarlig mener Statens Legemiddelverk", 26 jun. 2015. Disponível em: <www.dagbladet.no/2015/06/29/kjendis/blogg/prevensjon/caroline_berg_eriksen/lege/39902645>.

KAUNITZ, A. M. "Patient education: hormonal methods of birth control (beyond the basics)", 2016. Disponível em: <www.uptodate.com/contents/hormonal-methods-of-birth-control-beyond-the-basics>.

KELLOGG, N. D.; MENARD, S. W.; SANTOS, A. "Genital anatomy in pregnant adolescents: 'normal' does not mean 'nothing happened'", *Pediatrics*, v. 113, n. 1, pt. 1, 2004, pp. 67-9.

KEYES, K. M. et al. "Association of hormonal contraceptive use with reduced levels of depressive symptoms: a national study of sexually active women in the United States", *American Journal of Epidemiology*, v. 178, n. 9, 2013, pp. 1378-88.

KHANDKER, M. et al. "The influence of depression and anxiety on risk of adult onset vulvodynia", *Journal of Women's Health*, v. 20, n. 10, 2011.

KILCHEVSKY, A. et al. "Is the female g-spot truly a distinct anatomic entity?", *The Journal of Sexual Medicine*, v. 9, n. 3, pp. 719-26.

KISIC, J. et al. *Endometriose Veileder I Gynekologi 2015*, Associação Norueguesa de Ginecologia, 2015.

KLATSKY, P. C. et al. "Fibroids and reproductive outcomes: a systematic literature review from conception to delivery", *American Journal of Obstetrics and Gynecology*, v. 198, n. 4, 2008, pp. 357-66.

KLUSMANN, D. "Sexual motivation and the duration of partnership", *Archives of Sexual Behavior*, v. 31, n. 3, 2002, pp. 275-87.

KOHLENBERG, R. J. "Directed masturbation and the treatment of primary orgasmic dysfunction", *Archives of Sexual Behavior*, v. 3, n. 4, 1974, pp. 349-56.

KORDA, J. B.; GOLDSTEIN, S. W.; SOMMER, F. "Sexual medicine history: the history of female ejaculation", *The Journal of Sexual Medicine*, v. 7, n. 5, 2010, pp. 1965-75.

LAQUEUR, T. *Making Sex: Body and Gender from the Greeks to Freud*. Boston: Harvard University Press, 1992.

LEGEMIDDELHÅNDBOK, N. "L14.2.2.1 Perorale gestagener", 13 set. 2016. Disponível em: <legemiddelhandboka.no/legemidler/?frid=lk-03-endokr-7205>.

LEGRO, R. S. et al. "Clomiphene, metformin, or both for infertility in the polycystic ovary syndrome", *New England Journal of Medicine*, v. 356, n. 6, 2007, pp. 551-66.

LEVIN, R. J. "Recreation and procreation: a critical view of sex in the human female", *Clinical Anatomy*, v. 28, n. 3, 2015, pp. 339-54.

LIDEGAARD, O. et al. "Thrombotic stroke and myocardial infarction with hormonal contraception", *New England Journal of Medicine*, v. 366, n. 24, 2012, pp. 2257-66.

_____. "Hormonal contraception and risk of venous thromboembolism: national follow-up study", *BMJ*, v. 339, 2009, p. b2890.

LINDH, I. et al. "Contraceptive use and pregnancy outcome in three generations of Swedish female teenagers from the same urban population", *Contraception*, v. 80, n. 2, 2009, pp. 163-9.

LLOYD, J. et al. "Female genital appearance: 'normality' unfolds", *BJOG*, v. 112, n. 5, 2005, pp. 643-6.

LOPEZ, J. E. M. "Candidiasis (vulvovaginal)", 16 mar. 2015. Disponível em: <clinicalevidence.bmj.com/x/systematic-review/0815/overview.html>.

LORENZ, T. A.; MESTON, C. M. "Exercise improves sexual function in women taking antidepressants: results from a randomized crossover trial", *Depression and Anxiety*, v. 31, n. 3, 2014, pp. 188-95.

MACNEIL, S.; BYERS, E. S. "Dyadic assessment of sexual self-disclosure and sexual satisfaction in heterosexual dating couples", *Journal of Social and Personal Relationships*, v. 22, n. 2, 2005, pp. 169-81.

MAH, K.; BINIK, Y. M. "The nature of human orgasm: a critical review of major trends", *Clinical Psychology Review*, v. 21, n. 6, 2001, pp. 823-56.

MALMBORG, A. et al. "Hormonal contraception and sexual desire: a questionnaire-based study of young Swedish women", *The European Journal of Contraception & Reproductive Health Care*, v. 21, n. 2, 2016, pp. 158-67.

MALTAU, J. M.; MOLNE, K.; NESHEIM, B.-I. *Obstetrikk og Gynekologi*. Oslo: Gyldendal Akademisk, 2015.

MANSOUR, D. et al. "Fertility after discontinuation of contraception: a comprehensive review of the literature", *Contraception*, v. 84, n. 5, 2011, pp. 465-77.

MARAVILLA, K. A. et al. "Dynamic MR imaging of the sexual arousal response in women", *Journal of Sex & Marital Therapy*, v. 29, supl. 1, 2003, pp. 71-6.

MARSTON, C.; LEWIS, R. "Anal heterosex among young people and implications for health promotion: a qualitative study in the UK", *BMJ open*, v. 4, n. 8, 2014, p. e004996.

MARTIN, K. A.; DOUGLAS, P. S. "Risks and side effects associated with estrogen-progestin contraceptives", 22 ago. 2016. Disponível em: <http://www.uptodate.com/contents/overview-of-the-use-of-estrogen-progestin-contraceptives?source=search_result&search=risks+and+side+effects+associated+with+estrogen+progestincontraceptives&selectedTitle=1%7E150>.

MCCANN, J. et al. "Healing of hymenal injuries in prepubertal and adolescent girls: a descriptive study", *Pediatrics*, v. 119, n. 5, 2007, pp. e1094-106.

MCCLINTOCK, M. K. "Menstrual synchrony and suppression", *Nature*, v. 229, 1971, pp. 244-5.

MERCER, C. H. et al. "Changes in sexual attitudes and lifestyles in Britain through the life course and over time: findings from the National Surveys of Sexual Attitudes and Lifestyles (Natsal)", *The Lancet*, v. 382, n. 9907, 2013, pp. 1781-94.

MESTON, C. M. et al. "Women's orgasm", *Annual Review of Sex Research*, v. 15, 2004, pp. 173-257.

MITCHELL, K. R. et al. "Sexual function in Britain: findings from the third National Survey of Sexual Attitudes and Lifestyles (Natsal-3)", *The Lancet*, v. 382, n. 9907, 2013, pp. 1817-29.

MITCHELL, M. A. et al. "A confirmed case of toxic shock syndrome associated with the use of a menstrual cup", *The Canadian Journal of Infectious Diseases & Medical Microbiology*, v. 26, n. 4, 2015, pp. 218-20.

MOEN, M. H. "Selvvalgt menstruasjon", *Tidsskrift for Den norske legeforening*, v. 133, n. 2, 2013, p. 131.

MOI, H.; MALTAU, J. M. *Seksuelt overførbare infeksjoner og genitale hudsykdommer*. 3. ed. Oslo: Gyldendal Akademisk, 2013.

MONTESI, J. L. et al. "The specific importance of communicating about sex to couples' sexual and overall relationship satisfaction", *Journal of Social and Personal Relationships*, v. 28, n. 5, 2011, pp. 591-609.

MUISE, A.; SCHIMMACK, U.; IMPETT, E. A. "Sexual frequency predicts greater well-being, but more is not always better", *Social Psychological and Personality Science*, v. 7, n. 4, 2016, pp. 295-302.

MURRAY, S. H.; MILHAUSEN, R. R. "Sexual desire and relationship duration in young men and women", *Journal of Sex & Marital Therapy*, v. 38, n. 1, 2012, pp. 28-40.

MYHRE, A. K.; BORGEN, G.; ORMSTAD, K. "Seksuelle overgrep mot prepubertale barn", *Tidsskrift for Den norske legeforening*, v. 126, n. 19, 2006, p. 2511.

NAGOSKI, E. *Come as you are: the surprising new science that will transform your sex life*. Nova York: Simon and Schuster, 2015.

NEL. *Norsk elektronisk legehandbok*, 2016.

NESHEIM, B.-I. "Deflorasjon", 2009. Disponível em: <sml.snl.no/deflorasjon>.

NISENBLAT, V.; NORMAN, R. J. "The effects of caffeine on reproductive outcomes in women", 2016. Disponível em: <www.uptodate.com/contents/the-effects-of-caffeine-on-reproductive-outcomes-in-women>.

NYBO ANDERSEN, A. M. et al. "Maternal age and fetal loss: population based register linkage study", *BMJ*, v. 320, n. 7251, 2000, pp. 1708-12.

O'CONNELL, H. E.; DELANCEY, J. O. "Clitoral anatomy in nulliparous, healthy, premenopausal volunteers using unenhanced magnetic resonance imaging", *Journal of Urology*, v. 173, n. 6, 2005, pp. 2060-3.

O'CONNELL, H. E.; SANJEEVAN, K. V.; HUTSON, J. M. "Anatomy of the clitoris", *Journal of Urology*, v. 174, n. 4, pt. 1, 2005, pp. 1189-95.

O'CONNELL, K.; DAVIS, A. R.; KERNS, J. "Oral contraceptives: side effects and depression in adolescent girls", *Contraception*, v. 75, n. 4, 2007, pp. 299-304.

O'HALLORAN, T. et al. "Urinary incontinence in young nulligravid women: a cross-sectional analysis", *Annals of Internal Medicine*, v. 157, n. 2, 2012, pp. 87-93.

OAKLEY, S. H. et al. "Clitoral size and location in relation to sexual function using pelvic MRI", *The Journal of Sexual Medicine*, v. 11, n. 4, 2014, pp. 1013-22.

OLSEN, E. A. "Methods of hair removal", *Journal of The American Academy of Dermatology*, v. 40, n. 2, pt. 1, 1999, pp. 143-55.

OMS. "Family planning/contraception", 2015. Disponível em: <www.who.int/mediacentre/factsheets/fs351/en>.

OSTER, E. *Expecting better: why the conventional pregnancy wisdom is wrong and what you really need to know*. Nova York: Penguin Press, 2013.

PASTOR, Z. "Female ejaculation orgasm vs. coital incontinence: a systematic review", *The Journal of Sexual Medicine*, v. 10, n. 7, 2013, pp. 1682-91.

PASTOR, Z.; HOLLA, K.; CHMEL, R. "The influence of combined oral contraceptives on female sexual desire: A systematic review", *The European Journal of Contraception & Reproductive Health Care*, v. 18, n. 1, 2013, pp. 27-43.

PAULS, R. N. "Anatomy of the clitoris and the female sexual response", *Clinical Anatomy*, v. 28, n. 3, 2015, pp. 376-84.

PAUS, R.; COTSARELIS, G. "The biology of hair follicles", *New England Journal of Medicine*, v. 341, n. 7, 1999, pp. 491-7.

PEIPERT, J. F.; GUTMANN, J. "Oral contraceptive risk assessment: a survey of 247 educated women", *Obstetrics & Gynecology*, v. 82, n. 1, 1993, pp. 112-7.

PIERCE, A. P. "The coital alignment technique (CAT): an overview of studies", *Journal of Sex & Marital Therapy*, v. 26, n. 3, 2000, pp. 257-68.

PINELES, B. L.; PARK, E.; SAMET, J. M. "Systematic review and meta-analysis of miscarriage and maternal exposure to tobacco smoke during pregnancy", *American Journal of Epidemiology*, v. 179, n. 7, 2014, pp. 807-23.

POLLEN, J. J.; DREILINGER, A. "Immunohistochemical identification of prostatic acid phosphatase and prostate specific antigen in female periurethral glands", *Urology*, v. 23, n. 3, 1984, pp. 303-4.

PRITTS, E. A.; PARKER, W. H.; OLIVE, D. L. "Fibroids and infertility: an updated systematic review of the evidence", *Fertility and Sterility*, v. 91, n. 4, 2009, pp. 1215-23.

PUPPO, V. "Embryology and anatomy of the vulva: the female orgasm and women's sexual health", *European Journal of Obstetrics & Gynecology and Reproductive Biology*, v. 154, n. 1, 2011, pp. 3-8.

RAO, K. V.; DEMARIS, A. "Coital frequency among married and cohabiting couples in the United States", *Journal of Biosocial Science*, v. 27, n. 2, 1995, pp. 135-50.

REDMOND, G. et al. "Use of placebo controls in an oral contraceptive trial: methodological issues and adverse event incidence", *Contraception*, v. 60, n. 2, 1999, pp. 81-5.

REED, B. D. et al. "Psychosocial and sexual functioning in women with vulvodynia and chronic pelvic pain: a comparative evaluation", *The Journal of Reproductive Medicine*, v. 45, n. 8, 2000, pp. 624-32.

RICHTERS, J. et al. "Sexual practices at last heterosexual encounter and occurrence of orgasm in a national survey", *The Journal of Sex Research*, v. 43, n. 3, 2006, pp. 217-26.

RISS, S. et al. "The prevalence of hemorrhoids in adults", *International Journal of Colorectal Disease*, v. 27, n. 2, 2012, pp. 215-20.

ROACH, M. *BONK: The curious coupling of science and sex*. Nova York: W. W. Norton, 2008.

ROSEN, R. "No female ejaculation, please, we're British: a history of porn and censorship", 4 dez. 2014. Disponível em: <www.independent.co.uk/life-style/health-and-families/features/no-female-ejaculation-please-we-re-british-a-history-of-porn-and-censorship-9903054.html>.

ROSENBAUM, T. Y. "Reviews: pelvic floor involvement in male and female sexual dysfunction and the role of pelvic floor rehabilitation in treatment — a literature review", *The Journal of Sexual Medicine*, v. 4, n. 1, 2007, pp. 4-13.

ROSENBERG, M. J.; WAUGH, M. S. "Oral contraceptive discontinuation: a prospective evaluation of frequency and reasons", *American Journal of Obstetrics and Gynecology*, v. 179, n. 3, 1998, pp. 577-82.

ROSS, J. "Pelvic inflammatory disease: pathogenesis, microbiology, and risk factors", 19 fev. 2015. Disponível em: <www.uptodate.com/contents/pelvic-inflammatory-disease-pathogenesis-microbiology-and-risk-factors>.

ROTHMAN, K. J. et al. "Volitional determinants and age-related decline in fecundability: a general population prospective cohort study in Denmark", *Fertility and Sterility*, v. 99, n. 7, 2013, pp. 1958-64.

RUMBOLD, A.; MIDDLETON, P.; CROWTHER, C. A. "Vitamin supplementation for preventing miscarriage", *The Cochrane Library*, 2005, Cd004073.

RÆDER, M. B. et al. "Spontanabort", *Veileder i Gynekologi 2015*, Associação Norueguesa de Ginecologia, 2015.

SALAMA, S. et al. "Nature and Origin of 'Squirting' in Female Sexuality, *The Journal of Sexual Medicine*, v. 12, n. 3, 2015, pp. 661-6.

SHENENBERGER, D. W. "Removal of unwanted hair", 11 abr. 2016. Disponível em: <www.uptodate.com/contents/removal-of-unwanted-hair>.

SHIFREN, J. L. "Sexual dysfunction in women: epidemiology, risk factors, and evaluation", 4 abr. 2016. Disponível em: <www.uptodate.com/contents/sexual-dysfunction-in-women-epidemiology-risk-factors-and-evaluation>.

_____. "Sexual dysfunction in women: management", 19 maio 2016. Disponível em: <www.uptodate.com/contents/sexual-dysfunction-in-women-management>.

SIMEONOVA, Z. et al. "The prevalence of urinary incontinence and its influence on the quality of life in women from an urban Swedish population", *Acta Obstetrica et Gynecologica Scandinavia*, v. 78, n. 6, 1999, pp. 546-51.

SINGH, S.; MADDOW-ZIMET, I. "Facility-based treatment for medical complications resulting from unsafe pregnancy termination in the developing world, 2012: a review of evidence from 26 countries", *BJOG*, v. 123, 2016, pp. 1489-98.

SKOVLUND, C. et al. "Association of hormonal contraception with depression", *JAMA Psychiatry*, 2016.

SMITH, A. "The prepubertal hymen", *Australian Family Physician*, v. 40, n. 11, 2011, p. 873.

SOBEL, J. D. "Candida vulvovaginitis", 2016. Disponível em: <www.uptodate.com/contents/candida-vulvovaginitis>.

_____. "Patient education: Vaginal discharge in adult women (beyond the basics)", 9 jun. 2015. Disponível em: <www.uptodate.com/contents/vaginal-discharge-in--adult-women-beyond-the-basics>.

SPRECHER, S. "Sexual satisfaction in premarital relationships: associations with satisfaction, love, commitment, and stability", *The Journal of Sex Research*, v. 39, n. 3, 2002, pp. 190-6.

STABELL, K.; MORTENSEN, B.; TRÆEN, B. "Samleiefrekvens: Prevalens og prediktorer i et tilfeldig utvalg norske gifte og samboende heteroseksuelle par", *Journal of the Norwegian Psychological Association*, v. 45, 2008, pp. 683-94.

STANISLAW, H.; RICE, F. J. "Correlation between sexual desire and menstrual cycle characteristics", *Archives of Sexual Behavior*, v. 17, n. 6, 1988, pp. 499-508.

STATENS LEGEMIDDELVERK. "Meldte mistenkte bivirkninger av HPV-vaksine (Gardasil) — oppdaterte bivirkningstall per 31. desember 2015". Disponível em: <www.legemiddelverket.no/Bivirkninger/bivirkningsnyheter/Documents/Oppdaterte bivirkningstall HPV-vaksine 31.12.2015.pdf>.

STATENS SERUM INSTITUT. "Human papillomavirus-vaccine (HPV) 1, vaccinationstilslutning", 2016. Disponível em: <www.ssi.dk/Smitteberedskab/Sygdomsovervaagning/VaccinationSurveillance.aspx?xaxis=Cohort&vaccination=5&sex=0&landsdel=100&show=&datatype=Vaccination&extendedfilters=TrueHeaderText>.

STEWART, E. A. "Epidemiology, clinical manifestations, diagnosis, and natural history of uterine leiomyomas (fibroids)", 29 maio 2015. Disponível em: <www.uptodate.com/contents/epidemiology-clinical-manifestations-diagnosis-and-natural-history-of-uterine-leiomyomas-fibroids>.

STEWART, E. G. "Clinical manifestations and diagnosis of generalized vulvodynia", 30 jan. 2015. Disponível em: <www.uptodate.com/contents/clinical-manifestations-and-diagnosis-of-generalized-vulvodynia>.

_____. "Differential diagnosis of sexual pain in women", 18 nov. 2015. Disponível em: <www.uptodate.com/contents/differential-diagnosis-of-sexual-pain-in-women>.

STRÖMQVIST, L. *Kunskapens frukt*, Galago, 2014.

SWEET, R. L. "Pelvic inflammatory disease: current concepts of diagnosis and management", *Current Infectious Disease Reports*, v. 14, n. 2, 2012, pp. 194-203.

TAYLOR, A. "Extent of the problem", *BMJ*, v. 327, n. 7412, 2003, p. 434.

THE HYMEN SHOP. "The artificial hymen kit", 2016. Disponível em: <www.hymenshop.com>.

THE TELEGRAPH. "Egyptians want to ban fake virginity kit", 2009. Disponível em: <www.telegraph.co.uk/news/worldnews/africaandindianocean/egypt/6264741/Egyptians-want-to-ban-fake-virginity-kit.html>.

TOFFOL, E. et al. "Hormonal contraception and mental health: results of a population-based study", *Human Reproduction*, v. 26, n. 11, 2011, pp. 3085-93.

TREVATHAN, W. R.; BURLESON, M. H.; GREGORY, W. L. "No evidence for menstrual synchrony in lesbian couples", *Psychoneuroendocrinology*, v. 18, n. 5, 1993, pp. 425-35.

TRÆEN, B.; SPITZNOGLE, K.; BEVERFJORD, A. "Attitudes and use of pornography in the Norwegian population 2002", *Journal of Sex Research*, v. 41, n. 2, 2004, pp. 193-200.

TRÆEN, B.; STIGUM, H.; MAGNUS, P. *Rapport fra seksualvaneundersokelsene I 1987, 1992, 1997 og 2002*, 2003.

TULANDI, T. "Reproductive issues in women with uterine leiomyomas (fibroids)", 24 nov. 2015. Disponível em: <www.uptodate.com/contents/reproductive-issues-in--women-with-uterine-leiomyomas-fibroids>.

TULANDI, T.; AL-FOZAN, H. M. "Spontaneous abortion: Risk factors, etiology, clinical manifestations, and diagnostic evaluation", 7 nov. 2016. Disponível em: <www.uptodate.com/contents/spontaneous-abortion-risk-factors-etiology-clinical-manifestations-and-diagnostic-evaluation>.

TURKE, P. W. "Effects of ovulatory concealment and synchrony on protohominid mating systems and parental roles", *Ethology and Sociobiology*, v. 5, n. 1, 1984, pp. 33-44.

TYMPANIDIS, P. et al. "Increased vanilloid receptor VR1 innervation in vulvodynia", *European Journal of Pain*, v. 8, n. 2, 2004, pp. 129-33.

TYMPANIDIS, P.; TERENGHI, G.; DOWD, P. "Increased innervation of the vulval vestibule in patients with vulvodynia", *British Journal of Dermatology*, v. 148, n. 5, 2003, pp. 1021-7.

UNAIDS. *Fact Sheet 2016*. Disponível em: <www.unaids.org/en/resources/fact-sheet>.

UNDP/UNFPA/WHO/WORLD BANK SPECIAL PROGRAMME OF RESEARCH, & DEVELOPMENT AND RESEARCH TRAINING IN HUMAN REPRODUCTION (HRP). "Unsafe abortion incidence and mortality: global and regional levels in 2008 and trends", 2012. Disponível em: <www.who.int/reproductivehealth/publications/unsafe_abortion/rhr_12_01/en>.

VESSEY, M.; PAINTER, R. "Oral contraceptive use and cancer. Findings in a large cohort study, 1968-2004", *British Journal of Cancer*, v. 95, n. 3, 2006, pp. 385-9.

VIGSNÆS, M. K.; SPETS, K.; QUIST, C. "Politiet slår alarm: Grenseløs sexkultur blant barn og unge", 15 set. 2016. Disponível em: <pluss.vg.no/2016/08/20/2508/2508_23770417>.

WALLACE, W. H. B.; KELSEY, T. W. "Human ovarian reserve from conception to the menopause", *PLOS ONE*, v. 5, n. 1, 2010, p. e8772.

WALLEN, K.; LLOYD, E. A. "Female sexual arousal: genital anatomy and orgasm in intercourse", *Hormones and Behavior*, v. 59, n. 5, 2011, pp. 780-92.

WEISS, B. D. "Selecting medications for the treatment of urinary incontinence", *American Family Physician*, v. 71, n. 2, 2005, pp. 315-22.

WHITLEY, N. "The first coital experience of one hundred women", *Journal of Obstetric, Gynecologic, & Neonatal Nursing*, v. 7, n. 4, 1978, pp. 41-5.

WIKIPEDIA. "Masturbate-a-thon", 8 set. 2016. Disponível em: <en.wikipedia.org/wiki/Masturbate-a-thon>.

_____. "Sanitary napkin", 21 set. 2016. Disponível em: <en.wikipedia.org/wiki/Sanitary_napkin>.

WILCOX, A. J.; WEINBERG, C. R.; BAIRD, D. D. "Timing of sexual intercourse in relation to ovulation: effects on the probability of conception, survival of the pregnancy, and sex of the baby", *New England Journal of Medicine*, v. 333, n. 23, 1995, pp. 1517-21.

WIMPISSINGER, F. et al. "The female prostate revisited: perineal ultrasound and biochemical studies of female ejaculate", *The Journal of Sexual Medicine*, v. 4, n. 5, 2007, pp. 1388-93.

YANG, Z.; SCHANK, J. C. "Women do not synchronize their menstrual cycles", *Human Nature*, v. 17, n. 4, 2006, pp. 433-47.

YONKERS, K. A.; O'BRIEN, P. M. S.; ERIKSSON, E. "Premenstrual syndrome", *The Lancet*, v. 371, n. 9619, pp. 1200-10.

ZARIAT, I. "Rystende jomfrusjekk", 28 ago. 2016. Disponível em: <www.nrk.no/ytring/rystende-jomfrusjekk-1.13106033>.

ZUCKERBERG, M. "Priscilla and I have some exciting news: we're expecting a baby girl!", 31 jul. 2015. Disponível em: <www.facebook.com/photo.php?fbid=10102276573729791&set=a.529237706231.2034669.4&type=1&theater>.

ÖSTÖR, A. G. "Natural history of cervical intraepithelial neoplasia: a critical review", *International Journal of Gynecological Pathology*, v. 12, n. 2, 1993, p. 186.

TIPOGRAFIA Adriane por Marconi Lima
DIAGRAMAÇÃO Osmane Garcia Filho
PAPEL Pólen Soft, Suzano Papel e Celulose
IMPRESSÃO Gráfica Bartira, setembro de 2017

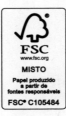

A marca FSC® é a garantia de que a madeira utilizada na fabricação do papel deste livro provém de florestas que foram gerenciadas de maneira ambientalmente correta, socialmente justa e economicamente viável, além de outras fontes de origem controlada.